Oral & Maxillofacial Surgery

치과위생사를 위한

구강악안면 외과학

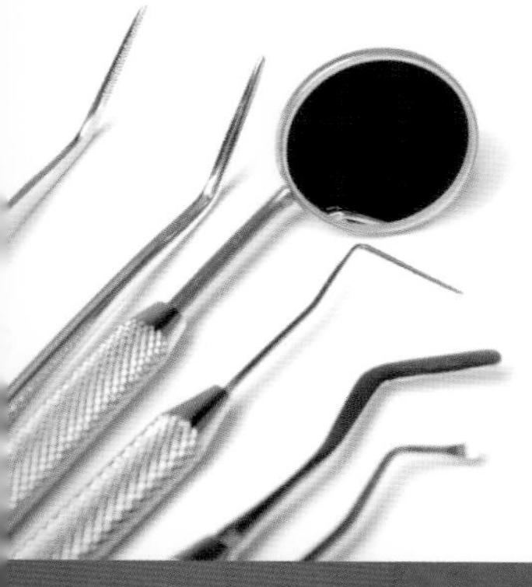

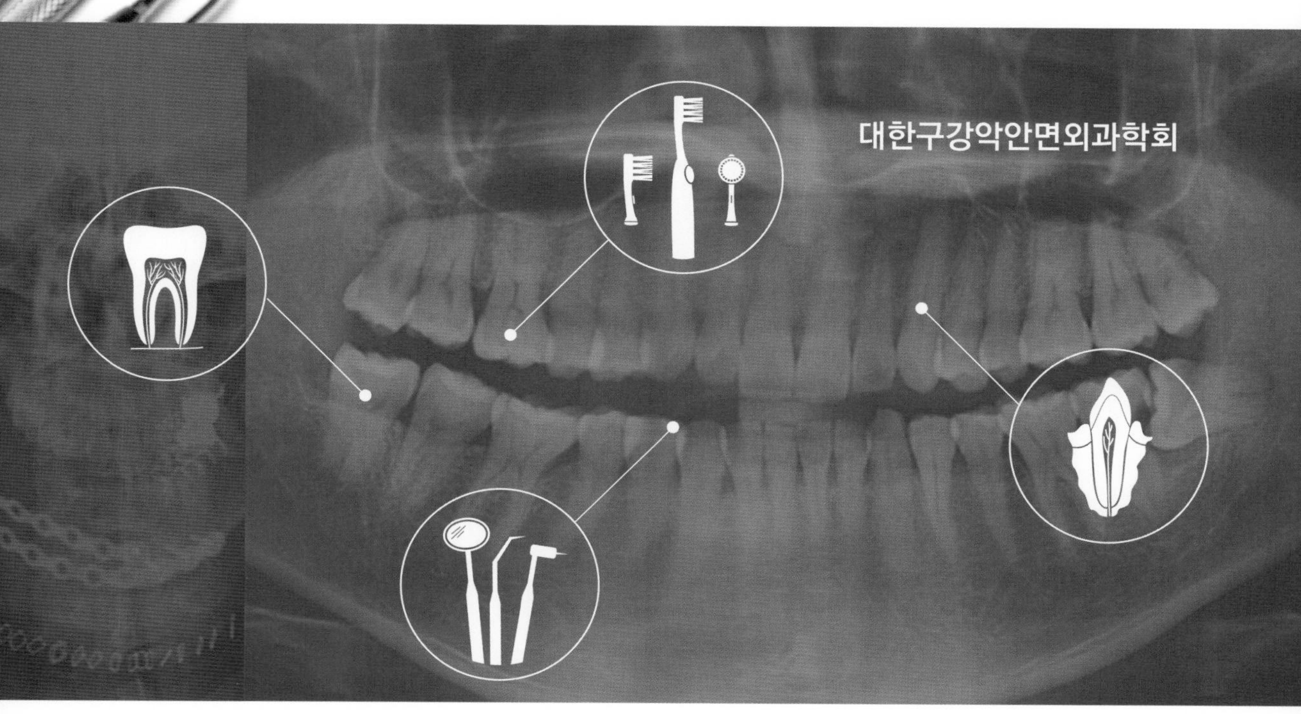

대한구강악안면외과학회

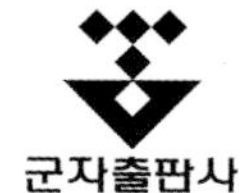

군자출판사

치과위생사를 위한

구강악안면외과학

첫째판 1쇄 인쇄 | 2015년 2월 5일
첫째판 1쇄 발행 | 2015년 2월 15일
첫째판 2쇄 발행 | 2017년 6월 27일

지 은 이 대한구강악안면외과학회
발 행 인 장주연
출 판 기 획 장주연
편집디자인 오선아
표지디자인 김민경
일 러 스 트 군자일러스트
발 행 처 군자출판사(주)
등록 제 4-139호(1991. 6. 24)
본사 (10881) **파주출판단지** 경기도 파주시 회동길 338(서패동 474-1)
Tel. (031) 943-1888 Fax. (031) 955-9545
www.koonja.co.kr

ISBN 978-89-6278-948-5

정가 39,000원

집필진 (가나다 순)

국민석	전남대학교
권경환	원광대학교
김민근	강릉대학교
김수관	조선대학교
김여갑	포샤르치과병원
남 웅	연세대학교
박관수	인제대학교
박영욱	강릉대학교
이은영	충북대학교
이재열	부산대학교
이정근	아주대학교
이종호	서울대학교
정영수	연세대학교
정휘동	연세대학교
최동주	한림대학교
최병준	경희대학교
팽준영	경북대학교
한세진	단국대학교
황순정	서울대학교

Oral & Maxillofacial Surgery

편찬위원 (가나다 순)

위원장 | 이재훈(단국대학교)

간 사 | 팽준영(경북대학교)

고승오	전북대학교
권경환	원광대학교
권대근	경북대학교
김경원	충북대학교
김수관	조선대학교
김욱규	부산대학교
김형준	연세대학교
류동목	경희대학교
류선열	전남대학교
박영욱	강릉대학교
오희균	전남대학교
유재하	연세대학교
윤규호	인제대학교
이백수	경희대학교
이정근	아주대학교
이종호	서울대학교
차인호	연세대학교
최진영	서울대학교
황순정	서울대학교

발간사

구강악안면외과 영역의 치과 질환자들은 자신의 질환에 대한 통증과 치과치료에 대한 공포심 그리고 전신질환과의 연관성 때문에 다양한 문제가 발생될 수 있어 치과의사는 물론 치과위생사를 포함한 모든 진료진이 이에 충분한 지식으로 대비를 할 수 있어야 합니다. 다른 치과진료도 마찬가지이지만 특히 구강악안면외과 진료는 엄격한 멸균과 소독, 수술 과정 그리고 전신 평가 등을 진료 구성원들이 잘 알아야만 수술이나 시술 경과에 문제가 없이 잘 치료될 수 있습니다.

이러한 배경에 대한구강악안면외과학회가 치과위생사를 위한 구강악안면외과학 교과서를 발간하게 된 것은 매우 의미가 크다고 생각됩니다. 저는 구강악안면외과 임상진료를 하면서 개인적으로 치과위생사 교육에 많은 관심을 가지고 있었는데, 이번에 대한구강악안면외과학회 일원으로서 이 중요한 작업에 참여하게 된 것을 보람되고 감사하게 생각하고 있습니다.

새롭게 만들어지는 책인 만큼 그 구성도 매우 알차게 하려고 노력하였고, 원고 집필진들도 그 어느 때보다 더 열심히 정성을 다 하였습니다. 구강악안면외과학에 관련된 지식이 총망라되어 있으며, 이론과 임상 양면에 모두 중점을 두고 최근 비약적인 발전을 이룩한 최신 구강악안면외과학을 기술하고자 노력하였습니다. 학생들이 각 단원의 전체적인 내용 파악이 용이하도록 학습목적과 구체적인 학습목표를 분명히 하였으며, 내용 전개 시 내용파악의 혼란을 방지하고 삽입된 그림은 가능한 새로 도안하였으며 참고문헌 역시 최신문헌을 많이 인용하도록 노력하였습니다.

이러한 집필진의 노력에도 불구하고 날로 발전하는 구강악안면외과학의 내용을 한정된 지면에 적절히 분배하여 기술한다는 것은 여간 어려운 일이 아니어서 책을 완성하고 나서도 스스로 부족함을 느끼지만, 우리나라 임상증례 사진과 우리가 그린 그림으로 설명된 책을 편찬케 되었음에 이 책을 읽으시는 모든 분들이 저자들의 뜻이 담긴 내용을 토대로 구강악안면외과에 대한 기본 지식을 다질 수 있는 계기가 되었으면 합니다. 비록 이 책 한권으로 구강악안면외과 영역에 대하여 모두 알 수는 없다 하더라도 기본적인 지식들과 더불어 최신 경향을 정확하게 설명함으로써 전반적인 이해의 폭이 넓어지고 앞으로의 나아갈 길을 제공하는데 보탬이 될 것으로 확신합니다.

이 책을 통해서 환자에 대한 치과의사와 치과위생사의 진료가 한층 발전할 수 있는 계기가 되기를 바라며, 끝으로 훌륭한 교과서를 만들겠다는 강한 의지를 가지고 많은 시간과 노력을 들여서 집필하신 본 학회 교과서편찬위원장이신 단국대학교 이재훈교수님을 위시한 모든 교수님들과 편찬 실무를 담당하여 오랜 기간 심혈을 기울이신 군자출판사 장주연사장님과 실무자 여러분들에게 깊은 감사의 말씀을 드립니다. 책 속에서 만나 뵙게 되기를 바랍니다.

감사합니다.

2015년 1월

대한구강악안면외과학회 이사장

이 종 호

편찬사

치과위생사가 되기 위한 교육과정이 3, 4년제 대학 및 대학교에서 이루어지면서 그 위상이 매우 높아졌습니다. 이에 걸맞는 완성도가 높은 교과서를 제작하기 위해서는 우리 학회의 참여가 필요하다는 군자출판사의 제의에 대해, 구강악안면외과학회는 매우 기쁘게 생각하며 치과위생사를 위한 구강악안면외과학 교과서를 발간하게 되었습니다.

구강악안면외과는 구강과 턱얼굴부위에 발생한 다양한 질병을 치의학적 및 의학적 지식을 토대로, 국소마취 뿐 아니라 전신마취 하에 수술을 시행하여, 기능과 심미를 회복시키는 독특한 외과의 전문분야입니다.

성공적인 수술이 되려면 집도의의 술기능력도 중요하지만, 유능한 협력자의 도움 또한 매우 중요합니다. 치과위생사가 협력자로서 역할을 다하기 위해서는 구강악안면외과의 치료내용을 이해하고 있어야 하며, 소독 및 수술기구들을 잘 준비해야 할 것입니다. 또한 환자의 전신적 및 감정적 상태에 따라 다양한 문제가 발생할 수 있으므로, 이러한 점들을 평가할 수 있는 능력을 배양해야 할 것입니다.

본 교재는 5개의 part로 구분하여, 총 18장으로 구성되었으며, 특히 part 3은 일반 치과의원에서도 시행할 수 있는 내용을, part 4는 구강악안면외과 전문병원급에서 진료하는 내용으로 분류하여 기술하였습니다. 이에 향후 치과위생사가 된 다음에도 근무지에 따라 필요한 구강악안면외과 치료내용과 그에 따른 기구준비를 용이하게 찾아 공부할 수 있으리라 생각됩니다.

Oral & Maxillofacial Surgery

PART 1
구강악안면외과학 개요

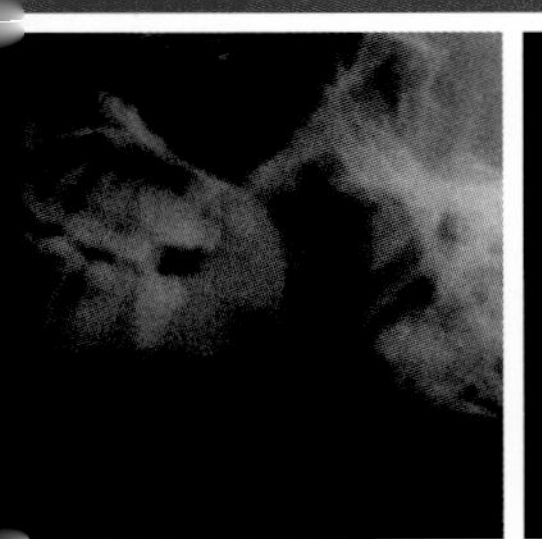
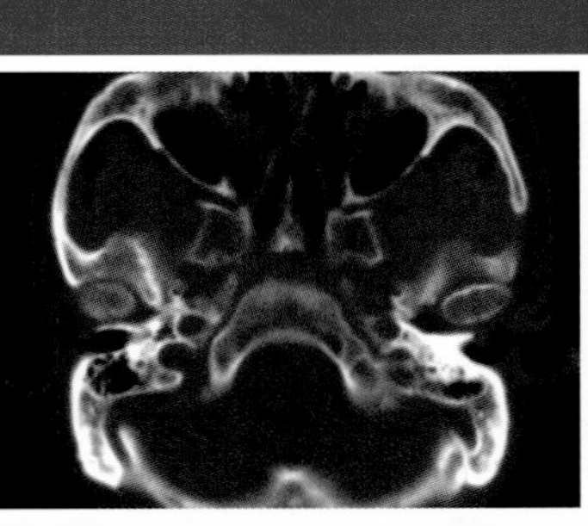
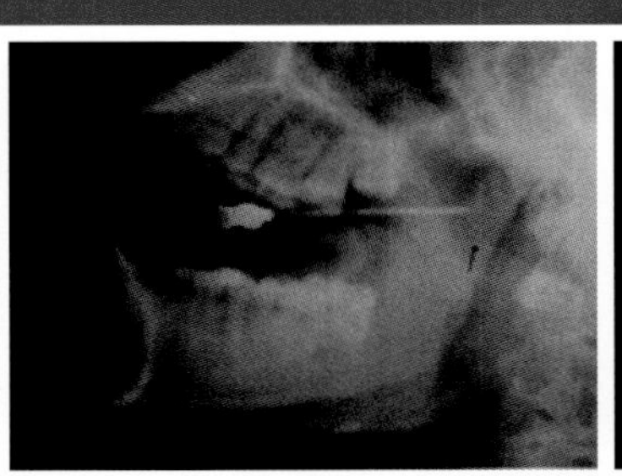
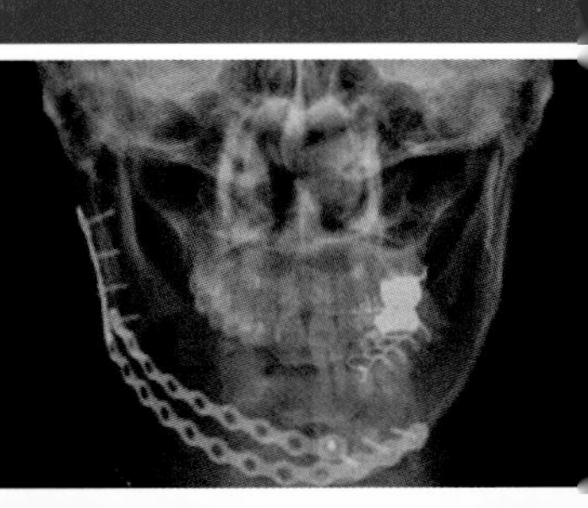

구강악안면외과학 개요

학습목표

1. 구강악악안면외과학을 정의할 수 있어야 한다.
2. 구강악안면외과 영역의 주요 질환을 열거할 수 있어야 한다.
3. 구강악안면외과 환자의 치료 시 치과위생사의 역할을 숙지하고, 실행할 수 있어야 한다.

1 구강악안면외과학의 정의

구강악안면외과는 구강내 치아, 악골을 포함한 주위조직 및 안면부의 질병, 손상, 결손 및 변형의 병인을 찾아내고, 이들 질환을 진단하며, 외과적으로 치료하여, 기능적인 면과 심미적인 면을 회복하여 주고, 그 예후를 올바로 판단할 수 있도록 연구하는 치의학의 한 분야이다.

다른 치의학의 분야도 마찬가지이지만 특히, 구강악안면외과분야는 이론과 함께 수기가 매우 중요하기 때문에 치료를 돕는 치과위생사의 역할 또한 매우 중요하다고 볼 수 있다.

2 구강악안면외과 영역의 주요 질환

이 장에서는 앞으로 각 장에서 자세히 설명될 구강악안면외과 영역의 질병, 손상, 결손 및 변형의 종류에 대하여 간단히 요약하여 치과위생사가 되기 위하여 공부하는 학생들에게 도움을 주고자 한다.

1) 구강악안면외과 환자의 치료 전 준비를 위한 국소적 및 전신적 평가

구강악안면질환 환자의 치료 시 대부분 외과적인 수술이 필요하기 때문에 수술에 영향을 미칠 수 있는 전신적인 상태를 확인하는 것이 매우 중요하다.

우선적으로 혈압, 맥박, 호흡 및 체온 등의 생징후를 검사해야 하며, 고혈압 또는 협심증 등의 심혈관질환, 결핵 등의 폐질환, 간염 또는 간경변 등의 간질환, 당뇨병 등의 내분비질환, 혈우병 또는 백혈병 등이 출혈성 질환이나 신장질환 등이 없는지 병력검사를 통해 확인해야 한다.

2) 단순발치와 매복치 발치 등을 포함하여 각종 발치

발치 시 환자를 전신적으로 평가하여 금기증 등이 있는지 확인해야 하며, 단순발치인지 하악 제3대구치 등이 매복치의 외과적 발치인지에 따라서 기구의 형태와 기능을 잘 숙지하여 올바로 준비할 수 있어야 하며, 발치 시 치료과정을 잘 숙지하여 치과의사와 협조하여 치료가 원활하게 이루어질 수 있도록 해야 한다. 발치 후 주의사항 등을 이해하기 쉽게 설명해줄 수 있어야 한다.

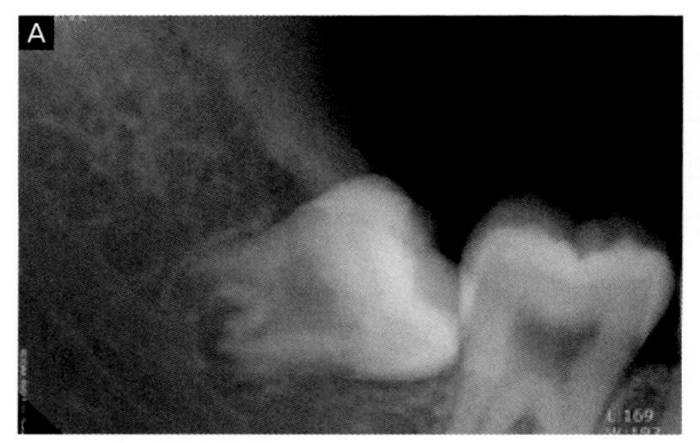

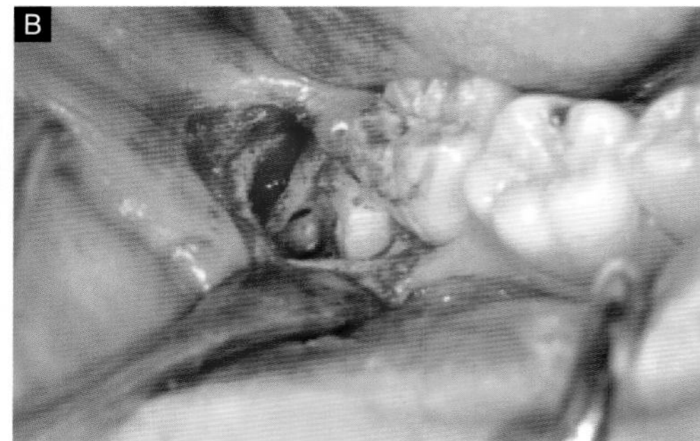

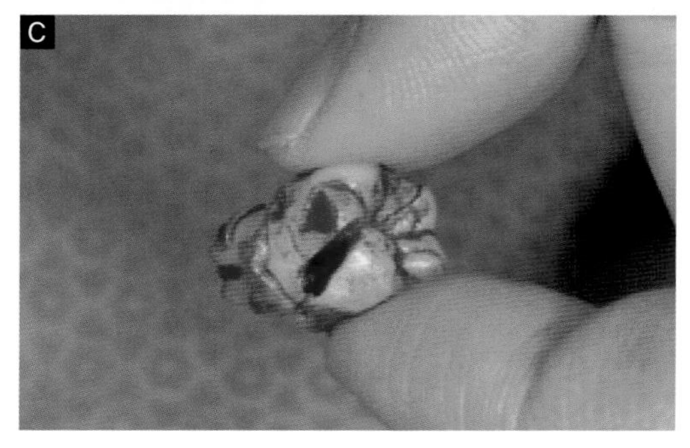

그림 1-1. 매복 하악 우측 제3대구치. **A.** 방사선 소견 **B.** 치관과 치근을 절단, 분리한 모습 **C.** 발거된 매복치

3) 치아 및 상·하악골 등의 경조직과 주위 연조직의 외상과 외상을 받은 후 기능장애 등의 치료

구강악안면 영역에서 치아와 악골 등의 경조직과 구강내 치은, 점막 등과 안면부의 연조직의 손상과 이로 인한 심미적 손상과 기능의 장애 등의 병태, 진단, 치료방법과 치유기전 등에 대하여 학습하게 되는데, 특히 외상에 의한 손상의 경우 경미한 타박상에서부터 교통사고나 공사장 등에서 낙상 등과 같이 생명과 관계된 심한 경우까지 초래될 수 있어서 응급처치가 필요한 경우가 있다. 이 같은 외상의 치료 시 치과위생사가 할 수 있는 일이 제한될 수 있지만 신속히 치료할 수 있도록 환자와 기구를 준비하여 외상 치료에서 중요한 시간을 줄일 수 있도록 해야 한다. 또한 무엇보다 중요한 것은 응급처치에 대한 이론과 실기를 숙지하여 치과의사와 협조하여 환자의 생명을 지킬 수 있도록 대처해야 한다. 한편, 외상의 치료 후 초래된 결손부위는 심미적 및 기능적으로 회복시켜줄 수 있는 치료과정을 숙지하여 준비할 수 있어야 한다.

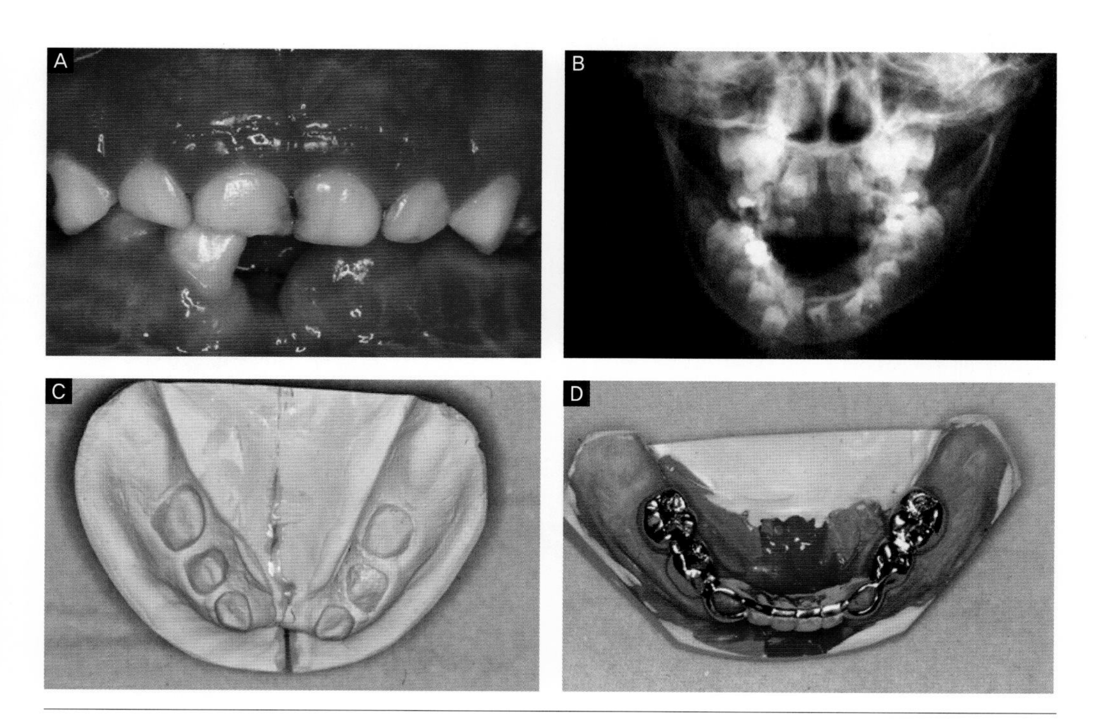

■■ **그림 1-2.** 6세 남자 어린이로 외상으로 하악골이 골절된 후 올바른 치료를 받지 못하여 재 수술 한 예. **A.** 외상 후 하악골의 골절과 함께 치아가 빠진 부위의 치료가 올바로 안 되어 치궁이 좁아진 상태 **B.** 이 상태의 방사선 소견 **C.** 수술을 위하여 채득한 모델을 절단하여 정상적인 형태로 맞춘 상태 **D.** 수술 시 장착할 금속 외과적 stent [계속]

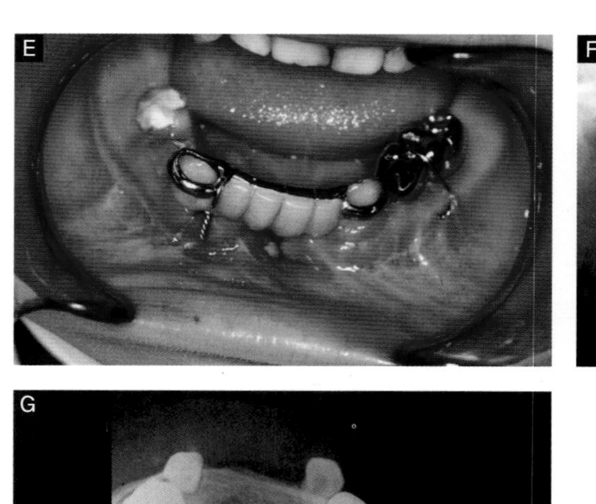

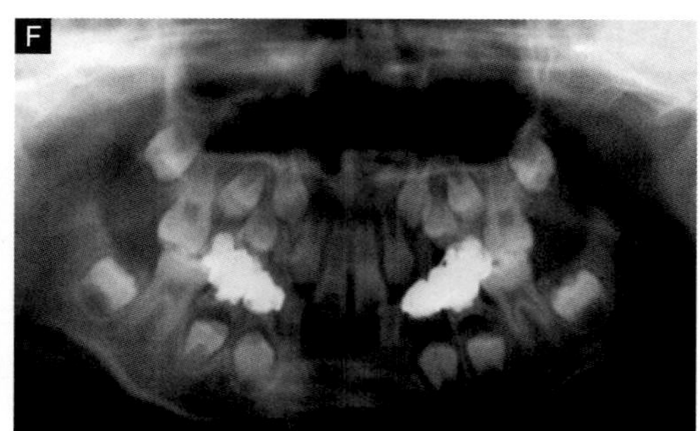

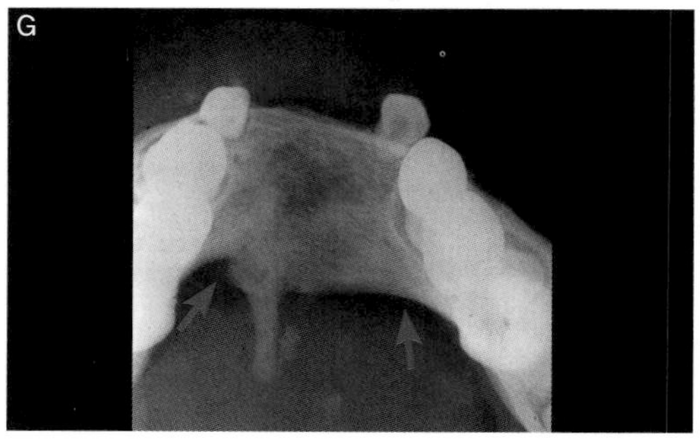

[계속] **E.** 구강내 장착된 stent **F.** 수술 6개월 후 방사선 소견 **G.** 수술 6개월 후 교합용 사진으로 결손부에 골 치유상을 볼 수 있다.

4) 보철을 위한 외과적 처치

치관의 제작이나 국소의치 또는 총의치 등과 같은 치과 보철물을 제작하여 장착 시 기능적으로 우수하고 심미적으로도 양호하게 만들기 위하여 이상적인 치조골의 상태를 만들어 주는 치료가 매우 중요하다.

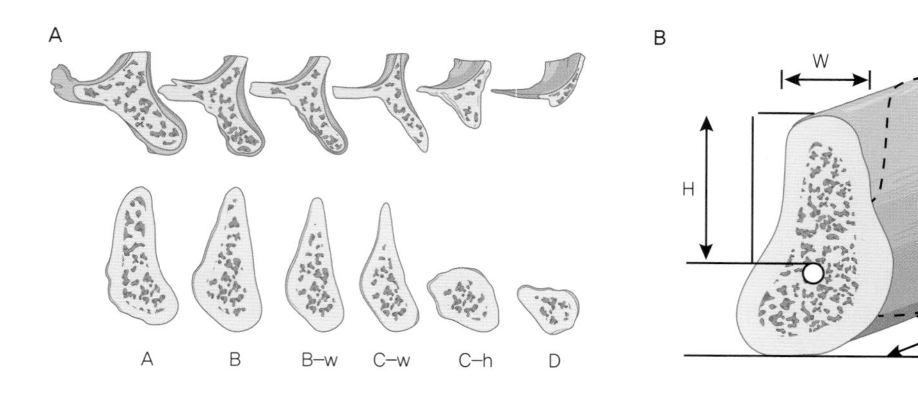

■■ **그림 1-3. A.** 발치 후 시간 경과에 따른 치조골의 형태 변화 **B.** 보철치료를 위하여 적절한 U-자 형의 치조골의 형태

Oral & Maxillofacial Surgery

PART 2
진료준비

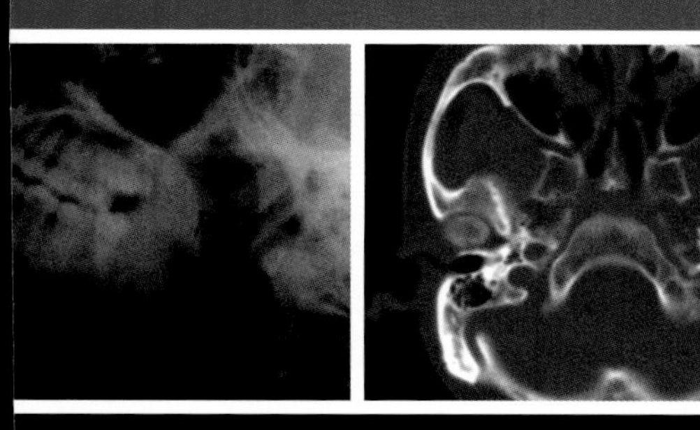

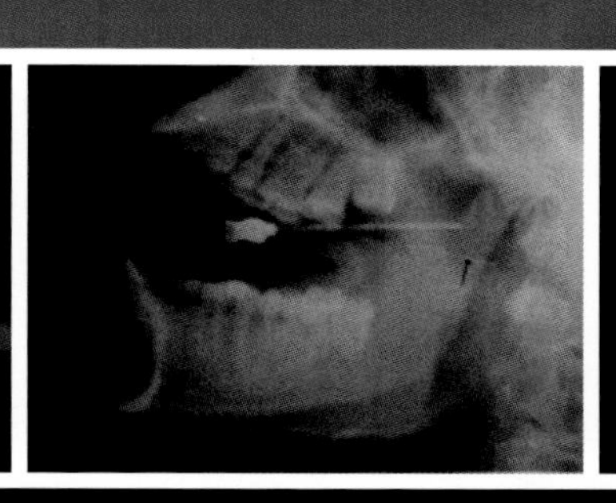

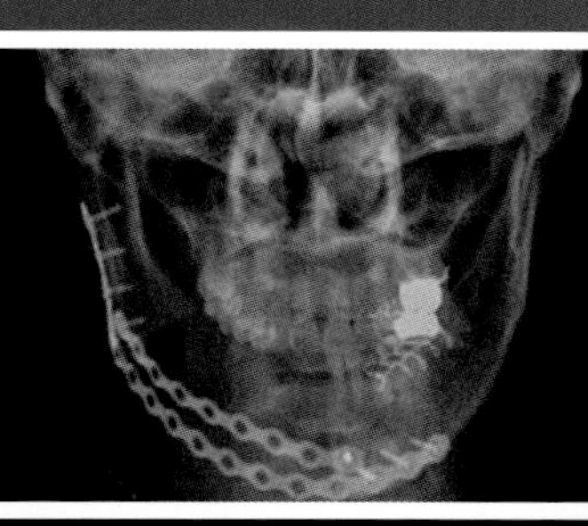

환자의 진단

학습목표

1. 환자의 상태를 정확히 알아볼 수 있는 문진 방법을 숙지하고 이를 활용할 수 있도록 한다.
2. 구강악안면외과 환자의 관리사항을 파악하고 환자 관리에 활용하도록 한다.
3. 생명징후에 대한 이해를 분명히 하고 환자를 관리할 때 위험요소를 없앨 수 있도록 한다.

1 구강악안면외과 환자를 위한 신체검사(Physical examination)

1) 환자의 병력검사

치과 위생사는 내원한 환자들에 대하여 구강의 병리적 상태에 대한 검사를 통해 환자의 정보를 수집하는 역할 외에 전신적인 문제에 대한 정확한 정보를 습득하여, 환자의 전신적인 문제를 미리 점검하고 이것이 치과적 처치에 미치는 영향을 평가하고 의료를 담당하는 진료의에게 정보를 제공하도록 해야 한다. 환자를 진단할 때 세심한 병력청취와 검진을 시행하며 필요한 경우 이화학적 검사를 통해 전신적인 문제를 평가해야 한다. 병력검사를 시행할 경우 기본적으로 다음의 사항들에 대한 정보를 얻어야 한다.

① 과거의 입원, 수술, 외상 및 질병
② 최근의 감염성 질환이나 증상(B형 간염과 AIDS 등의 여부)
③ 최근 사용한 약물이나 음식 등에 대한 과민반응(특히 약물과민반응)
④ 건강과 관련된 습관(술, 담배, 약물복용, 하루운동량과 종류)
⑤ 마지막으로 검진을 받았던 날짜와 결과

환자들은 자신이 가지고 있는 질환이나 과거력에 대해서 불완전하고 부정확한 대답을 할 수 있기 때문에 병력을 효과적으로 청취하기 위해 문진표를 사용하는 것이 좋다. 문진표는 누구나 이해할 수 있는 평범한 말로 명확하게 쓰여져야 하며 간단해야 한다. 또한 환자의 정확한 답변을 유도하기 위해서는 단순히 접근하는 것보다는 약간의 요령을 가지고 접근하는 편이 효과적이다.

이름 ________ 성별 ________ 생년월일 ________
주소 ________
전화번호 ________ 키/몸무게 ________
검사날짜 ________ 직업 ________

1. 가장 최근의 내과 검진일 ________		
2. 주치의 이름, 주소 ________		
3. 현재 내과치료 여부 ________	예	아니오
1) 치료중이라면 치료받는 이유 ________		
4. 과거의 질병이나 수술 여부	예	아니오
1) 있었다면 질병명과 수술명 ________		
5. 최근 5년동안 입원 여부	예	아니오
1) 입원했다면 입원 이유 ________		
6. 아래의 질병을 가지고 있거나 과거에 앓았던 경험이 있었는지 여부		
1) 류마티스열 또는 류마티스 심장질환	예	아니오
2) 심장이상	예	아니오
3) 심혈관질환	예	아니오
(1) 운동 시 흉통 여부	예	아니오
(2) 가벼운 운동 시에도 숨이 가쁜지의 여부	예	아니오
(3) 발목 부종의 여부	예	아니오
(4) 누웠을 때 숨이 가쁜지 또는 수면 시 베개가 추가로 더 필요한 지의 여부	예	아니오
4) 천식과 건초열	예	아니오
5) 피부 발적	예	아니오
6) 실신이나 발적	예	아니오
7) 당뇨	예	아니오
(1) 하루 여섯번 이상 소변을 보는지	예	아니오
(2) 갈증이 심한지	예	아니오
(3) 구강건조를 느끼는지	예	아니오
8) 간염, 황달, 간질환	예	아니오
9) 관절염 또는 다른 관절이상	예	아니오
10) 위궤양	예	아니오
11) 신질환	예	아니오
12) 결핵	예	아니오
13) 지속적인 기침 또는 객담	예	아니오
14) 성병	예	아니오
15) 기타 다른 질환 여부 ________		

7. 이전의 발치, 수술, 외상과 관련된 비정상적인 출혈 여부 예 아니오
   1) 멍이 쉽게 드는지 여부 예 아니오
   2) 과거 수혈이 필요했는지 예 아니오
      만일 그렇다면 그 상황을 설명하시오 ____________________
8. 빈혈 같은 혈액 이상 질환 여부 예 아니오
9. 두경부 영역에 종양이나 다른 질환으로 수술이나 방사선 치료 여부 예 아니오
10. 약의 복용 여부 예 아니오
    복용하고 있다면 약의 이름 ____________________
11. 아래 약들의 복용 여부
    1) 항생제
    2) 항응고제, 항혈전제
    3) 항고혈압제
    4) 코티코스테로이드
    5) 진정제
    6) 비스포스포네이트제
    7) 인슐린
    8) 디지탈리스
    9) 니트로글리세린
    10) 항히스타민제
    11) 구강 피임제 또는 다른 호르몬제
    12) 기타 다른 약물 ____________________
12. 다음 것에 알레르기나 다른 부작용의 여부, 있다면 약의 이름
    1) 국소마취제
    2) 페니실린이나 다른 항생제 :
    3) 아스피린 :
    4) 요오드나 조영제 :
    5) 코데인이나 마약제
    6) 기타 다른 약물
13. 이전 치과치료와 관련한 문제점의 여부 예 아니오
    있었다면 어떤 문제점이었는지 ____________________
14. 기술되지 않은 것 중 의사가 알아야 할 질병이나 문제점의 여부 예 아니오
    있었다면 어떤 문제점이었는지 ____________________
15. 방사선에 노출되는 직업에 종사했었는지 여부 예 아니오
16. 콘택트렌즈의 착용 여부 예 아니오
    여성 :
17. 임신중인지의 여부 예 아니오
18. 수유중인지의 여부 예 아니오
19. 생리중인지의 여부 예 아니오

가장 불편사항(주소)을 기재하십시요 ____________________

환자서명 치과의사 서명

■■ **그림 2-1.** 문진표 예

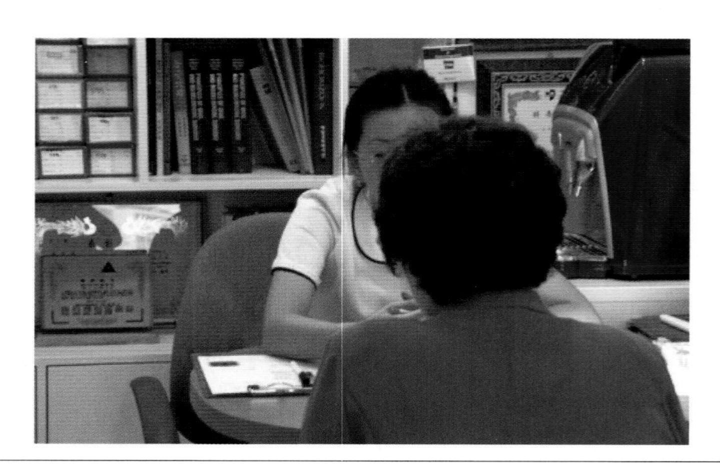

■■ 그림 2-2. 문진과 상담은 편안한 상태에서 시행하도록 한다.

2) 신체검사(Physical examination)

문진에 앞서 환자와 대화를 나누면서 불안 및 긴장을 해소한다. 문진이 끝나고 생징후를 비롯한 신체의 이상을 검사한다.

(1) 생징후검사(Vital signs)

혈압, 맥박, 호흡 및 체온 4가지를 생징후라고 한다. 생징후는 환자의 심리적·생리적 상태의 변화에 따라 직접적인 변화를 나타낸다.

① 혈압(Blood pressure)

혈압을 측정하므로 혈관질환 및 기본 심장질환을 알아볼 수 있다. 혈압은 환자가 편안한 상태로 앉은 상태나 누워있는 상태에서 측정할 수 있다. 수축기 혈압은 좌심실에서 혈액을 수축하는 압력으로써 성인의 경우 120mmHg 이상을 고혈압 전단계, 140mmHg 이상을 1기 고혈압, 160mmHg 이상을 2기 고혈압으로 하며, 90mmHg 이하를 저혈압으로 정의한다. 이완기 혈압은 심실의 저항성으로 나타나는 혈압으로 실제 고혈압 진단에 더욱 중요하다. 80mmHg 이상을 고혈압 전단계, 90mmHg 이상을 경미한 고혈압, 100mmHg 이상을 중증도 고혈압으로 하며, 60mmHg 이하인 경우를 이완기 저혈압으로 정의한다. 이완기 혈압이 110mmHg 이상이 되는 심한 고혈압 환자들은 반드시 내과의에게 의뢰를 해야 하며, 처치가 필요한 경우에는 진정제 투여와 혈관수축제 사용금지 등을 숙지하고 조심스럽게 처치해야한다.

② 맥박(Pulse rate)

횟수와 리듬이 중요하며 60~100회/분을 정상범위로 보고 60회/분 이하를 서맥, 100회/분

이상을 빈맥이라 정의한다. 맥박이 너무 강하거나 약한 경우, 또는 불규칙한 맥박이 나타나면 내과에 의뢰한다.

③ **호흡수(Respiration rate)**

호흡은 횟수, 심도 및 리듬이 중요한 요소이다. 어린이의 경우 30회/분, 어른의 경우 14~18회/분 정도의 정상 호흡횟수를 가진다. 천식을 비롯한 기관지질환 및 환자의 불안 정도를 확인해야 한다.

④ **체온(Body temperature)**

체온은 구강 및 직장에서 직접 측정할 수 있다. 구강내 체온은 정상적으로 36.5℃이고 직장에서는 약 0.5~1℃ 정도 더 높게 측정된다. 체온은 오전에는 조금 낮고 오후 늦은 시간이나 저녁에는 높아진다.

(2) 전반적 외모검사

환자의 영양 및 발육상태를 검사한다. 체격이 균형을 이루는가, 건강해 보이는가 또는 너무 뚱뚱하거나 마른 체형인가를 관찰하고 두경부의 정상적 발육정도도 같이 평가한다.

(3) 환자의 인지 정도(Mental status)

환자의 시간이나 방향성 등의 의식수준을 평가하고 의식소실 여부, 기억력 상실 여부 및 과거 유사한 경험 등이 있었는지에 관하여 확인하고 이상이 있는 경우에는 신경과 혹은 신경외과에 의뢰한다.

(4) 안면부검사

① **눈 검사**

정상적인 해부학적 지식을 숙지하고 눈동자의 움직임 및 결막, 공막, 각막 등의 이상 여부를 확인한다. 일반적으로 간질환이 있는 환자의 공막은 노란색을 띄며 빈혈 소견이 있을 때 결막의 충혈도가 창백하게 나타난다.

② **귀 검사**

동통, 출혈, 분비물 여부, 청력 및 이명(tinnitus) 등의 이상여부를 검사하고 고막검사와 청력검사 등이 필요할 경우 이비인후과에 의뢰한다.

③ **코 검사**

코 훌쩍거림, 과도한 분비물, 코막힘, 비중격 만곡, 비정상 후각 및 알레르기성 비염 등 일반적 사항을 검사하고 부비동질환 여부 등도 문진하여 확인한다.

④ 인후부 검사

편도의 크기, 대칭성, 선양조직(adenoid tissue) 크기, 연하 능력, 인두, 후두 상태, 목소리 상태 및 객담 여부 등을 검사한다.

⑤ 악관절

동통, 잡음 및 하악의 운동제한을 촉진 및 청진한다.

⑥ 구강

치아와 구강 및 인두점막병변에 대한 시진, 편도와 구개수의 평가, 혀, 구순, 구강저, 티액선에 대한 촉진, 입술 및 점막의 작열감, 저작곤란, 구취, 연하곤란 및 불량보철물 등을 평가한다.

표 2-1. ASA(American Society of Anesthesiologists) 신체등급 분류와 치료방법 변경

ASA 신체상태 분류 physical status(PS)	내과적 상태	치과진료
PS 1, 건강한 환자 (Nomal healthy patient)	장기, 신체, 심리적 장애가 없는 경우	통상적 치과진료
PS 2, 경도의 전신질환자 (Mild systemic disease)	한가지 또는 복수의 전신질환은 가지고 있지만 조절이 잘 되고 있는 경우 (예: 합병증이 없는 당뇨)	스트레스 감소법과 의과와의 협진, 필요 시 치료방법 변경
PS 3, 고도의 전신질환을 가진 환자 (Severe systemic disease but not incapacitating)	전신질환이 제대로 조절되지 않고 있는 경우, 다소의 기능장애 동반, 즉각적으로 생명에 지장은 없는 상태 (예: 조절되지 않는 당뇨, 안정성 협심증, 심근경색 6개월 이상 경과)	의과와 협진, 스트레스 감소법 적용, 치료방법 변경이 필수적임
PS4, 지속적으로 생명을 위협하는 심한 전신질환을 가진 환자 (Severe systemic disease and a constant life threat)	현저한 기증적 제한이 동반되는 경우 (울혈성 심부전, 불안정성 협심증, 급성 심근경색, 당뇨병성 케톤산증, 악화된 천식 또는 만성 폐쇄성 폐질환)	최소한의 치과적 응급처치, 반드시 의과와의 협진 및 입원 후 치과진료
PS 5, 수술없이는 소생을 기대할 수 없는 죽어가는 환자(Mporibund patient who is not expected to survive without the operation)	말기 질환 또는 24시간 내 사망 가능성이 있는 경우 (예: 동맥류파열; ruptured aortic aneurysm)	치과진료 하지 않음
PS 6, 뇌사상태의 환자 (Declared brain dead donor waiting for organ harvest)	임상적으로 사망상태로 장기기증 대기상태	치과진료 하지 않음

* 환자가 응급수술을 요하는 경우 PS 등급 숫자 뒤에 E를 붙인다. 미국 마취과학회(American Society of Anesthesiologists, Relative value guide, 2003)

(5) 경부검사

목의 운동장애 또는 강직성 여부, 좌우 대칭성, 림프절 위치와 크기를 시진 및 촉진을 통해서 확인하고 감염, 갑상선 기능항진증 등을 확인해야 한다.

(6) 흉부검사

흉통, 가슴의 답답함 등을 확인하며 심호흡 시 불편감, 일정한 자세에서의 불편감 등을 임상적으로 먼저 진단하고 폐기능 및 심장기능 이상을 나누어 검사하는 것이 좋다.

(7) 복부검사

소화가 잘 되는지, 식욕은 있는지 확인하고 복부의 윤곽 등을 시진으로 확인하며 압통 및 동통여부, 간비대 및 췌장비대 등을 촉진으로 검사한다.

(8) 비뇨기계 검사

소변 횟수 및 소변량, 요 색깔, 요 냄새 등을 확인하며, 다뇨(polyuria), 핍뇨(oligouria), 무뇨(anuria), 야간 빈뇨(nocturia) 및 소변 시 동통 등을 알아본다. 또한 성병 감염여부를 검사하고 필요에 따라 비뇨기과에 의뢰한다.

(9) 등 검사

요추 동통 및 척추만곡 정도를 확인한다. 간혹 신장질환과 요통의 연관성이 있을 수 있으나 치과진료와 크게 연관되는 것은 없다.

(10) 팔, 다리 검사

잘 움직일 수 있는지, 대칭적인지, 손가락과 발가락은 정상적인지, 부어있지는 않는지, 피부질환은 없는지, 함요부종(pitting edema)은 없는지 등을 확인한다.

2 임상병리 검사법

임상병리 즉 이화학적 검사는 환자의 전신상태를 파악할 수 있는 진단과정의 아주 중요한 검사법이라 하겠다. 이화학적 검사는 선별목적과 진단목적의 두 가지 항목으로 나눌 수 있다. 선별검사(screening test)를 통해 초기 혹은 무증상 단계의 환자들을 식별함으로써 적절한 초기치료를 시행하여 양호한 치료결과를 얻을 수 있다. 치과위생사들은 모든 이화학적 검사에

능통할 수 없다 할지라도 선별검사와 진단검사를 적절히 적용하고 검사결과를 해석할 능력을 보유하고, 검사결과에 따라 환자를 적절히 관련 의과분야로 상담 의뢰할 수 있어야 한다. 치과위생사들은 다음 몇 가지 검사법을 숙지하여 환자관리에 활용하도록 한다.

1) 일반혈액검사(Complete blood count)

일반혈액 검사는 혈액의 일반적 특성, 각 혈구 세포들의 수와 특성 및 혈색소의 양 등에 관한 검사로써 정맥혈이 많이 이용된다(표 2-2).

(1) 백혈구 수(White blood cell count, WBC)

정상치는 5,000~10,000/mm^3이며, 정상 이상으로 증가된 경우를 백혈구증가증(leukocytosis), 30,000/mm^3 이상인 경우는 백혈병양 반응(leukemoid reaction), 정상 이하로 감소된 경우를 백혈구감소증(leukopenia)이라고 한다.

이런 양적인 분석 이외에 개별 세포들에 대한 질적인 분석법이 수반된다. 개별 세포들의 상대적 분포는 band neutrophil 0~5%, segmented neutrophil 50~70%, lymphocytes 25~40%, monocytes 4~8%, eosinophil 1~4%, basophil 0~1%이다.

(2) 적혈구 수(Red blood cell count, RBC)

적혈구는 산소와 이산화탄소를 수송하며 혈액의 pH를 조절하는 역할을 한다. 정상치는 남자의 경우 4,500,000~5,500,000/mm^3, 여자는 4,000,000~5,000,000/mm^3이다.

(3) 혈색소(Hemoglobin, Hb)

적혈구의 95%를 차지하며 산소 수송에 관여하고, 정상치는 남자가 13.5~18g/dl이고 여자는 12~16g/dl이다. 간혹 유전성 질환이나 다른 물질(일산화탄소)과 결합하여 비정상적인 혈색소를 형성하기도 한다.

(4) 적혈구 용적율(Hematocrit, Hct)

전혈에 대한 적혈구들의 백분율을 의미한다. 정상치는 남자가 40~54%이고 여자가 37~47%이다.

(5) 적혈구 침강속도(Erythrocyte sedimentation rate, ESR)

혈장 단백질이 적혈구를 응집시키거나 혈장 혹은 적혈구 표면의 생리화학적 성질 변화가 있을 때 증가된다. 정상치는 남자가 0~9mm/60min, 여자가 0~15mm/60min이며 결핵이나 골

표 2-2. 일반혈액검사

	Nomal Value	Increased Value	Decreased Value
Hemoglobin	M: 13.5~18g/dl F: 12~16g/dl	polycythemia	anemia, hyperthyroidism, liver cirrhosis, severe hemorrhage, hemolytic anemia
Hematocrit	M: 40~54% F: 37~47%	erythrocytosis, shock, severe dehydration, polycythemia	anemia, leukemia, hyperthyoridism, acute massive blood loss
White blood cell	5,000~10,000mm[3]	Leukemia, hemorrage, tissue necrosis, trauma or tissue injury, malignant disease	viral infection, hypersplenism, bone marrow depression
Red blood cell	M: 450~550만 F: 400~500만	polycythemia vera, secondary polycythemia, severe diarrhea, poisoning, pulmonary fibrosis, hemorrhage	anemia, leukemia, Hodgkin's disease, multiple myeloma, pernicious anemia, lupus erythematosus, Addison's disease, rheumatic fever, subacute endocarditis
Neutrophil	50~70%	infection, hemorrhage, leukemia	acute viral infection(influenza, infectious hepatitis, measles, mumps, poliomyelitis), aplastic anemia, pernicious anemia, Addison's disease, thyrotoxicity, acromegaly Hodgkin's disease
Lymphocyte	25~40%	Infection, hemorrage, stress, infectious hepatitis, infectious mononucleosis, cytomegalovirus infection, mups, rublla, lymphocytic leukemia, radiation, lead intoxiaction	lupus erythematosus, after administration of ACTH and cortisone, burn, trauma, chronic uremia, Cushing's syndrome, acute radiation syndrom
Eosinophil	0~5%	allergy, parasitic infection, Addison's disease, lung and bone cancer, chronic skin infection, Hodgkin's disease myelogenous leukemia, polycythemia	infectious mononucleosis, hypersplenism, congestive heart failure, Cushing's syndrome, aplastic anemia
Basophil	0~1%	chronic inflammation, polycythemia vera, chronic hemolytic anemia, following splenectomy, following radiation, healing phase of inflammation, collagen disease, infection	acute allergic reaction, hyperthyoidism, mycocardial infarction, bleeding, peptic ulcer, prolonged steroid therapy, urticaria, anaphylactic shock

수염과 같은 만성 감염 시 주로 증가한다. 또한, 글로불린 변화를 보이는 교원병(collagen disease), 신염(nephritis), 류마티스열(rheumatic fever) 및 이상단백혈증(dysproteinemia)의 진행 과정을 평가하는데 도움을 주고 거대세포성 동맥염(giant cell arteritis)과 류마티스성 다발성 근육통(polymyalgia rheumatica)의 진단에 아주 유용하다.

(6) C 반응성 단백(C-reactive protein, CRP)

CRP는 염증성 질환 또는 체내조직의 괴사와 같은 질환에서 현저하게 증가하는 혈장단백의 하나로 급성상 반응단백(acute phase protein)의 대표적인 하나이다. 생체에 이상이 발생한 경우 6~24시간 이내의 짧은 시간에 증가함과 동시에 병변 회복 시 24시간 이내로 빨리 감소, 소실되므로 염증성 또는 조직붕괴성 질환의 존재여부와 그 중증도 판정, 경과관찰 및 예후판정에 대단히 유용하다.

건강인의 대부분은 2μg/ml 이하이지만 10μg/ml 이하를 정상으로 본다. CRP의 증가를 보이는 세균 감염 및 바이러스성 감염, 간질환, 류마티스열, 심근경색 및 악성종양 등 다양한 질병의 진단에 도움을 주고 추적관찰에 사용되는 좋은 지표 중 하나이다.

2) 출혈 및 혈액응고장애검사

출혈성 질환은 치과진료에 상당한 위험성을 초래할 수 있으므로, 반드시 면밀한 병력청취와 적절한 이화학적 검사를 통해 사전에 식별해야 하며, 적절한 내과적 치료와 함께 응급지혈 처치 장비 및 재료가 준비된 상태에서 진료에 임해야 한다(표 2-3).

(1) 출혈시간(Bleeding time)

혈관과 혈소판의 기능을 검사하는 방법이다. 전완부(Ivy법)나 귓불(Duke법) 부위에 상처를 낸 후 출혈이 멈추는 시간을 측정하며, 정상치는 1~7분이다. 정상 혈소판 수치를 갖지만 응고장애가 있는 환자들은 정상 출혈시간을 나타낼 수 있으므로 주의해야 한다.

(2) 혈소판 수(Platelet count)

혈소판은 골수에서 형성되어 순환하다가 비장에 의해 제거된다. 약 10일의 평균수명을 갖고 있으며 혈소판응괴(plug)를 통해 혈전(thrombus)을 형성함으로써 지혈을 촉진시킨다. 정상치는 150,000~450,000개/mm^3이며, 50,000개/mm^3 이하로 감소된 경우에 지혈장애가 발생된다. 수술이 가능한 최소한의 혈소판 수는 50,000개/mm^3이며, 30,000개/mm^3 이하이면 자발적인 출혈 경향을 보인다.

표 2-3. 출혈 및 혈액응고검사

	Nomal Value	Increased Value	Decreased Value
Bleeding(BT)	3~10분 Duke법: 8분 미만 (earlobe) Ivy법: 2~9.5분 (forearm)	thrombocytopenia, platelet dysfunction syndrome, vascular defect, severe liver disease, leukemia, aplastic anemia, DIC	
Prothrombin time(PT)	10~14초	prothrombin deficiency, vit. K deficiency, hemorrhagic, liver disease, anticoagulant, theraphy, biliary obstruction, salicylate intoxication, hypervitaminosis A, DIC, menstruation	
Partial Thromboplastin Time(PTT)	30~45초	hemophilia, liver disease, vit. K deficiency, presence of circulation anticoagulants, menstruation, DIC disease	extensive cancer, immediately after acute hemorrhage, very early stages of DIC
Platelet Count	15만~45만/mm^3	cancer, leukemia, trauma, splenectomy, asphyxiation, polycythemia vera, iorn deficiency and posthem-orrhagic anemia, acute infection, heart disease, liver cirrhosis, chronic pancreatitis, tuberculosis	idiopathec thrombocytopenic purpura, pernicious, aplastic and hemolytic anemias, pneumonia, allergic condition, after massive blood transfusion, infection, toxic effects of drugs

(3) Partial thromboplastin time(PTT)

Partial thromboplastin은 factor Ⅴ, Ⅷ, Ⅸ, Ⅹ, Ⅺ, Ⅻ를 포함하고 있지 않으므로 피검물에 이것을 섞었을 때 피검 혈장 내에 혈액응고인자가 결핍되어 있으면 응혈이 일어나지 않는다. 이는 factor Ⅶ을 제외한 모든 응고인자의 기능을 평가하는데 이용되며, 정상치는 30~45초이다.

(4) Prothrombin time(PT)

Prothrombin은 비타민 K의 필수적인 도움을 받아 간에서 합성된 후 thrombin의 불활성 전구물질로 작용한다. Thrombin은 섬유소원(fibrinogen)을 섬유소 단량체(fibrin monomer)로 만들고 다시 중합되어 섬유소응괴(fibrin clot)를 형성한다. 따라서 prothrombin 형성장애는 혈액응고 부전을 유발하게 된다. Prothrombin time 측정은 factor Ⅰ(fibrinogen), Ⅱ(prothrombin), Ⅴ, Ⅶ, Ⅹ의 기능을 평가하며 정상치는 10~14초이다.

3) 혈액화학검사(Blood chemistry)

입원환자들에 대한 일상적인 선별검사법이 이용되고 있으며 환자들의 약 4%에서 예상치 못한 질환이 발견된다고 보고된 바 있다.

(1) Alkaline phosphatase

성인에서는 주로 간장에서 유리되며 소아들에서는 골아세포의 활성증가로 인해 높은 효소농도를 나타낸다. 혈중 alkaline phosphatase 측정은 간담도질환(hepatobiliary tract disease)과 골질환의 평가에 아주 유용하다. 정상치는 성인에서는 25~92U/L이며 소아에서는 20~150U/L이다.

(2) Calcium

Calcium 이온은 신경근육계 흥분 감소, 혈액응고 및 어떤 효소들의 활성화에 관여한다. 대개 부갑상선 호르몬과 calcitonin에 의해 영향을 받는다. 부갑상선 호르몬은 골흡수를 야기하고, 칼슘의 장관 및 신세관에서의 재흡수를 촉진시켜 혈중농도를 증가시키는 경향이 있다. 정상치는 8.5~10.5mg/dl 혹은 2.2~2.8mmol/L이다.

(3) Inorganic phosphate

Calcium과 phosphate는 가역적인 관계에 있으며 신장에서 배설됨으로써 조절된다. 부갑상선 호르몬은 phosphate의 신세관(renal tubule)에서의 재흡수를 억제한다. 정상치는 2.3~4.7mg/dl 혹은 0.78~1.52mmol/L이다.

(4) 혈당(Blood glucose)

포도당은 세포기능의 필수적인 에너지원이다. 인슐린은 혈당농도를 감소시키며 glucagon은 증가시킨다. 에피네프린은 간에서 당원분해(glycogenolysis)를 촉진시킴으로써 혈당농도를 증가시키며, glucocorticoid는 간에서 당합성(gluconeogenesis)을 촉진시킨다. 혈당치는 식사에 의해 직접적인 영향을 받는다. 따라서 최소한 8~12시간의 공복기 이후 공복 시 혈당치를 측정해야 하며, 공복 시 정상혈당치는 70~110mg/dl이다.

- Glucose tolerance test(GTT): 우선 공복 시 혈당치를 측정하고 75g의 포도당을 경구 투여, 2시간 경과 후에 혈당치를 측정한다. 포도당 투여 후 15~60분만에 최고 수치(160~170mg/dl)까지 상승한 후 점차 감소되면서 2시간 후엔 120mg/dl 수준에 도달된다. 2시간 후에도 200mg/dl 이상으로 유지되면 당뇨병을 의심할 수 있다.

(5) Blood urea nitrogen(BUN)

Urea는 단백질의 최종 대사산물이며 간에서 합성되고 신장을 통해 배설된다. 따라서 이것은 신장기능 평가에 사용되는 일상적인 검사법이다. 즉 병적 상태에 있는 신장의 대사산물 배설능력 저하로 인해 혈액 내에 축적된 대사산물의 축적농도를 나타내 준다. 정상치는 8~23mg/dl이다.

(6) Total protein

혈장의 7% 정도를 구성하고 있으며 간에서 대부분 합성된다. 주 기능은 삼투압의 유지, 산염기 균형, 방어기전, 혈액응고 및 단백질 고갈상태에서 조직에 대한 단백질 공급원의 역할을 한다. 총 단백질 농도가 상승되면 주로 글로불린의 증가(hyperglobulinemia)에 기인한다. 정상치는 6~8mg/dl이다.

(7) 알부민(Albumin)

혈장 단백질의 반 이상을 차지하며 알부민과 글로불린의 구성비율(albumin/globulin ratio)은 1.5~3.0이다. 알부민은 혈장 단백질 중 분자량이 작기 때문에 신장질환을 갖는 환자들의 요에서 주로 검출되는 경향이 있다. 정상치는 3.8~5.0g/dl이다.

(8) 빌리루빈(Bilirubin)

빌리루빈의 80%는 헤모글로빈의 파괴에 의해 형성되며 간에서는 효소성 결합에 의해 수용성으로 존재하며(direct bilirubin) 간으로 수송되기 전에 혈액 내에선 비결합성 빌리루빈으로 존재하고(indirect bilirubin) 담즙으로 분비된다. 정상치는 0.2~1.0mg/dl이며 2~2.5mg/dl 이상인 경우 황달증상이 나타난다.

(9) Lactic dehydrogenase(LDH) or lactate dehydrogenase(LD)

모든 조직의 세포내 효소이며 심장, 간, 신장, 골격근 및 적혈구에 고농도로 존재한다. 혈중농도 증가는 세포파괴, 세포로부터의 유리 및 종양세포 증식을 의미하며 심근경색증, 간질환, 백혈병, 악성림프종, 악성빈혈 및 암종 등의 원인에 의해 나타난다. 정상치는 95~200U/L이다.

(10) Serum glutamic oxaloacetic transaminase(SGOT) or aspartate aminotransferase(AST)

심장근과 간에 다량 존재하지만 골격근, 신장, 비장 및 뇌에는 소량 존재하고 있으며, 심근과 간손상을 평가하는데 유용하게 사용된다. 정상치는 0~40U/L이다.

(11) Serum glutamic pyrubic transaminase(SGPT) or alanine aminotransferase(ALT)

ALT는 간세포에 가장 풍부하며 신장, 심장 및 골격근에도 존재하고 있다. 이것은 간 손상을 평가하는 데 유용한 지표로 이용되고 있으며 정상치는 0~40U/L이다.

(12) 크레아티닌(Creatinine)

이것의 혈중 농도는 사구체 여과능력에 좌우되며 식사에 의해 거의 영향을 받지 않고 BUN에 비해 더욱 민감한 신장기능 검사방법이다. 정상치는 0.6~1.4mg/dl이며 근육질환이나 신장 손상 시 증가된다.

4) 혈청전해질검사(Serum electrolyte)

여기에는 혈청 내 Na^+, K^+, Cl^-, CO_2 농도 등이 포함된다.

(1) Sodium(Na^+)

정상치는 135~148mEq/L이며 저나트륨혈증(hyponatremia)은 간경화, 울혈성 심부전증, 이뇨제의 과다사용, 부적절한 항이뇨호르몬의 분비 및 물중독(water intoxication)과 관련이 있으며, 고나트륨혈증(hypernatremia)은 심한 구토, 설사 및 발한 등에 의한 과도한 수분소실 및 당뇨병과 연관이 있다.

(2) Potassium(K^+)

정상치는 3.5~5.0mEq/L이며 저칼륨혈증(hypokalemia)은 부적절한 칼륨 섭취 혹은 위장관이나 배설기관을 통한 과도한 소실(구토, 설사, 비위관 흡인술, 이뇨제)에 기인한다. 고칼륨혈증(hyperkalemia)은 수술, 분쇄손상(crush injury), 적혈구 용혈, 신부전증 및 산증에 의한 칼륨의 세포외 방출과 연관이 있다.

(3) Chloride(Cl^-)

정상치는 98~106mEq/L이며 나트륨 농도와 관련성이 있으며 심한 구토로 인해 저하되는 경향이 있다.

(4) Bicarbonate(HCO_3^-)

신체 내 산-염기 평형에 관계되며 정상치는 19~25mEq/L이다.

5) 혈청검사(Serologic test)

혈청검사에는 매독(syphilis)검사, 바이러스 검사 및 종양표지자 검사 등이 있다.

(1) 매독검사

① Non-treponemal test

㉠ VDRL(Venereal disease research laboratory)

1기말, 2기 혹은 3기 매독환자들의 진단에 민감한 검사법이지만 systemic lupus erythematosus나 leprosy 등과 같은 다른 질환이나 마약중독자들에서도 양성반응을 보일 수 있다. 따라서 양성반응을 보이면 반드시 이차검사를 시행하고, 이차검사에서도 양성이면 좀 더 특이성이 있는 검사를 시행해야 한다.

㉡ RPR(Rapid plasma reagin)

소의 심장으로부터 얻어진 cardiolipin 항원을 이용하여 매독 감염 시 형성되는 reagin이라는 항체를 검사하는 방법으로 VDRL 검사법에 비해 더욱 용이하고 경제적인 방법이며 집단검진 시에 편리하게 사용될 수 있다.

② Treponemal test

㉠ FTA-ABS(Fluorescent treponemal antibody-absorption)

사균화 시킨 treponema pallidum 균주를 항원으로 하여 피검 혈청과 반응시킨 후, 여기에 형광을 입힌 antihuman globulin을 첨가하였을 때, 피검 혈청 내에 매독항체가 형성되어 있다면 이는 human globulin과 결합하여 형광성을 발휘하게 되는데, 이것을 형광현미경으로 관찰하는 방법이다. Non-treponemal test에 비해 특이성과 민감성이 훨씬 높다.

(2) 바이러스검사

① 바이러스성 간염검사

바이러스성 간염(viral hepatitis)은 hepatitis A, hepatitis B, hepatitis C, hepatitis E, hepatitis D로 분류된다. 간염의 진단은 임상적 및 이화학적 검사를 통해 이루어지며 A형 간염은 면역학적 분석을 통해 anti-HA antibody titer가 상승되면 진단이 가능하고 B형 간염은 B형 간염 표면 항원(HBsAg)에 대한 민감성 검사가 많이 이용된다. 그러나 보다 정확한 진단을 위해서 HBcAg에 대한 검사가 시행되기도 하며 감염의 예후 및 전염성 평가를 위해 HBeAg에 대한 검사가 시행되기도 한다.

② 후천성 면역결핍증 검사

HIV 검사는 안전한 혈액의 확보와 개인의 HIV 감염 유무를 진단하기 위하여 실시되고 있다.

HIV 감염 진단은 한 번의 검사로 결정할 수 없으며, 선별과 확인검사의 과정을 거쳐야 한다. 효소면역시험법(enzyme linked immunosorbent assay, ELISA)은 검사가 비교적 쉽고 많은 양의 샘플 검사가 가능하므로 HIV 감염 검색에 가장 많이 사용하는 방법이다. 다른 검색검사에 비해 민감도가 매우 높지만 위양성율도 높아서 HIV에 대한 항체검출에 가장 널리 사용되는 확인검사인 웨스턴 블롯(Western blot)을 보조 검사법으로 사용한다. 이외에 신속검사법(ra pid test), 입자 응고법(particle agglutination, PA), 항원검사법, 면역형광항체법(immuno- fluorescent assay, IFA), 핵산검사와 정량검사법 및 바이러스의 조직배양법 등이 널리 사용되고 있다.

(3) 종양표지자(Tumor markers)

종양 표지란 종양 세포가 만드는 물질로 혈액 내에서 종양인자를 조기에 발견하여 종양의 예후 추정과 항암치료 및 수술 후 재발경과를 관찰하는 종양지표 물질로, 임상에서 이용되는 조기 종양 진단법이다. 종양 표지자 검사의 수치가 정상수치라 하더라도 암을 100% 배제할 수 없지만, 확진이 아님에도 유용하게 이용할 수 있는 이유는 소량의 혈액만으로 간단하게 검사가 가능하고, 일반인들의 건강검진을 위한 선별검사로 이용할 수 있으며, 환자의 감별진단과 종양의 크기 추정 및 재발 유무 평가 등에 큰 도움이 되는 진단법이기 때문이다. 구강편평상피세포암의 진단을 위해 SCC antigen, CEA, AFP(alphafetoprotein), Cyfra 21-1 등을 검사법으로 사용한다.

6) 요검사(Urinalysis)(표 2-4)

(1) 외관(Appearance)

투명하거나 호박색을 띠는 것이 정상이나 식후엔 혼탁할 수도 있으며 농축되면 붉은색을 띠는 경향이 있다.

(2) 비중(Specific gravity)

요를 응집할 수 있는 신장의 능력을 의미한다. 정상 비중은 대개 1.015~1.025이다.

(3) pH

정상 pH는 4.6~8.0으로 다소 산성을 띤다. 설사, 고열, 당뇨성 산증 및 탈수의 경우에는 더 산성을 띠게 되지만 급만성 신부전증, 비뇨기 감염증 등의 질환에서 알칼리성을 띠기도 한다.

(4) 요당(Urine glucose)

포도당은 정상적인 경우 신장에서 거의 재흡수되고 요 중에 나타나지 않아야 한다. 그러나 혈중 당농도가 180mg/dl를 초과하면 요 중에도 발견된다.

표 2-4. 요 검사

	Nomal Value	Positive or Increased Value	Decreased Value
Color	yellow, amber, straw colored	• **Colorless**: large fluid intake, reduction in perspiration, chronic interstitial nephritis, diabetes insipidius, alcohol intake	• **orange**: fever, concentrated urine, restricted fluid intake, excessive sweating • **brownish yellow or greenish yellow**: indicate bilirubin • **red**: hemoglobinuria • **dark brown**: melanotic tumor, Addison's disease
Specific Gravity (SG)	1,015~1,025	diabetes mellitus, nephrosis, dehydration, fever, vomiting, diarrhea	diabetes insipidus, glomerulonephritis, pyelonephritis, severe renal damage
pH Protein	4.6~8.0 average: 6(acid) negative	• **alkaline(7 <)** uninary tract infection, pyloric obstruction, salicylate intoxication, chronic renal failure, nephritis, nephrosis, polycystic kidney, renal stone, fever	• **acid(7 >)** acidosis, diarrhea, uncontrolled diabetes, pulmonary emphysema, starvation, dehydration
Sugar	negative	trauma, toxemia, ascite, diabetes mellitus, brain injury, myocardial infarction	
Ketone Bodies (Acetone)	negative	fever, anorexia, diarrhea, fasting, prolonged vomiting, following anesthesia, starvation	
Blood	negative	lower urinary tract infection, lupus erythematosus, heavy smoker, malignant hypertension, glomerulonephritis	
Hemoglobin (Heme)	negative	extensive burn, crushing injury, transfusion reaction, hemolytic anemia, malaria	
Bilirubin	negative	hepatitis, liver disease, obstructive biliary tract disease	
Nitrate	negative	bacteriuria	
White cells	0~4	urinary tract infection, renal infection	
Casts	negative	renal parenchymal infection, acute glomerulonephritis	
Epithelial cells	occational renal epithelial cell found	pyelonephritic nephrosis, amyloidosis, interfering factor	
Crystals	presence or absent	**poisoning abnormal finding**: cystine, leu- cine, tyrosine, cholesterin/cholesterol, drug crystal(sulfonamide)	
Urobininogen	1~4mg/24hr	hemolytic anemia, pernicious anemia, malaria	cholelithiasis, severe inflammatory dis- ease, cancer, severe diarrhea

(5) 단백뇨(Proteinuria)

정상적인 경우 단백뇨가 나타나선 안된다. 그러나 심한 운동직후, 강추위에 노출된 경우 및 사구체 투과력을 증가시키는 신장질환에서 발견되는 경우가 있다.

(6) 케톤(Ketones)

탄수화물이 부족한 상태에서 신체는 에너지원으로 지방을 이용하게 되며 이것은 ketone bodies로 환원됨으로 요 중에 출현할 수 있다. 또한 비조절성 당뇨병에서 검출된다.

(7) 빌리루빈(Bilirubin)

정상적으로 검출되지 않지만 간질환, 담도폐쇄(biliary obstruction) 및 췌장암의 경우에 검출될 수 있다.

(8) 현미경적 검사(Microscopic examination)

요원주(urinary casts), 적혈구, 백혈구 및 세균의 존재를 밝히며 요원주와 세포들의 수는 high power field(hpf)에서의 수(수/hpf) 또는 low power field(lpf)에서의 수(수/lpf)로 표기되고 high power field에서 5개 이상의 백혈구, 2개 이상의 적혈구가 관찰되면 비정상적인 것으로 간주된다. 현미경적 검사는 배뇨 후 4시간 이내의 신선뇨로 실시해야 하며 부득이 오래 두었다가 검사해야 할 경우엔 미리 요에 formalin 등 적당한 보존제를 첨가해 두어야 한다.

7) 심전도검사(Electrocardiogram, ECG)

심장의 수축에 따르는 활동전위의 시간적 변화를 그래프에 기록한 도면을 판독하여 정보를 얻는다. 심근은 흥분하면 막의 탈분극이 생기고 250~300ms 동안 계속해서 재분극 했다가 원래의 정지전위로 돌아오는데 이것을 활동전위라 한다. 심장의 흥분은 우심방의 동결절(심장박동조절세포)에서 발생한 흥분이 자극 전달계를 사이에 두고 심방, 심실중격, 심실로 점차 전파된다. 이때 흥분부위와 미흥분부위 사이에 전위차가 생기고 전류가 흐른다. 이때문에 체표면에서도 전위차가 발생하는데 이것을 기록한 것이 심전도이다(그림 2-3).

체표면의 심전도파형에는 심방의 흥분에 의해 생기는 파(atrial contraction, P파), 심실의 흥분에 의해 생기는 파(ventricular contracion, QRS파), 심실의 흥분소거에 의해 생기는 파(ventricular repolarization, T파)가 있다. 이 밖에 심방의 흥분소거에서 오는 Ta파나 아직 발생원이 분명하지 않은 U파가 기록되는 경우도 있다. 심전도의 진단학적 의의는 부정맥이나 자극생성전달이상의 진단, 심근질환, 특히 협심증이나 심근경색의 진단, 심장비대의 진단 등에 있다. 특히, 부정맥이나 심근질환에 대한 심전도의 진단학적 의의는 다른 검사법을 능가하는

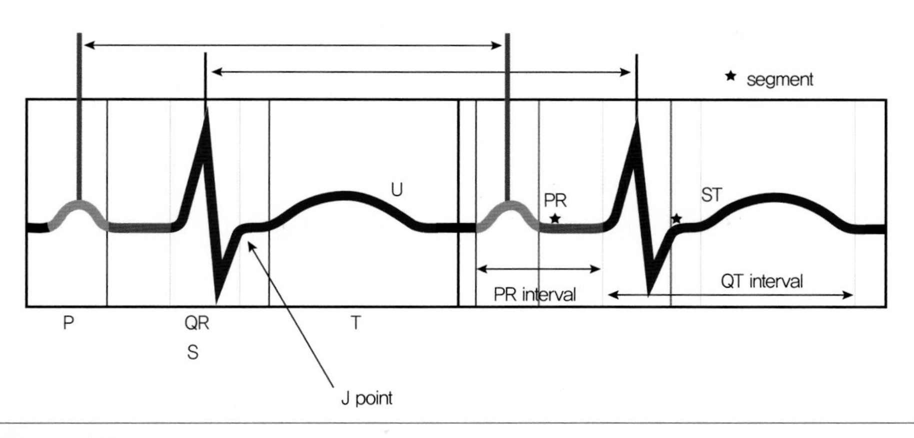

■■ 그림 2-3. 심전도

중요한 것이다. 협심증이나 심근경색에는 QRS파와 T파의 이행부(ST부라고도 한다)에 변화가 나타난다. 이것은 허혈부와 비허혈부의 심근사이에 막전위차에서 오는 이상전류가 흘러 이것이 심전도의 ST부에 반영되었기 때문이다. ST부의 변화가 어떤 유도에서 생긴 것인가에 따라 경색이나 허혈 부위를 어느 정도 진단할 수 있다.

3 생검(Biopsy)

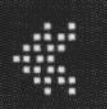

생검은 조직이나 기관의 일부에 생긴 병소를 직접 현미경 하에서 관찰하므로 보다 직접적이고 정확한 진단을 하기 위한 방법이다.

1) 생검의 종류

(1) 절개생검법(Incisional biopsy)

병소가 큰 경우 사용한다. 병소의 일부만을 절개하며 이때 절개된 조직에 병소와 정상적인 조직이 같이 포함되도록 해야 한다.

(2) 적출생검법(Excisional biopsy)

병소가 작을 경우 또는 양성종양으로 판단되는 경우 시행한다. 병소를 전체를 한 번에 제거하고 생검을 시행하는 방법이다.

(3) 천공생검법(Punch biopsy)

심부에 있는 조직을 검사할 때 긴 관을 삽입하고 안에 있는 조직을 떼어내는 방법이다.

(4) 흡인생검법(Aspiration biopsy)

액체성 병소로부터 큰 주사기를 이용해서 조직을 채취하여 검사하는 방법이다.

(5) 박리세포검사법(Exfoliative cytology)

점막의 표면으로부터 박리되어 나오는 점막세포를 설압자 또는 슬라이드 글래스 등을 이용하여 채취한 후에 현미경으로 관찰을 하는 방법을 말한다. 특정질환의 조기 감별을 위해서 사용한다.

2) 조직검사를 위한 시술방법

① 병소 부위를 마취한다. 이때 마취약이 병소에 직접 흡인되지 않도록 주변 조직을 마취하는 것이 좋다.

② 병소의 부위가 작은 경우(1mm 이하)는 전체를 제거하고, 큰 경우에는 정상적인 조직을 포함해서 병소를 절개한다.

③ 제거되는 병소는 10×5×5mm 정도의 크기 이상으로 한다.

④ 괴사 조직은 검사 결과에 영향을 주지 않으므로 채취할 필요가 없다.

⑤ 제거된 조직은 즉시 포르말린에 고정하고 검사실로 보내야 한다. 이때 환자에 대한 정보와 병소에 대한 정보를 상세히 기록해서 보내도록 한다

Summary

✚ 환자의 진단 과정은 향후 치료 방향과 결과에 영향을 미치게 되는 중요한 과정이다. 개인 병력 청취 뿐 아니라 가족력 등의 필요한 정보를 효과적으로 청취할 수 있도록 하며 오류를 줄이기 위해 문진표를 효과적으로 활용하는 법도 배워야 한다.
이 외에도 혈액을 통한 검사, 심전도검사 등에 대한 이해를 명확히 하여 진료 시 발생할 수 있는 위험요소들을 예측할 수 있으며 생징후에 대한 분명한 이해와 각 상태에 따른 관리 요령을 숙지함으로 안전한 진료에 대한 기초를 만들어 갈 수 있게 된다.

참고문헌

1. 구강악안면외과학 교과서. 김명진 외, 대한구강악안면외과학회, 3판, pp9~34, 2013.
2. 전신질환자 및 노인, 장애환자의 치과치료, 김기석 외, 대한구강내과학회, pp58~66, 2007.
3. 치과위생사를 위한 임상구강악안면외과학, 김수남 외, 명문출판사, 2판, pp30~42, 2007

전신질환이 있는 환자의 치과치료

학습목표

1. 치과진료에 영향을 미치는 전신질환에 대해서 숙지하도록 한다.
2. 전신질환 환자를 관리할 수 있는 지식을 습득한다.
3. 치과치료를 받는 환자들에게 상태를 설명하고 주의사항을 전달할 수 있도록 한다.

치과에 내원한 환자들에 대해서 기본적으로 구강 검진을 시행하는데, 이와 더불어 반드시 전신질환을 파악하여 치과치료 시 예견되는 위험을 피하고 안전하고 효과적인 치료가 될 수 있도록 해야 한다.

전신질환이 있는 환자들은 치과치료를 하는 도중에 발생하는 스트레스에 저항성이 약해서, 작은 스트레스에도 전신적인 상태가 나빠지기도 하며, 스케일링과 같은 통상적인 치료를 하고서도 지혈이 멈추지 않는 경우가 발생하기도 한다. 어떤 환자들은 복용하는 약물때문에 정상적인 시술을 할 수가 없는 경우도 있게 된다. 환자 관리에 필요한 사항들을 미리 파악해서 환자의 약속시간을 변경해야 하는데, 병의 종류에 따라서 오전이 좋은 경우가 있고 오후가 병세의 안정을 위해서 도움이 되는 경우도 있게 된다. 때로는 환자가 복용하고 있는 약물에 의해서 복합 반응이 발생하거나 출혈성 경향을 보이기 때문에, 이러한 경우는 일정기간 환자가 복용하고 있던 특정한 약을 중단하는 조치를 해야 한다. 또한 환자의 스트레스를 줄여 주기 위한 환경을 만들어 주고, 진료 대기시간도 줄여 주며 치료의 내용도 가능한 최소의 간단한 방법을 찾아 줄 필요가 있게 된다.

환자의 스트레스를 줄여주는 방법은 다음과 같다.

1. 환자의 대기시간을 줄여주고 편안한 환경을 만들어 준다.
2. 아침시간(기상 후 3시간 정도)에 약속을 잡는다.
3. 치료시간을 가능한 짧게 한다.
4. 치료 중에 통증을 충분히 조절하고 환자를 수시로 안정시킨다.
5. 환자의 전신적 위험성을 인식하고 치료 전에 주치의에게 자문을 구한다.
6. 치료 전과 중간 그리고 치료 후에 환자의 상태를 점검한다.

환자의 병력을 청취하는 방법으로는 설문지를 이용하는 것이 효과적이다. 이렇게 함으로써 필요한 영역들을 빠뜨리지 않고 파악할 수 있게 된다. 이때 설문지는 전문적인 용어보다는 환자들이 통상적으로 사용하거나 이해하기 쉬운 용어로 되어 있어야 한다.

병력검사를 통해서 다음과 같은 정보를 얻을 수 있도록 한다.

1. 과거에 받았던 수술이나 심각한 질병
2. 약물에 대한 과민 반응
3. 최근에 새롭게 치료받고 있는 만성 질환
4. 새롭게 사용하기 시작한 약물
5. 술이나 담배와 같은 건강에 해로운 습관성 행동이 있는지
6. 환자의 정서적인 불안감을 조장할 수 있는 요소가 있거나 환자의 성향 파악

1 심혈관계 질환(Cardivascular disease)

1) 선천성 심장질환

성인에서 나타나는 심장질환의 약 2%정도를 차지하며 원인은 유전적인 부분과 환경적인 부분으로 나뉘게 된다. 약물남용이나 과도한 방사선 조사 등이 원인으로 지적되기도 하며 임신 중에 인플루엔자 등의 바이러스에 감염된 경우, 알코올이나 페니토인 같은 약물중독 등이 원인으로 추정되고 있다. 심방중격결손, 심실중격결손, 밸브의 이상 등이 있으며, 청색증, 손가락이나 발가락의 곤봉화, 심잡음, 심부전, 호흡곤란 등의 증상을 보인다.

선천성 심장질환이 있는 환자의 경우는 치과치료 시 혈액 내로 침투해 들어가는 균에 의한 심내막염이 발생할 수 있게 된다. 구강내 상주균인 Streptococcus Viridans는 치과치료 후에 심내막염을 일으키는 주요 균으로 알려져 있다. 심내막염이 발생하면 고열, 오한, 체중감소, 호

흡곤란, 기침, 흉통, 피부에 자색반점 등이 발생하게 된다. 심내막염은 치명적인 후유증을 남길 수 있기 때문에 가능한 발생하지 않도록 예방 조치를 해야 하며 발생 후에는 빠른 치료를 통해서 후유증이 최소로 발생하도록 해야 한다.

심내막염을 일으킬 수 있다고 판단되는 환자 즉 인공판막증 환자나 청색증이 있거나 과거에 심내막염을 알았던 경력이 있는 환자의 경우에는 예방적 항생제의 투여가 필수적으로 이루어져야 한다.

2) 후천성 심장질환

(1) 허혈성 심장질환

심장 조직에 혈액을 공급하는 혈관을 관상 동맥이라 하며, 여기에 이상이 생기는 질환을 허혈성 심장질환이라 한다. 이때 심장은 관상동맥으로부터 충분한 혈액 공급을 받지 못하면서 산소와 영양 공급이 줄어들어 심근의 운동에 이상이 발생하게 된다.

관상 동맥질환이 발생하는 원인은 동맥경화로 인한 혈관협착, 고혈압, 고지혈증, 당뇨병 등이 있으며 이를 치료하기 위해서는 풍선이나 스텐트를 이용한 관상동맥 확장술을 시행한다. 또한 심근의 수축을 완화시키고 심장의 박동을 줄여서 심근에서 요구되는 산소의 양을 줄여주는 약물을 투여하게 되는데 치과에서 수술을 하는 경우라도 이 약물은 계속 복용을 하게 하여 갑작스러운 약물 중단으로 인한 위험을 예방하도록 한다. 허혈성 심장질환은 협심증과 심근경색증으로 나뉜다.

① 협심증

심장근육에 필요한 산소 요구량에 비해서 공급이 부족해지면 발생하는 것으로 운동, 흥분, 추위, 과식 등에 의해서 증상이 유발된다. 가슴이 아파오는 흉통이 주 증상이며 흉골 부위의 압박감이 2분~10분 정도 지속되며 왼쪽어깨와 팔 그리고 하악 부위까지 통증이 퍼지기도 한다. 이 경우 환자는 아래턱 부위에 통증을 호소하거나 하악 치아에 통증을 호소하기도 한다. 따라서 원인 불명의 통증을 만성적으로 호소하는 경우에는 심혈관질환에 대한 검사를 시행하는 것이 필요하다.

협심증이 있는 환자는 아스피린이나 항응고제를 투여하고 있는지 여부를 반드시 파악하도록 해야 한다. 그리고 발치를 비롯한 출혈을 동반한 치료를 해야 하는 경우에는 내과 주치의와 상의 후에 아스피린, 또는 항응고제의 중단 여부 등을 결정해야 한다. 치과수술은 가능한 스트레스를 피하는 방향으로 진행하며 필요한 경우 니트로글리세린을 미리 준비 한 상태에서 진료를 하도록 한다. 또한 환자의 불안감을 줄여주기 위한 약물을 미리 투여하는 것도 고려할 수 있다. 시술 도중에 환자가 피로를 느끼거나 맥박이 빨라지는 등의 증상이 나타나면 치료를 중단하고 필요하다면 니트로글리세린을 투여하도록 한다.

표 3-1. 협심증 환자의 관리

1. 환자의 내과 주치의에게 의뢰하여 상태 파악
2. 불안을 느끼지 않는 치료를 우선으로 시행하고 모든 치료에서 스트레스를 최소화한다.
3. 니트로글리세린이나 스프레이 제제를 준비한다.
4. 국소마취 시 혈관에 흡입되지 않도록 주의하고, 2ampule 이상 사용하지 않는다(에피네프린 0.04mg 기준).
5. N_2O 등을 이용한 진정요법 사용
6. 환자의 생징후를 지속적으로 관찰한다.

② 심근경색증

심근허혈 상태가 지속되면 심근 세포의 비가역적인 파괴가 일어나게 된다. 증상은 협심증과 비슷하게 흉통과 압박감이 느껴지나 정도가 심하고 지속시간이 길어지고 때로는 30분 이상 지속되기도 한다. 니트로글리세린 등의 약물에 반응을 하지 않는 경향을 보인다. 그러나 노령층의 환자들 중에는 10~20%에서 통증을 느끼지 못하는 경우도 있다.

표 3-2. 심근경색증 환자의 관리

1. 내과 주치의와 상의 후 진료한다
2. 심근 경색이 일어난 지 6개월 이내에는 응급처치 외의 관혈적 치료를 시행하지 않는다
3. 아스피린 등의 항응고제를 사용하고 있을 수 있으므로 반드시 확인하도록 한다
4. 불안감을 최대한 줄여주도록 한다
5. 니트로 글리세린을 응급약으로 준비하거나 예방적으로 투여한다
6. 생징후를 감시하고 산소의 투여가 가능하도록 준비한다
7. 국소마취제는 2ample 이상 사용을 하지 않도록 한다.
8. 심근경색 환자는 구강악안면외과 전문의에게 의뢰한다.

심근경색 발작이 있었던 환자의 경우는 발작이 일어난 지 6개월이 지나지 않으면 응급치료 외에는 통상적인 치료를 피하는 것이 좋으며, 응급치료도 가능하면 내과의사와 상담을 한 후에 하는 것이 필요하다.

③ 관상동맥 스탠트 삽입 또는 관상동맥 우회 이식술을 받은 환자

협심증이나 심근 경색증에 준하여 치과치료를 시행한다. 이 치료를 받은 환자들은 항혈소판 제제를 지속적으로 투여하기 때문에 출혈을 동반하는 치료 시 주의를 요하며, 항혈소판제제를 중단하는 것이 원칙이나 중단 전에 반드시 내과 주치의와 상담을 해야 한다.

(2) 부정맥

부정맥은 불규칙한 맥박을 가진 환자로서 내과의 진찰을 받고 있는 경우 해당 주치의에게 의뢰를 한 후 치과진료에 들어가도록 한다. 부정맥질환을 가지고 있는 환자의 경우는 항응고제를 사용하고 있는 경우도 있기 때문에 이에 대한 확인을 반드시 해야 한다.

(3) 심장판막질환

심장판막질환을 가진 환자는 심근경색으로 발전될 가능성이 높고 치과진료 시 세균성 심내막염의 위험성이 높기 때문에 이에 대한 예방적 처치가 필요하다. 다음은 예방적 항생제의 치료를 위한 기준을 보여준다.

표 3-3. 치과치료,전에 예방적 항생제가 필요한 경우

감염성 심내막염의 과거력을 가지고 있는 경우
인공심장판막을 한 경우
심장이식환자
선천성 심장 기형이 있는 환자: 인공물이나 장치를 삽입하고 수술한지 6개월 이내의 환자 청색증이 있는 울혈성 장질환 환자로서 치료가 되어 있지 않은 환자
인공장치 근처에 결손이 있어서 수술을 한 경우, 또는 수술 후 결손이 남아있는 경우

표 3-4. 세균성 심내막염을 예방하기 위한 항생제요법

환자의 상태	항생제	처 방
일반적인 예방	Amoxicillin	어른: 술전 1시간 2g 경구복용 어린이: 술전 1시간 50mg/kg 경구복용
페니실린 알러지가 있는 경우	Clindamycin	어른: 술전 1시간 600mg 경구복용 어린이: 술전 1시간 20mg/kg 경구복용
	Cephalexin (Cephadroxil)	어른: 술전 1시간 2g 경구복용 어린이: 술전 1시간 50mg/kg 경구복용
	Arithromycin Erythromycin	어른: 술전 1시간 500mg 경구복용 어린이: 술전 1시간 15mg/kg 경구복용
경구 복용이 불가능한 경우	Ampicillin	어른: 술전 30분 2g 정맥/근육 주사 어린이: 술전 30분 20mg/kg 정맥/근육 주사
경구 복용이 불가능하며 페니실린 알러지가 있는 경우	Clindamycin	어른: 술전 30분 600mg 정맥 주사 어린이: 술전 30분 20mg/kg 정맥 주사
	Cefazolin	어른: 술전 30분 1g 정맥/근육 주사 어린이: 술전 30분 25mg/kg 정맥/근육주사

심장판막질환을 가지고 있는 경우 항응고제 치료를 받는 경우가 많으므로 치과수술 시 미리 항응고제 중단 여부를 결정해야 한다. 이때 환자가 항응고제 사용을 중단할 수 있는 기간이 사람마다 다르기 때문에 약물의 중단 시기에 대해서 반드시 주치의사와 상담을 받도록 해야 한다.

(4) 울혈성 심부전

심장의 수축력이 감소하여 심박출이 약해지면 폐혈류계, 우측심장, 그리고 간문맥계 등에 혈액이 저류되어 폐부종이나 간기능이상 그리고 장의 영향흡수 장애 등이 초래되게 된다. 환자는 움직이거나 누울 때 숨이 차게 되고 가래를 동반한 기침을 하게 되고 복부, 다리, 발목 등의 부종을 호소하게 되며, 앉아있어야만 호흡이 가능한 좌위호흡을 하거나 발작적 야간호흡장애가 일어난다.

증상이 심하지 않다면 일반적인 구강외과 치료를 받는데는 지장이 없으나 심한 경우 호흡의 안정을 위해서 환자를 가능한 앉은 자세에서 진료를 시행한다. 전신마취를 시행하는 경우라면 술후 환자의 심장 상태와 소변량을 살펴보며 신부전 증상이 나타나는지 여부를 관찰해야 한다.

(5) 고혈압

휴식상태의 성인이 수축기혈압 140mmHg, 이완기 90mmHg 이상의 혈압을 가지면 고혈압으로 진단을 하게 된다. 고혈압 환자는 치과진료 시 긴장이나 걱정 그리고 통증에 의한 스트레스 등에 의해서 혈압을 급작스럽게 상승시켜서 위험한 상태로 이행될 수 있다.

일반적인 수술치료는 가능하지만 수축기 혈압이 200mmHg 이상이거나 이완기 혈압이 110mmHg 이상인 경우는 혈압을 조절하고 수술에 들어가는 것이 안전하다. 과도하게 혈압이 높은 상태에서 진료를 하는 것은 뇌졸중이나 심근경색의 발생을 초래할 수 있다.

국소마취제 안에 들어가 있는 혈관수축제는 혈압을 상승시키는 효과가 있기 때문에 고혈압 환자에게 사용할 경우 주입의 속도를 낮추고 혈관수축제가 없거나 소량이 들어있는 국소마취제를 사용하며 사용량 또한 줄여야 한다.

(6) 류마티스성 심장질환

어린아이나 사춘기 아동 시기에 류마티스열의 증상 중 하나로 나타나는데 승모판이나 대동맥판의 반흔이나 석회화가 일어나며, 심한 경우 울혈성 심부전으로 이어진다. 류마티스열을 앓은 적이 있는 환자는 출혈이 있는 치과진료를 하기 전에 예방적 항생제의 투여가 필요하다.

(7) 저혈압

저혈압 자체가 문제가 되는 경우는 거의 없으나 환자의 전신적인 쇄약과 연관이 있다면 치과치료를 시작하기 전에 미리 점검을 해 보는 것이 좋겠다. 수축기 혈압이 90mmHg 이하이거나 이완기 혈압이 60mmHg 이하이면 저혈압으로 진단한다. 일반적인 치과치료와 모든 종류의 국소마취제의 사용이 가능하다.

2 내분비성 질환

1) 당뇨

당뇨는 1형 당뇨와 2형 당뇨로 나뉘며, 1형 당뇨는 인슐린 의존형으로 유년기에 발생하며 인슐린의 생성 자체의 부족에 의해서 발생하게 된다. 한편 2형 당뇨는 인슐린 수용기의 반응성 저하에 의해서 발생하게 되는데, 주로 성인에서 발생하고 인슐린 비의존형 당뇨로 불리기도 한다.

당뇨 환자는 수술 전·후의 대사 조절문제, 창상치유에 대한 문제, 감염에 대한 문제 등에 주의를 기울여야 한다. 당뇨가 심한 경우 과혈당으로 인해 과삼투성 혼수가 초래되기도 하고, 케톤체가 과하게 생성되어 케톤산증과 같은 대사성산증, 빈호흡을 초래하여 혼수상태에 빠지기도 한다.

당뇨가 있는 환자들은 면역능력의 저하로 인해 감염에 취약해지기도 하는데, 수술을 하거나 상처의 치유를 기다리는 경우 감염이 되지 않도록 주의를 기울이고, 특히 구강내에 대한 수술을 하는 경우 식사시간을 잘 조절해서 저혈당으로 인한 쇼크가 발생하지 않도록 주의를 기울여야 한다. 따라서 당뇨 환자의 치과치료는 가능하면 식사 후에 많은 시간이 지나지 않은 상태에서 시행하도록 한다.

환자의 치료 도중 혈당이 급격히 떨어져서 혼수상태가 되는 것이 감지되면 사탕이나 오렌지 주스 등을 투여하여 혈당을 바로 높일 수 있는 조치를 취하도록 해야 한다. 당뇨가 있는 환자에게 수술 후 스테로이드는 절대 투여하지 않도록 한다. 조절이 되지 않는 당뇨나 혈당수치가 240 이상인 경우 당화혈색소가 10% 이상인 경우는 응급처치나 꼭 필요한 단순발치 외에는 피하는 것이 좋겠다.

2) 갑상선질환(항진증, 저하증)

(1) 갑상선기능항진증

30~40대 여자에게서 많이 나타나는 질환이다. 갑상선기능항진증이 있으면 에피네프린 등

의 혈관수축제에 민감하게 반응하여 갑상선기능항진 증상을 악화시킬 수 있으므로 주의해야 한다. 이것을 갑상선중독증이라고 하며 고열, 빈맥, 고혈압 등이 발생하게 된다. 증상이 매우 심해지는 경우, 혼수상태에 빠지기도 한다.

(2) 갑상선기능저하증

전신적으로 기운이 없어지고 피로를 쉽게 느끼며 변비와 체온증가 부종 등의 증상이 발생하게 된다. 증상이 경미한 경우 치과치료 시 특별히 주의할 것은 없으나 전신마취를 하는 경우에는 호흡부전이 올 수 있으므로 주의를 기울이도록 한다. 또한 진정제나 마약제 등 중추신경계를 억제하는 약물을 투여하는 경우에는 호흡이나 심혈관계의 억제 증상이 나타날 수 있으므로 주의를 기울여야 한다.

3) 부신기능 부전증

부신피질의 기능 이상으로 인한 부전증은 저혈압, 체중감소, 전신쇠약 등을 동반한다. 천식이나 류마티스성 관절염 등을 오래 앓고 있는 환자의 경우 만성적으로 코티코스테로이드를 투여하게 되는데, 이 경우에 부신기능부전증이 초래되는 중요한 원인요소가 되므로 만성적으로 스테로이드를 투여받는 환자의 경우 수술 전·후에 부가적으로 고용량의 스테로이드를 투여해야 하는 경우가 발생하기도 한다.

3 간질환

간에서는 혈액응고인자와 알부민 등을 만들어주는데 간기능이 손상되면 복수가 차는 현상이 생기며 Vit K 의존성 혈액응고인자가 만들어지지 않음으로 인해서 출혈성 경향을 보인다. 치과치료를 받는 도중 지혈이 되지 않아서 고생하는 경우가 발생할 수 있기 때문에 이에 대한 대비를 반드시 해야 하며 위험이 감지되면 발치 등의 출혈성 치료를 중단하도록 한다. 또한 단백질 합성 감소로 인해 면역 글로블린의 합성이 감소되어 감염에 취약해지므로 치과진료 시 발생되는 감염에 대한 예방이 필수적이며, 감염의 우려가 있는 치료는 재고해야 한다.

면역능력 저하로 인해 치유 능력이 저하되어 있으며 감염에 취약한 문제로 인해 수술 전·후 항생제를 반드시 사용해야 하나, 에리스로마이신이나 테트라싸이클린 같은 간독성이 있는 약제의 사용은 피하고 합성페니실린이나 세팔로스포린계의 항생제를 사용하도록 해야 한다.

4 신장질환

신부전은 초기에 증상이 잘 나타나지 않으나 말기가 되면서 전해질의 심각한 불균형이 발생하여 오심, 구토, 쇠약감 등이 나타나게 된다. 투석을 받는 환자에서 발치 등의 치과수술은 특별히 문제 될 것이 없으며 혈관수축제가 포함된 국소마취제의 사용도 가능하다. 단지 이 경우는 출혈성 경향을 보이기 때문에 지혈에 각별한 주의를 기울여야 한다. 또한 투석을 받고 있는 환자들은 감염에 취약하기 때문에 예방적 항생제를 투여하는 것이 필요하고 만성적인 치주염 등을 제거하는 것이 필요하다. 신장이식을 받은 환자들은 면역억제제를 투여하고 있기 때문에 감염에 대한 저항성이 낮다는 것을 감안해야 한다.

5 호흡기질환(폐질환)

1) 천식

호흡 시 천명(wheezing)이 들리는 것이 특징이며, 면역적인 문제로 인해서 발생되는데 화학물질의 자극이나 정서적인 자극이 원인이 된다. 기침과 호흡곤란, 가슴이 답답해지는 현상이 동반된다. 만성적으로 진행되면 만성 폐쇄성 질환(COPD)를 동반하기도 한다.

잘 조절되는 천식은 크게 위험성이 없이 진료가 가능하지만, 수술 도중에 기관지 경련 등의 현상이 생길 수 있다. 따라서 진료 중 기도 감염이나 협착음이 나타나면 진료를 연기하는 것이 필요하다. 천식 환자의 치과진료 시에는 불안을 줄이고 치료시간을 단축한다. 스트레스를 피하고 통증을 줄이고 자극적인 냄새를 피하게 하고 과도하게 피곤한 상황을 만들지 않도록 한다. 또한 스테로이드를 투여받고 있는지 여부를 확인하고 환자 자신이 사용하는 응급키트가 있는지 확인하도록 한다. 진료실에는 에피네프린 주사제 또는 테오필린 등을 준비하도록 한다.

2) 만성 폐쇄성 질환

숨을 내쉴 때 쌕쌕거리는 소리를 내고, 조금만 움직여도 호흡곤란 증세를 보이기도 하며, 만성적인 기침과 호흡기 감염을 가지고 있다. 스테로이드를 장기적으로 투여받고 있는지 여부를 확인하도록 한다.

3) 결핵

Mycobacterium tuberculosis에 의해서 야기되며 병이 어느 정도 진행될 때까지는 증상이 나타나지 않는 특징을 가지고 있다. 활동성 결핵환자는 치료 시 격리가 필요하고 소독을 철저히 해야 한다. 응급처치 외에는 하지 않도록 하며 술자나 진료 종사자들에게 감염이 되지 않도록 각별한 주의를 요한다. 결핵이 의심되는 환자는 반드시 내과 의사의 소견을 구하도록 한다. 세균배양이 되지 않는 것이 확인된 이후에는 정상 환자와 같이 진료를 하도록 한다.

6 소화기계 질환

소화기계의 이상이 있는 경우 음식의 섭취와 영양의 흡수장애로 인한 어려움이 발생할 수 있는데, 이는 전신적인 건강 상태에 영향을 주게 된다. 치과치료 시 약물을 투여해야 하는 경우에는 위장 장애가 일어나지 않는 약제를 선택하도록 하며, 부득이한 경우에는 위장을 보호할 수 있는 약물을 함께 투여하도록 한다. 위장 장애가 너무 심해 경구 투약이 불가능한 경우에는 장관외투약법인 근육주사나 정맥주사를 통해서 약물을 투여할 수 있다. 위염이 심하거나 위궤양이 있는 환자에게는 스테로이드를 투여하는 것을 금하도록 한다. 자칫 위에 천공을 일으킬 수 있는 원인이 되기도 하기 때문이다.

7 출혈성 질환

혈액응고에 관여하는 인자들이 여러 가지 있으며, 이들 중 일부가 손상되는 경우에 지혈 작용이 늦게 일어나는 출혈성 경향을 보이게 된다. 외상이 없는 상태에서도 피부나 점막에 자연출혈이 발생하여 자반형태를 나타내기도 하며, 유전적 응고이상이 있는 환자의 경우에는 반상출혈과 유전적 응고현상이 자주 나타나게 된다.

출혈 문제는 술후에 큰 문제를 야기할 수 있으므로 술자는 환자의 진료에 앞서 출혈성 질환의 유무와 heparin이나 warfarin 등의 출혈을 유발하는 약제를 복용하고 있는지를 살펴보아야 한다. 신장투석을 받는 환자의 경우 헤파린을 사용하고 있는데 가능하면 투석 종료 후 6시간이 경과한 후에 가벼운 치료를 시행하고 출혈성향이 농후한 치료라면 24시간이 지난 후에 하는 것이 좋겠다.

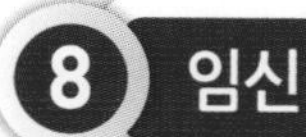

8 임신

임신하게 되면 신체 내에 내분비 상태가 변하고 물질대사가 변화된다. 더욱이 임신을 한 환자의 치료 시에 태아에 미치는 영향에 반드시 주의를 기울여야 한다. 특히 태아기에는 방사선 사진이나 약물에 의해 분화되고 있거나 성장하고 있는 세포와 조직에 손상이 가해지기 쉽기 때문에 특별한 주의가 요구된다. 또한 임신 말기에는 환자가 바로 누워있을 때 혈류의 흐름이 원활하지 않아 저혈압이 발생될 수 있다.

임신 초기 3개월 내에는 유전자적인 변이가 쉽게 일어날 수 있는 민감한 시기이기 때문에 약물 투여와 방사선촬영을 금하도록 한다. 임신 2기에는 일반적인 치과치료는 가능하지만, 3기가 되면 장시간 치료를 요하는 것은 피하도록 한다.

표 3-5. 임신부에 대한 관리

1. 가능하면 선택적인 수술은 분만 이후로 연기하도록 한다.
2. 방사선 촬영은 가능한 피하고, 반드시 촬영을 해야 하는 상황이 생기면 철저한 방호를 하도록 한다.
3. 필요한 경우 국소마취는 시행하지만 약물의 사용은 가능한 자제하고, 꼭 필요한 경우 기형아를 유발할 가능성이 있는 약물은 피하도록 한다.
4. 진정마취는 가능하면 피한다.
5. 하대정맥에 대한 압박을 피하기 위해 장시간 환자를 똑바로 눕히지 말고 가끔씩 자세를 바꾸게 한다.
6. 자주 소변을 보도록 해서 순환계가 압박되는 것을 피한다.

표 3-6. 임산부가 피해야 할 약물

1. 아스피린 및 다른 계통의 NSAIDs
2. Carbamazepine
3. Chloral hydrate를 장기간 사용하는 것
4. Chlorodiazepoxide
5. Corticosteroid
6. Diazepam 및 다른 종류의 benzodiazepines
7. Diphenhydramine hydrochloride를 장기간 사용하는 것
8. Morphine
9. Nitrous oxide를 주당 9시간 이상 사용하거나 산소 농도 50% 이하로 사용하는 것
10. Pentazocin hydrochloride
11. Phenobarbital
12. Promethazine hydrochloride
13. Propoxyphene
14. Tetracycline

표 3-7. 수유중 피해야 할 약물

안전한 약물	잠재적으로 위해한 약물
Acetaminophen	Ampicillin
Antihistamine	Aspirin
Cephalexin	Atropine
Codeine	Barbiturate
Erythromycin	Chloral hydrate
Fluoride	Corticosteroid
Lidocaine	Diazepam
Mepheridine	Metronidazole
Oxacilline	Penicilline
Pentazocine	Propoxyphene
	Tetracycline

Summary

✚ 전신질환을 가직 있는 환자는 치과치료 시 신체의 이상 반응을 나타내거나 생명을 위협하는 상태를 초래할 수 있기 때문에 주의를 기울여야 하며 안전한 처치 방법을 위한 방향성을 결정해야 한다.
이것을 효과적으로 해 나가기 위한 방법으로 심장질환, 폐질환, 간질환, 신장질환 등에 대한 이해를 깊이 있게 해 나가야 하며 각각의 질환에 대한 특성을 숙지함으로 안전한 치료 범위를 결정할 수 있게 되고 적절한 환자 관리를 해 나갈 수 있게 된다.

참고문헌

1. 구강악안면외과학 교과서. 김명진 외, 대한구강악안면외과학회, 3판, pp9~34, 2013.
2. 전신질환자 및 노인, 장애환자의 치과치료, 김기석 외, 대한구강내과학회, pp2~55, 2007.
3. 치과위생사를 위한 임상구강악안면외과학, 김수남 외, 명문출판사, 2판, pp18~27, 2007
4. 치의학을 위한 생리학, 대한나래출판사, 김중수 외, 1판, pp134~146, 2005.

Chapter 04 구강악안면외과 수술기구

학습목표

1. 수술기구들의 명칭과 용도를 설명할 수 있다.
2. 봉합기구들의 종류와 용도를 설명할 수 있다.
3. 레이저 수술의 원리와 종류를 설명할 수 있다.

1 기본 수술기구

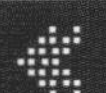

구강악안면외과 영역에서 사용되는 기구들은 무균 상태여야 하며 진료의 특성상 섬세한 기구관리가 필요하다. 기구를 세트화하여 보관하며 그 용도에 따라 분류하고 올바른 소독법이 뒤따라야 한다. 진료 보조자는 기구의 정확한 용도를 파악하고 관리 및 유지 시 주의할 점을 숙지해야 한다.

1) 절개기구

(1) 칼날(Surgical blade)

#15: 가장 많이 사용되는 칼날로 대부분의 절개에 모두 이용 가능하다.

#15c: #15보다 날이 각이 져 있으며 얇고 유연하다. 치주수술과 같은 미세 수술에 적합하다.

#12: 초승달 모양의 날을 가지며 섬세한 절개와 박리, 치주조직의 피판 형성과 후방치아의 원심 접근에 유리하다(그림 4-1).

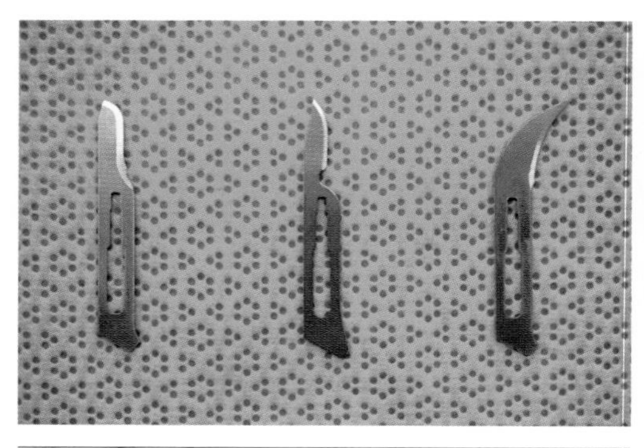

■■ **그림 4-1.** 여러 Blade, 왼쪽부터 #15, #15c, #12

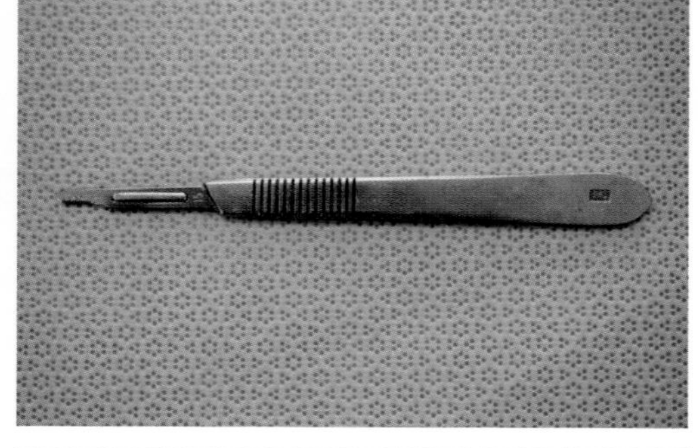

■■ **그림 4-2.** #3 Blade holder와 blade

(2) 핸들(Blade holder)

핸들의 끝에 홈이 파인 리시버가 있어, 여기에 날을 끼울 수 있다. 칼날을 탈착 시에는 열상을 입지 않도록 지침기 등을 이용하도록 한다. 핸들은 통상적으로 #3이 주로 이용되며 더 얇은 #7도 자주 사용된다(그림 4-2).

2) 골막 박리기구

(1) 골막기자(Periosteal elevator)

점막성 골막을 절개한 후 이를 골 표면으로부터 박리하고 피판의 거상, 거상 후 견인기 역할로 많이 이용된다. #9 periosteal elevator(narrow)가 가장 많이 이용되는데 이 기구의 한쪽 끝은 날카롭고 뾰족하며 치간 유두의 거상에 적합하다. 다른 한쪽은 넓고 편평하며 골로부터 조직을 거상시키고 견인할 때 이용된다. #23 Seldin(wide) 또한 골막기자의 일종이지만 양쪽 날이 크고 둥글어 넓은 조직의 견인에 적합하다(그림 4-3).

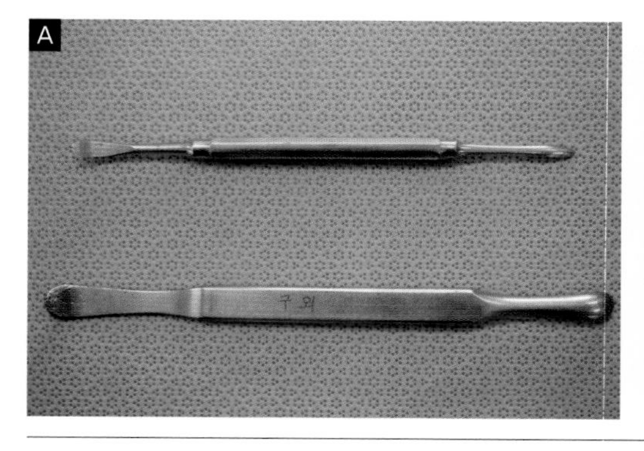

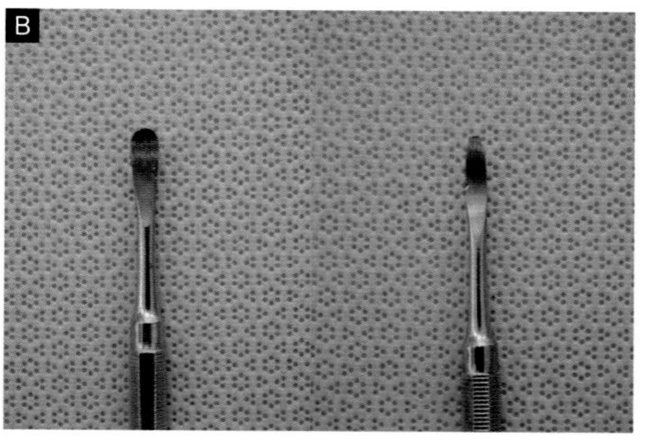

■■ **그림 4-3.** Periosteal elevator. **A.** 위부터 Periosteal elevator와 Seldin **B.** Periosteal elevator의 양쪽 날

3) 지혈겸자(Hemostatic forceps)

(1) 모스키토(Mosquito)

절개 후 노출된 작은 동정맥의 출혈을 멈추기 위해 지혈겸자가 필요하다. 지혈겸자는 다양한 형태가 있지만 구강악안면외과 영역에서 가장 많이 이용되는 종류는 5인치 halsted type mosquito이다. 이는 조직을 잡기 위한 정교한 부리와 잠금 핸들로 구성되어 있고 출혈 조절 이외에도 발치와 육아조직 제거, 연조직 박리 등 다양하게 이용된다. 주로 curved type이 많이 이용되지만 straight type도 사용된다.

(2) 켈리(Kelly)

길이가 5.5인치로 mosquito보다 길고, 부리도 크고 무딘 편이며, 깊은 조직의 박리와 견인에 이용된다(그림 4-4).

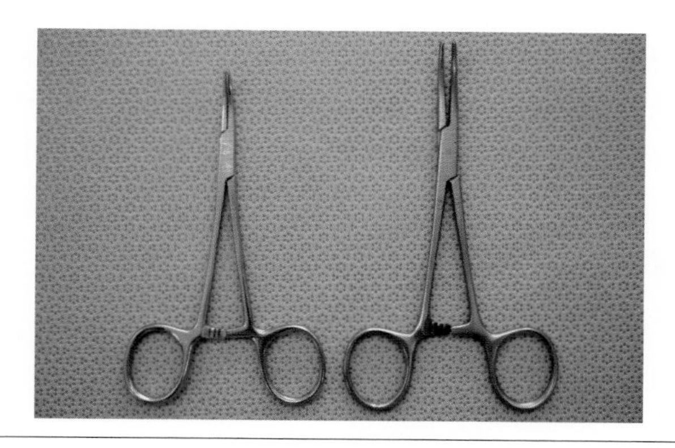

■■ **그림 4-4.** 왼쪽부터 Mosquito, Kelly

4) 조직겸자(Tissue forceps, Adson's forceps)

연조직의 봉합이나 견인 시 조직을 잡거나 봉합침의 통과를 용이하도록 피판을 잡아주는 기구이다. 이(tooth)가 있는 것과 없는 것으로 나뉘는데 이가 있는 조직겸자는 큰 파지력으로 조직을 단단하게 잡지만 혈관이나 피부 절개연에 손상을 줄 수 있다. 이가 없는 조직겸자는 옆으로 홈이 나 있어 조직을 부드럽게 잡는데 이용된다(그림 4-5).

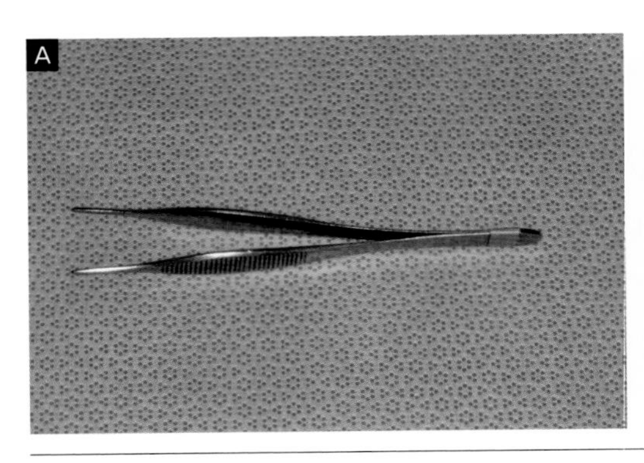

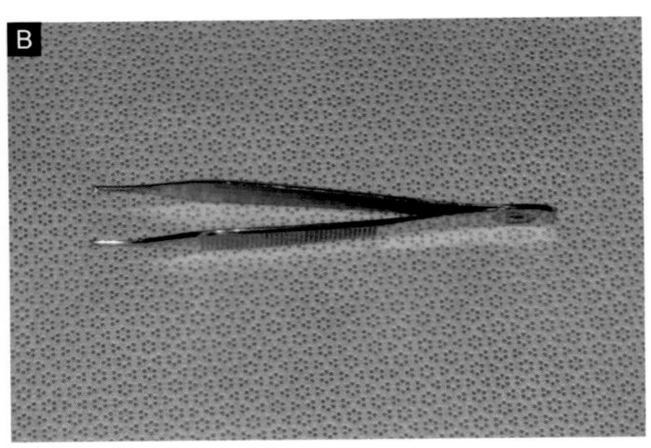

■■ **그림 4-5.** Tissue forceps. **A.** Tissue forceps **B.** Tissue forceps의 날, Tooth type

5) 외과용 가위(Scissors)

(1) 딘 시저(Dean scissors)

외과용 가위는 수술 시 조직이나 봉합사를 자르는 용도로 사용되는데 이 기구의 파지법은 지침기와 동일하다. 특히 딘 시저는 주로 봉합사 절단용으로 사용되며 구강악안면외과 영역에서 가장 자주 사용되는 가위이다. 날의 연결부가 경사져 있어 구내 접근이 용이하다.

(2) 아이리스 시저(Iris scissors)

날이 작고 가늘며 구외 연조직의 절제에 이용되는 가위이다.

(3) 메젠바움 시저(Metzenbaum scissors)

가볍고 날 끝이 부드럽고 크다. 주로 구외 연조직의 광범위한 박리에 이용된다(그림 4-6).

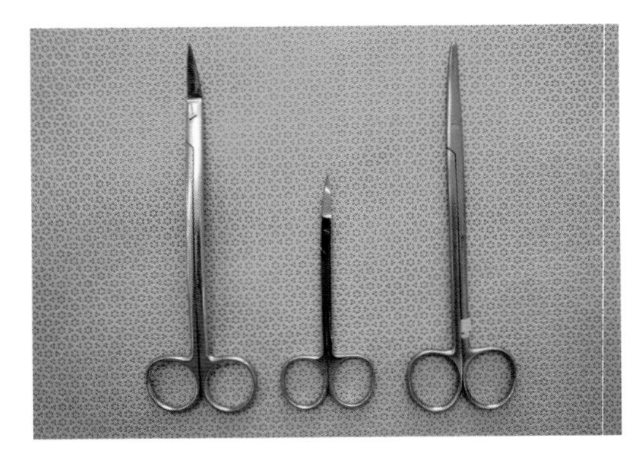

■■ **그림 4-6.** 왼쪽부터 Dean scissors, Iris scissors, Metzenbaum scissors

6) 견인기구(Retractor)

(1) 아미 네이비 리트랙터(Army navy retractor)

견인은 조직을 당겨 수술 시야를 확보하고 기구에 의한 조직 손상을 방지하기 위한 것으로 외과수술 시 유용한 기구이다. Army retractor는 양쪽 날의 길이가 다르며 대부분의 구강악안면외과 수술의 견인에 폭넓게 이용된다.

(2) 센 리트랙터(Senn retractor)

양쪽의 날의 모양이 다르며 피부를 포함한 피판을 넓게 노출시키거나 조직의 깊은 부분을 견인하기 위한 기구이다.

(3) 스킨 훅(Skin hook)

피부를 포함한 천층의 피판을 국소적으로 견인하고 들어올리기 위한 기구이다.

(4) 텅 리트랙터(Tongue retractor)

혀의 측면을 견인하여 시야확보와 구내 설측의 간섭을 막도록 하는 기구이다(그림 4-7).

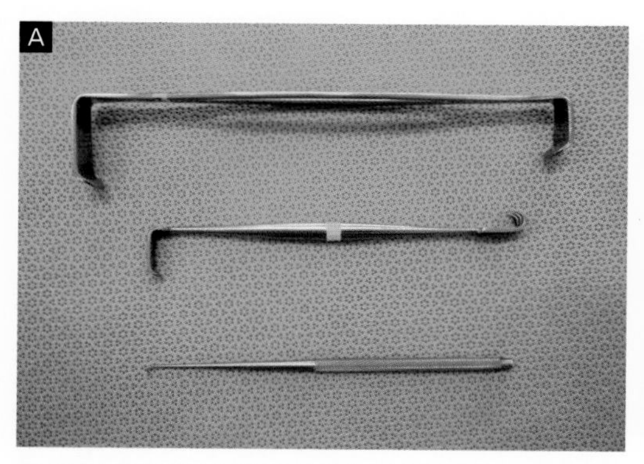

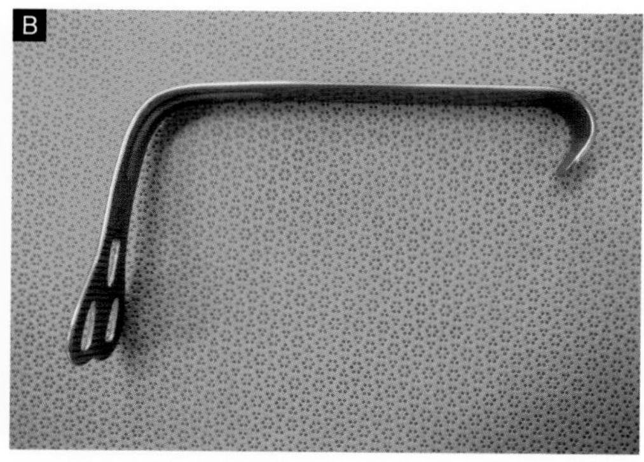

■■ **그림 4-7.** Retractor. **A.** Army retractor, Senn retractor, Skin hook **B.** Tongue retractor

7) 연조직 소파기구

(1) 써지컬 큐렛(Surgical curette, Miller)

골병소로부터 육아종 등의 제거, 발치와에서 육아조직의 제거에 용이하게 사용되며 좌우 적용이 가능한 스푼형 날을 가지고 있다.

(2) 몰트 큐렛(Molt curette)

Surgical curette의 일종으로 주로 사용되는 크기는 #4 이며 머리의 연결부가 직선이며 소파뿐만 아니라 골이식 시 망상골조직의 채취와 전달에 사용된다(그림 4-8).

8) 골조직 제거기구

(1) 골 겸자(Bone rongeur)

골 제거를 위한 기구는 골절제술이나 치조골 성형술 등에 사용된다. 골 겸자는 양쪽 손잡이 사이에 스프링이 있어 골을 반복적으로 압박하고 절제할 수 있으며, 발치 후 치조골의 성형 등과 같은 수술 시 가장 일반적으로 사용된다(그림 4-9).

(2) 골 줄(Bone file)

치조골 성형술 후 날카로운 골연을 부드럽게 다듬기 위한 기구이다(그림 4-10).

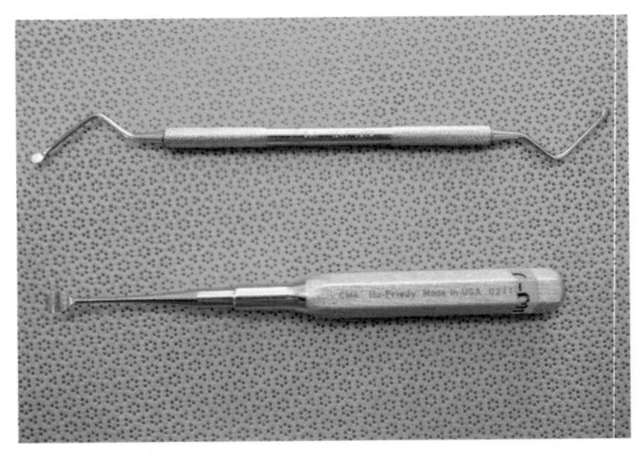

■■ **그림 4-8.** 위부터 Surgical curette, Molt curette

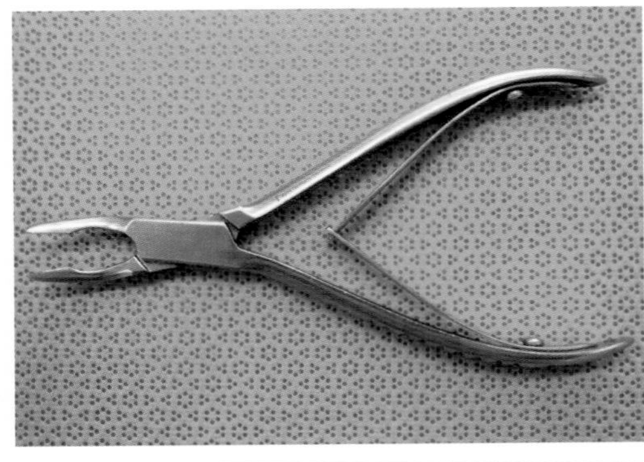

■■ **그림 4-9.** Bone rongeur

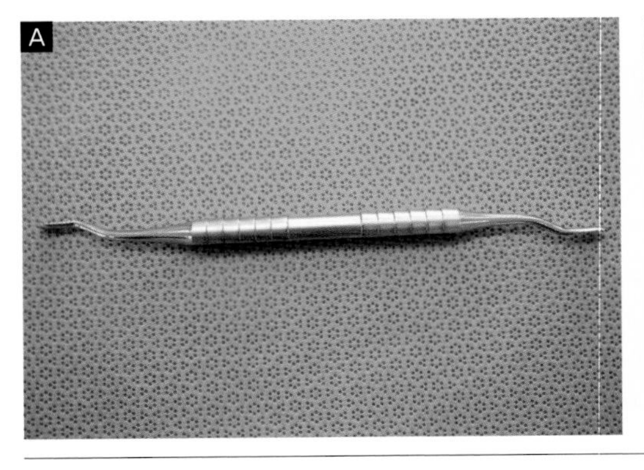

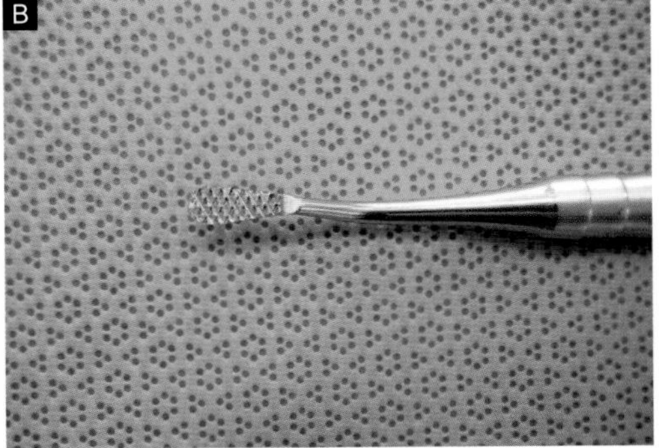

■■ **그림 4-10.** Bone file. **A.** Bone file **B.** Bone file의 날

(3) 치즐과 말렛(Chisel & Mallet)

치아 및 치조골을 부수기 위해 사용되는 기구이다(그림 4-11).

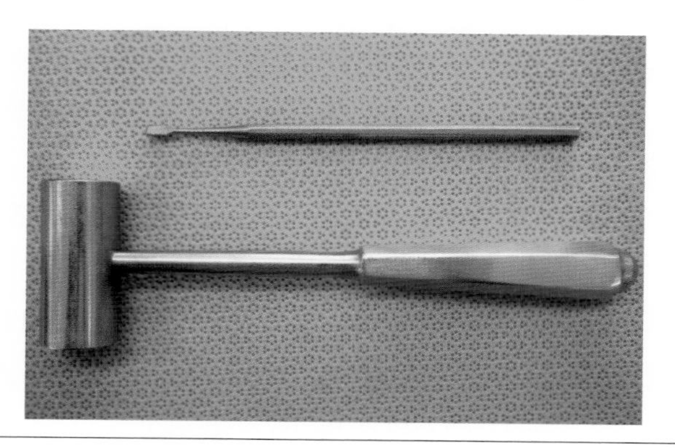

■■ **그림 4-11.** 위부터 Chisel, Mallet

9) 봉합기구

(1) 지침기(Needle holder)

봉합 시 봉합침을 잡고 고정하여 지지하는 기구이다. 잠금장치가 있는 핸들과 짧고 엇갈린 홈이 파여진 단단한 부리로 이루어져 있고 6인치와 9인치 두 가지 길이가 있다. 지침기의 파지법이 중요한데 엄지와 약지를 링에 끼우고 검지로 지침기의 부리를 향해 잡아서 지침기를 안정시킨다. 중지는 잠금장치를 조절하는데 사용된다(그림 4-12).

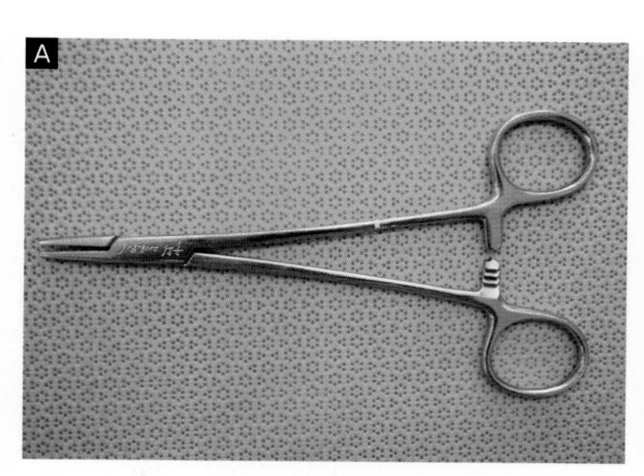

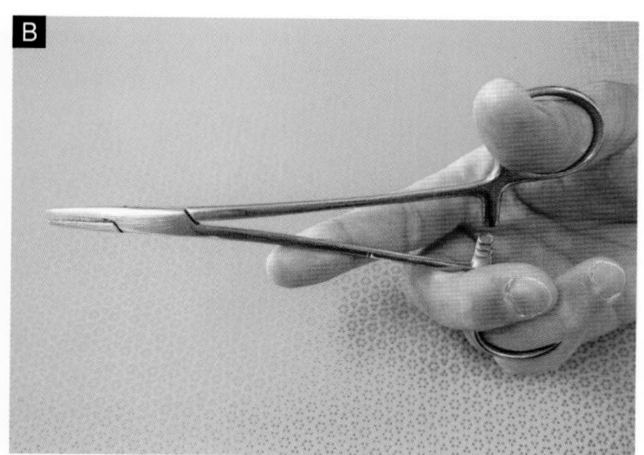

■■ **그림 4-12.** Needle holder. **A.** Needle holder **B.** Needle holder의 파지법

(2) 봉합사(Suture silk)

봉합사는 굵기, 흡수성과 비흡수성 및 단선과 복선 등에 따라 분류된다.

봉합사의 굵기는 '0' 단위로 표기되며 숫자가 커질수록 봉합사의 굵기는 가늘어지는데 1-0이 가장 굵고, 12-0이 가장 가늘다. 구강내 일반적인 수술에 사용되는 굵기는 3-0인데, 이는 점막의 찢어짐을 방지하고 구강내 발생하는 장력에 저항할 만큼 충분히 강하며 매듭이 쉽기 때문이다. 구강내에서는 3-0, 4-0, 5-0까지 사용된다. 구외 봉합에 5-0, 6-0 등이 사용되는데 이는 봉합과 매듭에 의한 흉터를 방지하기 위함이다.

봉합사는 흡수 여부에 따라 흡수성과 비흡수성으로 나뉠 수 있다. 흡수성 봉합사란 봉합 후 일정 기간이 지나면 봉합사가 조직 내에서 녹아 흡수되는 것을 말하며 따로 발사할 필요가 없다. 비흡수성 봉합사란 봉합사가 스스로 흡수되지 않으며 이후 봉합사를 제거해야 한다. 흡수성 봉합사의 종류로 양의 내장으로 만든 gut가 있는데, 이의 지속 기간은 약 10일이다. 그 외 polyglycolic acid(Dexon), 구강악안면외과 영역에서 흡수성 봉합사로 가장 많이 사용되는 polyglactin 910(Vicryl) 등이 있으며 이의 지속 기간은 약 4주 가량이다. 비흡수성 봉합사는 주로 피부봉합에 사용된다. 그러나 오염된 조직내에서 감염의 원인이 될 수 있기 때문에 사용이 제한되어지나 나일론(nylon)과 다크론(dacron) 봉합사는 다른 비흡수성 봉합사보다 오염된 조직내에서 감염유발율이 낮다. 비흡수성 봉합사의 종류로 가장 많이 사용되는 것은 silk(Mersilk)이며 구강내 봉합에 자주 사용되고 점막에 자극이 없으며 값이 저렴하다. Nylon은 피부봉합에 가장 많이 쓰이는 재료로 염증반응이 적고 인장강도는 높으나 고유 형상을 기억하는 특성이 있기 때문에 매듭이 잘 풀릴 수 있다.

봉합사는 구조에 따라 단선과 복합선으로 나눌 수 있다. 단선 봉합사는 한 가닥의 봉합사 단독으로 구성되어 있는 것으로 말하며 이에 gut, nylon 등이 포함된다. 단선 봉합사는 결찰이 어려우며 매듭이 풀리기 쉽고 혀나 구강점막에 자극을 줄 수 있다. 복합선 봉합사는 여러 가닥

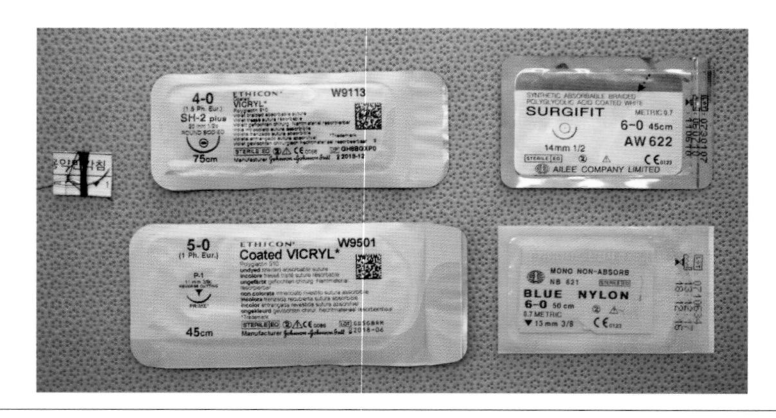

■■ 그림 4-13. 여러 가지 봉합사. 왼쪽부터 비흡수성 3-0 black silk, 가운데 흡수성인 Vicryl®, 오른쪽 비흡수성 6-0 nylon

의 봉합사를 꼬아서 만든 것으로 silk, polyglcolic acid, polyglactin 910이 여기에 포함되는데 이는 다루기 쉽고, 매듭 형성이 용이하며, 절단연이 부드러워 혀나 구강점막에 자극을 주지 않으나 타액과 함께 쉽게 오염될 수 있따. 따라서 감염을 주의해야 하는 수술이나 임플란트 수술에서는 복합선 봉합사의 사용에 주의해야 한다(그림 4-13).

(3) 봉합침(Suture needle)

봉합침의 크기는 다양하며 만곡도에 따라 여러 가지로 분류되지만 주로 1/2, 3/8 원호형이 사용된다. 창상연이 인접되어 있을수록 만곡도가 큰 것을 사용한다. 봉합침은 끝부분 1/3의 단면에 따라 원형(round type)과 삼각형(cutting type), 역삼각형(reverse cutting type)으로 나뉜다. 원형은 일반적인 구내 봉합 및 근막 봉합에 사용된다. 삼각형은 원형에 비해 점막성 골막을 훨씬 쉽게 통과하기 때문에 봉합이 좀더 용이하지만 절단부가 창연을 향하므로 조직이 쉽게 찢어질 수 있기 때문에 주의해서 사용해야 한다. 역삼각형은 삼각형의 기저부가 창연을 향하므로 조직이 쉽게 찢어지지 않으며 대부분의 피부 봉합에 사용된다(그림 4-14, 4-15).

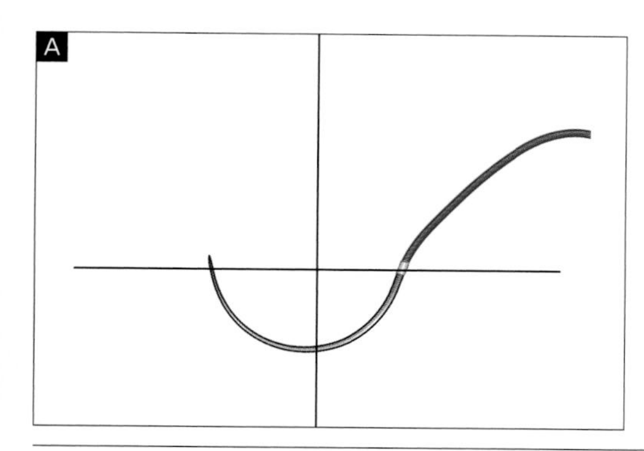

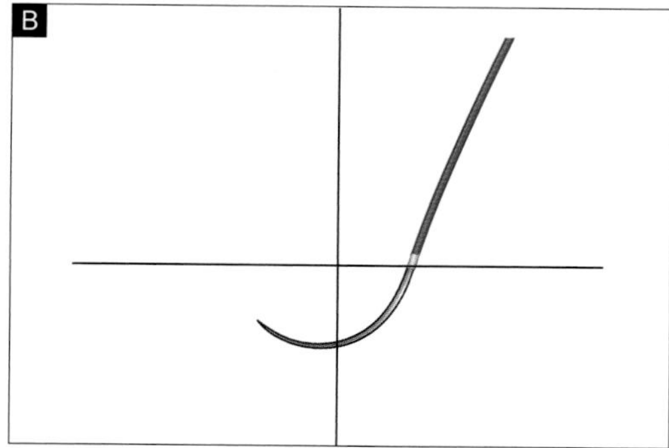

■■ **그림 4-14.** 봉합침의 만곡도. **A.** 1/2 만곡도 **B.** 3/8 만곡도

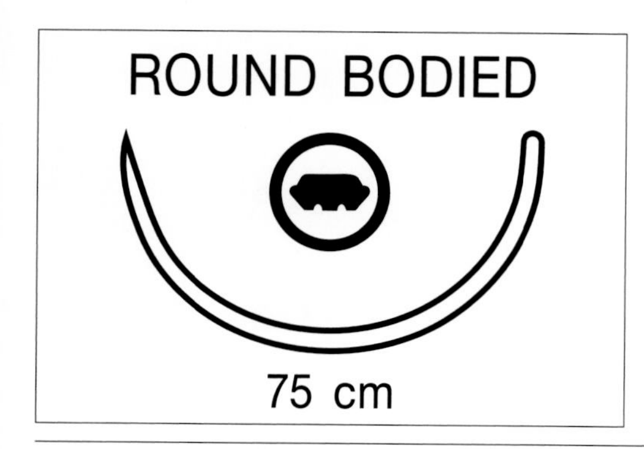

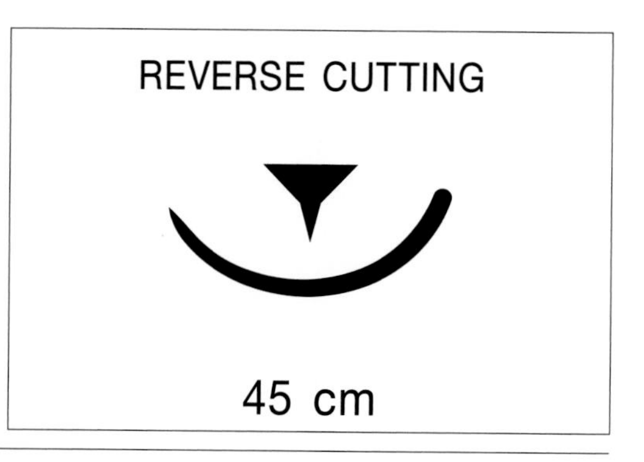

■■ **그림 4-15.** 봉합침의 날. 원형과 역삼각형

10) 발치기구

(1) 발치기자(Elevator)

발치기자는 발치에 사용되는 주요 기구로 특히 치간인대와 치주인대를 잘라주면서 치아를 탈구시켜 주위골로부터 분리하기 위한 기구이다. 또한 치아 주위의 치조골을 확장시켜서 발치를 용이하게 할 뿐만 아니라 치근이 부러지는 것을 최소화한다.

발치기자는 핸들(handle), 생크(shank), 날(blade)로 구성되며 핸들은 손잡이 역할, 생크는 핸들과 날을 연결하는 부분이다. 발치기자의 날은 최종 작용점이며 날의 모양과 용도에 따라 직선형, 삼각형, 첨형으로 나누어진다. 직선형이 가장 많이 선택되는데 주로 #301 이나 #34가 사용되지만 근래의 발치기자는 날의 폭이나 길이 각에 따른 선택요소가 많다. 삼각형은 날 형태가 삼각형인데 주로 부러진 치근의 제거에 선택적으로 사용된다. 첨형기자는 주로 root

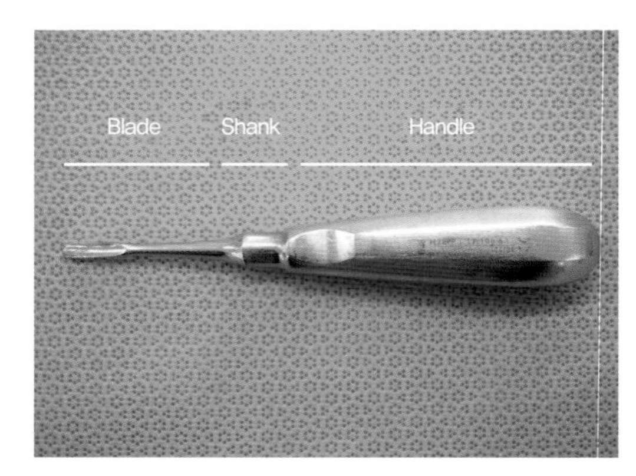

■■ 그림 4-16. Elevator의 구성

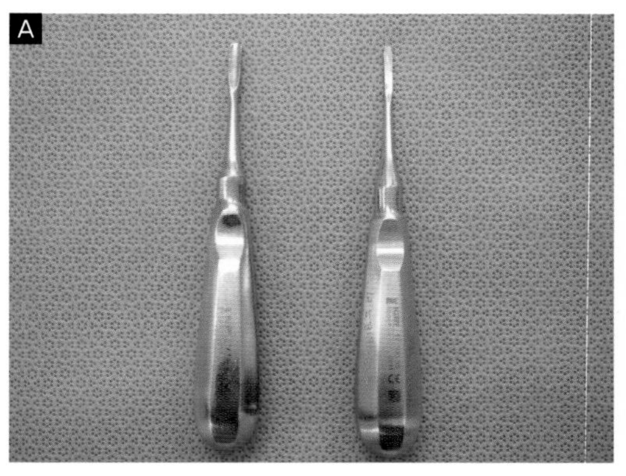

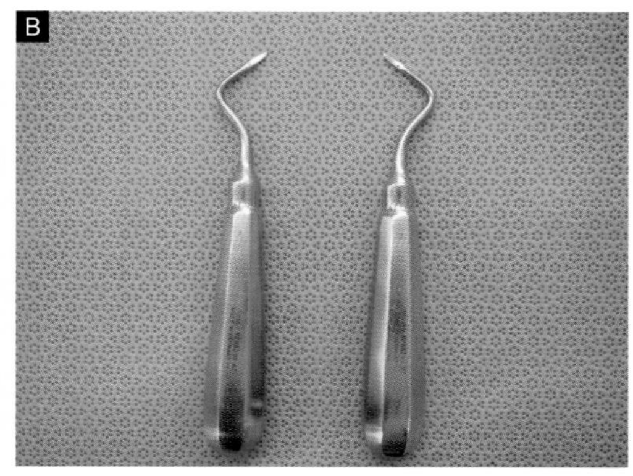

■■ 그림 4-17. Elevator. **A.** 직선형 **B.** Root picker, 오른쪽과 왼쪽

picker라고 불리며 치조골의 깊숙한 부분까지 도달이 가능하고 주로 치근을 제거하기 위해 사용된다. 날의 방향에 따라 좌우 기구가 다르며 주로 #15,16이 사용된다(그림 4-16, 4-17).

(2) 발치겸자(Forceps)

① Standard forceps No.1. : 상악 전치 때로는 소구치용
② Standard forceps No.65. : 상악 치근용
③ Standard forceps No.10S. : 상악 구치용
④ Ash forceps, Mead No.1 : 하악 치아용
⑤ Standard forceps No.16., Cowhorn : 하악 구치용
⑥ Standard forceps No.150. : 상악 소구치용
⑦ Standard forceps No.151 : 하악 소구치용

발치겸자는 치아에만 발치력을 가하므로 발치에 수반하는 치주조직의 손상이 거의 없다. 또한, 힘을 가하는 방향으로만 치아가 발거되므로 발치력을 조절하기 쉬운 이점을 가진 기구이다. 술자의 선호도에 따라 여러 형태의 겸자가 있으며 핸들(handle), 관절부(hinge), 날(beak)로 구성된다. 핸들은 충분한 길이와 굵기를 가져 힘의 발생을 용이하게 하며, 관절부는 핸들과 날을 연결하는 역할이다. 겸자의 날은 경사져 있어 치근부분이 쉽게 잡히도록 되어 있다. 날이 치근의 모양에 잘 적합될수록 치근파절의 위험성은 줄어들고 효과적인 발치가 가능하다(그림 4-18).

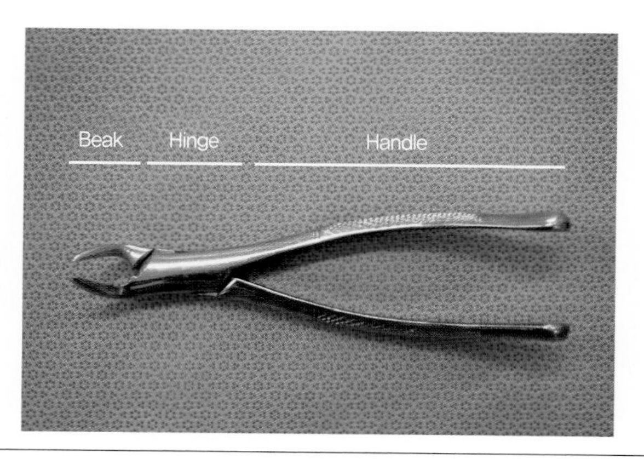

■■ 그림 4-18. Forceps의 구성

상악 전치는 날이 직선인 #1, 상악 견치와 소구치는 단근치로 주로 #150 겸자가 사용된다. 상악 구치는 두 개의 협측 치근과 한 개의 구개측 치근을 가지며 이의 방향이 다르므로 좌우 2가지로 분류되기도 하지만 좌우 구분이 없는 #10S도 많이 이용된다. 하악 전치와 견치, 소구치는 모두 단근치로 가장 많이 이용되는 것은 #151이다. 하악 구치는 좌우의 구분이 없고 양측 모두 사용될 수 있는데 가장 많이 선택되는 것은 #16이다. 특히 치근에 적용되는 날이 긴 겸자를 치근겸자(root forceps)이라고 한다. 단, 제조회사마다 겸자의 번호는 다를 수 있으므로 참조하도록 한다(그림 4-19, 4-20, 4-21).

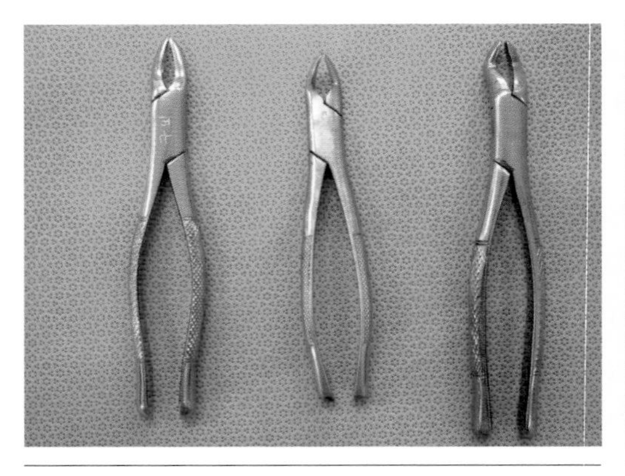

■■ **그림 4-19.** 상악 Forceps, 왼쪽부터 상악 전치용, 상악 소구치용, 상악 대구치용

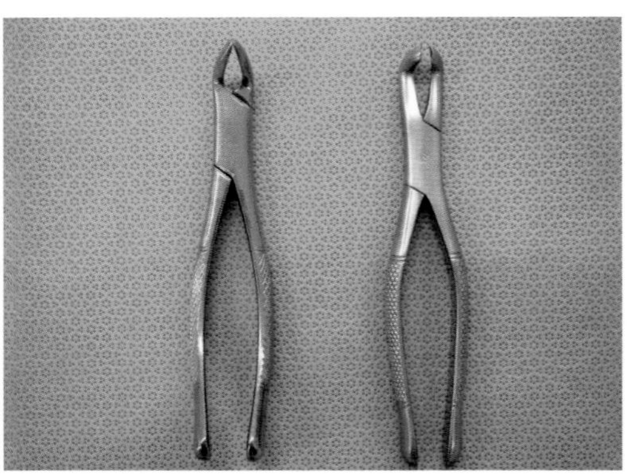

■■ **그림 4-20.** 하악 Forceps, 왼쪽부터 하악 전치소구치용, 하악 대구치용

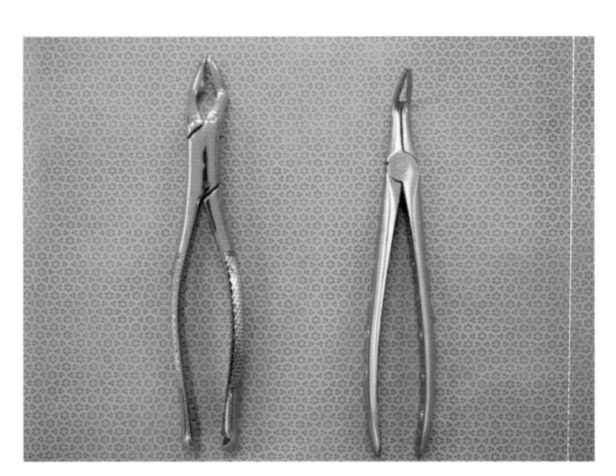

■■ **그림 4-21.** 상악과 하악 Root forceps

11) 기타 기구

(1) 이동멸균겸자(Sterilizing forceps)

이동겸자는 소독된 기구를 멸균상태로 옮기기 위해 사용된다. 이동겸자의 보관통은 일주일에 한 번 이상 멸균시키고 겸자의 오염이 의심될 때에는 지체 없이 멸균상태로 회복해야 한다(그림 4-22).

(2) 흡인기(Aspirator)

수술 시의 적절한 시야를 확보하기 위해 진료보조자는 혈액과 타액, 세척제를 수술 부위로부터 흡입해야 한다. 구강악안면외과영역의 흡인기는 수술 시 오염을 방지하기 위해 흡인기의 길이가 긴 것이 추천되며 용도에 따라 흡인기의 폭이 발치창에 충분히 들어갈 정도로 좁아야 한다. 흡인기 내부는 교차감염의 예방을 위해 강선을 이용하여 철저하게 세척해야 한다(그림 4-23).

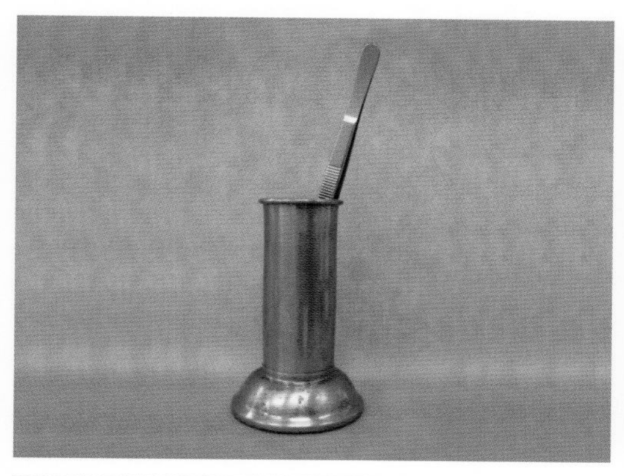

그림 4-22. 이동멸균겸자

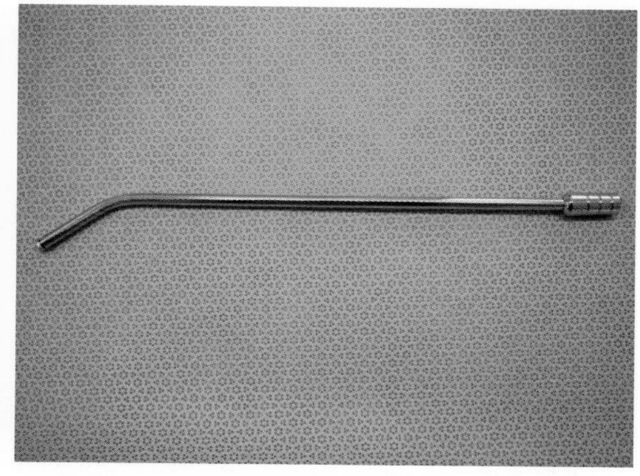

그림 4-23. 흡인기

(3) 개구기(Mouth prop & Gags)

장시간 수술 시 환자가 입을 벌리는 것을 도와주는 기구이다. 30분 이내의 일정 시간 사용한다면 환자와 술자의 불편감이 없지만 무리하게 사용할 경우 악관절 외상을 일으킬 수 있으므로 주의해야 한다. 고무로 만들어진 mouth prop은 성인용과 소아용으로 제작되며 수술 부위 반대편 후방 구치에 물리게 한다. Mouth gags는 술자가 개구량을 조절할 수 있도록 제작되었다(그림 4-24).

(4) 타올 클립(Towel clips)

수술 부위의 멸균을 유지하고 멸균되지 않은 곳과 분리시키기 위하여 멸균된 포를 고정하는 역할이다. 그 외 기구를 클립의 손잡이에 연결하여 고정할 수 있다(그림 4-25).

(5) 세척용 기구(Irrigation syringe & Tip)

세척은 구강악안면외과 영역에서 매우 중요한 시술로 소독, 이물질과 농양, 골편 등의 세척, 열손상의 방지 등의 목적으로 행해진다. 세척을 위하여 30cc 이상의 합성수지 주사기에 주로 무딘 18G의 주사침을 사용한다(그림 4-26).

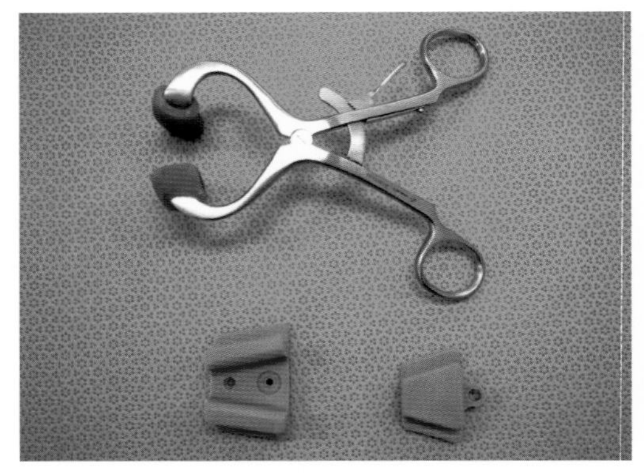

■■ **그림 4-24.** 위부터 Mouth gags와 성인용, 소아용 Mouth prop

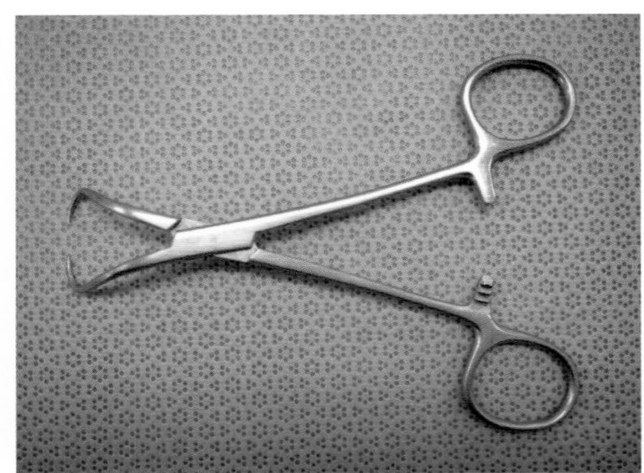

■■ **그림 4-25.** 타올 클립

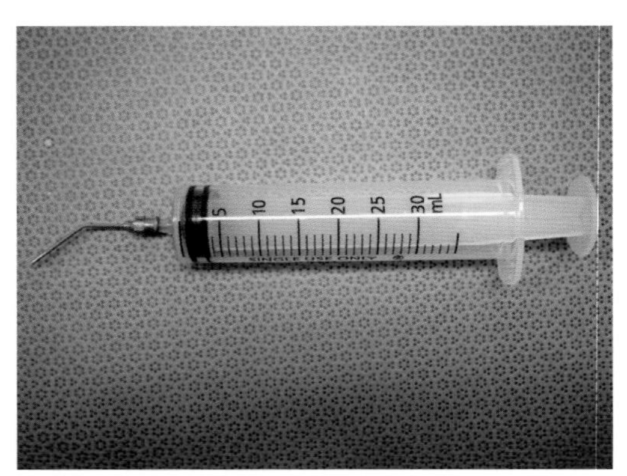

■■ **그림 4-26.** 30cc irrigation syringe와 18G의 metal tip

2 레이저

레이저는 단일주파수의 고도의 규칙성을 가진 빛으로 의료, 통신, 항공 우주산업, 가공 등 여러 분야에서 사용하고 있다. 특히 의료분야에서도 레이저의 광역반응, 광화학반응을 이용하여 조직의 절개, 염증 및 창상의 치유, 동통의 조절 등 그 이용이 점차 증가되고 있는 추세이다. 이와 같은 레이저가 치의학 임상분야에 도입된 이래 꾸준히 개발, 개선되어 이제는 수술용 메스를 상당 부분 대체하고 있다. 치과 분야에서도 과거의 연조직 절개를 목적으로 도입된 레이저가 이제는 치아 경조직의 삭제는 물론 근관 치료, 치아 미백 등에 사용되고 있다.

레이저는 그 종류에 따라 독특한 영역의 파장을 가지고 있으며 조직 또한 분자 수준에서의 고유한 진동수를 가지고 있다. 레이저의 파장과 조직의 진동수가 일치할 경우 레이저는 조직에 잘 흡수되며, 그렇지 않을 경우 반사, 통과, 산란된다. 조직에 따라 흡수되는 파장의 영역이 다른데 골, 피부, 근육 등 부위별로 잘 흡수되는 레이저가 다르며 따라서 치료의 종류에 따라 사용하는 레이저도 달라지게 된다. 레이저는 방출 물질인 매질에 따라 고체 레이저(Ruby, Nd:YAG, Er:YAG), 기체 레이저(CO_2, Argon), 액체 레이저(dye) 등으로 분류되며 대부분은 열성 작용으로 치과영역에서 이용된다.

이산화탄소(CO_2) 레이저는 비접촉성으로 가화, 탄화 작용으로 절개와 절제에 효과적이다. 따라서 절개생검, 치주 육아조직의 제거, 치은절제술, 치관연장술에 주로 이용되며 백반증과 아프타성 궤양에도 효과적이다(그림 4-27, 4-28).

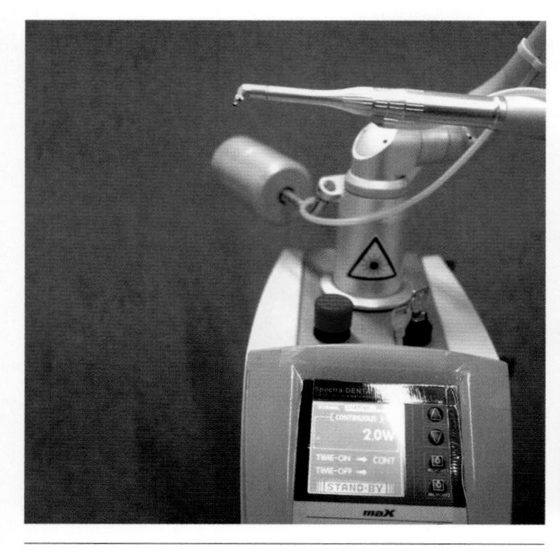

■■ **그림 4-27.** 이산화탄소 레이저

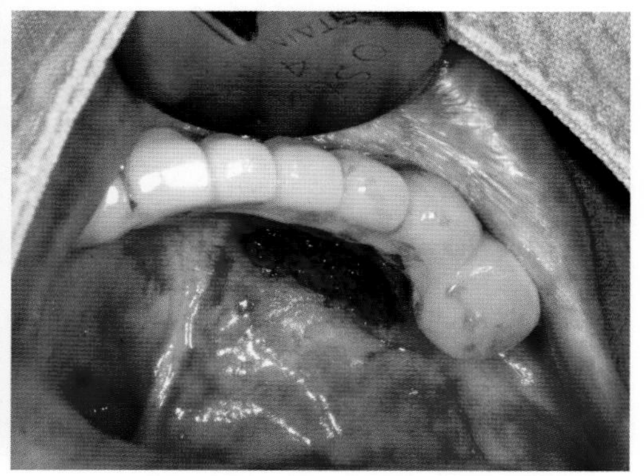

■■ **그림 4-28.** 백반증의 치료에 이산화탄소 레이저를 이용한 후의 연조직

엔디야그(Nd:YAG) 레이저는 접촉성 광섬유로 가는 광섬유(optic fiber)를 사용할 수 있어 구강내 접근성이 매우 좋으므로 근관치료 시 근관 내 소독 등의 목적으로 이용된다. 그러나 연조직 절개 시 절제 효과가 크지 않아 시간이 많이 걸린다는 단점이 있다. 또한 멜라닌 색소를 가진 연조직 부위에 특이적으로 작용하여 치은에 멜라닌 색소침착이 있는 경우 제거를 비교적 용이하게 할 수 있다.

어비윰야그(Er:YAG) 레이저는 수분에 흡수가 잘되어 연조직의 절개는 물론 치아의 삭제에 효율적이다. 특히 열에 의한 절제 보다는 미세폭발에 의한 제거 기전을 가지고 있어 향후 치아의 와동형성에 이용 가능성이 높은 레이저이다.

구강악안면외과 영역에서 사용되는 레이저는 우수한 지혈효과로 수술 시야가 좋고 인접 조직의 손상이 최소화되며 수술 후 동통이 없거나 감소, 세균을 감소시키거나 멸균되어 술후 감염의 최소화, 반흔이나 창상수축의 감소 등의 장점을 가지기 때문에 다양하게 이용된다. 특히 구강내는 젖은 조직으로 이산화탄소 레이저의 효과가 좋은데 이의 창상치유는 약 2주가 소요되며 4주 이상에서 완전하게 재생된다.

레이저는 강한 고밀집 에너지를 가지고 있으므로 눈이나 피부에 조사될 경우 손상이 크다. 특히 눈은 수정체에 의해 빛이 집광되므로 망막의 큰 손상을 초래할 수 있기 때문에 레이저 치료 시 술자는 물론 환자나 보조자도 보안경을 장착해야 한다(그림 4-29).

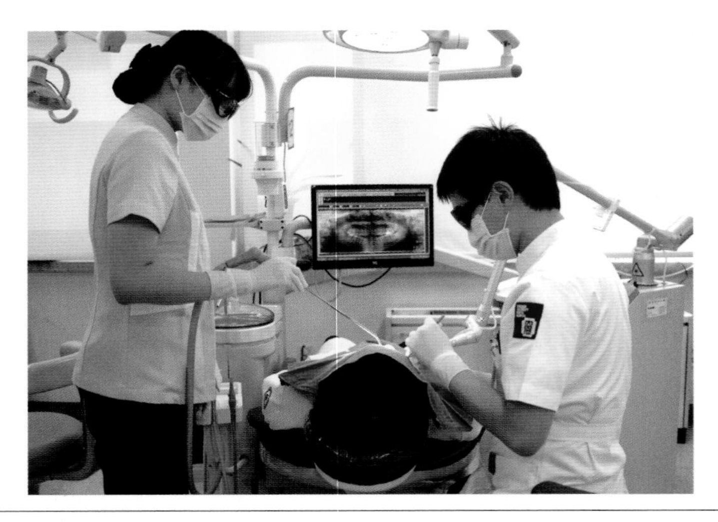

■■ **그림 4-29.** 보안경을 착용한 술자와 보조자의 모습

Summary

✚ 구강악안면외과 영역에 있어서 기구의 중요성은 절대적이다. 구강악안면외과 수술기구는 매우 정밀하고 민감하기 때문에 준비와 사용 시에 많은 주의가 필요하다. 따라서 술자뿐만 아니라 시술을 보조하는 진료 보조자도 수술 기구에 대해 깊이 숙지하고 있어야 할 것이다.

참고문헌

1. Fisher SE, Frame JW. The effect of the CO2 surgical laser on oral tissues. Br J Oral Maxillofac Surg 1984;22:414.
2. Frame JW. Removal of oral soft tissue pathology with the CO2 laser. J Oral Maxillofac Surg 1985;43:850.
3. Hibst R. Mechanical effects of erbium:YAG laser bone ablation. Lasers Surg Med 1992;12:125.
4. Horch HH, Gerlach KI, Schaefer HE. CO2 laser surgery of oral premalignant lesions. Int J Oral Maxillofac Surg 1986;15:19.
5. Horch HH, Gerlach KI, Schaefer HE. CO2 laser surgery of oral premalignant lesions. Int J Oral Maxillofac Surg 1986;15:19.
6. Kim IS, Kim YK. Analysis of clinical effect of CO2 laser illumination after surgical extraction of impacted third molar. J Koerean Assoc Oral Maxillofac Surg 2001;27:349
7. Kim UG. Laser in medicine. Medical Publisher, Korea; 2000. p.347-61.
8. Kruger GO. Textbook of oral and maxillofacial surgery, 6th ed. C.V.Mosby;1984. p.22-39.
9. Laskin DM. Oral and maxillofacial surgery, vol 1. C.V. Mosby;1980. p.255-91.
10. Lee SC, et al. The effect of erbium;YAG laser osteotomy on bone healing. J Korean Association Oral Maxillofac Surg 1998;24:213.
11. Lenz HJ, Eicher G, Schaffer J, Bettges G. Production of a nasoantral window with the argon laser. J Maxillofac Surg 1977;5:314.
12. Lewandrowdki KU, Lorento C, Schomacker K, Flotte TJ, Wilkes JW, Deutsch TF. Use of the Er:YAG laser for improved plating in maxillofacial surgery : comparison of bone healing in laser and drill osteotmies. Lasers Surg Med 1996;19:40.
13. Miserendino LJ, Pick RM. Lasers in dentistry. Quintessence; 1995. p.20-2.

소독·멸균과 감염관리

학습목표

1. 소독과 멸균의 개념을 이해하고, 준비할 수 있다.
2. 기구멸균법의 종류와 그 장단점을 설명할 수 있다.
3. 치과진료에서 발견되는 감염성 질환과 주요 감염경로를 이해할 수 있다.
4. 진료인과 진료 보조자의 감염 방지법을 설명할 수 있다.
5. 환자 및 수술실의 무균적 처치 방법을 설명할 수 있다.

구강악안면외과 진료의 특성상 환자의 혈액과 타액에 의료진이 직간접적으로 노출되게 된다. 따라서 감염관리는 구강악안면외과 시술에서 필수적인 것으로, 기구와 재료 등에 국한되는 것이 아니라 환자와 술자 및 보조자에서 광범위하게 이루어져야 한다. 감염관리의 목적은 치과진료실에서 감염에 노출될 수 있는 환자와 술자 그리고 치과종사자를 보호하기 위함이다.

관혈적 처치를 실시하는 경우 수술 부위와 접촉하는 모든 기구와 재료를 가능한 한 무균에 가까운 상태로 유지해야 한다. 기구와 재료는 적절한 멸균법에 의해 완전한 무균상태를 유지할 수 있으나 환자의 구강내와 술자 및 보조자의 손은 완전한 멸균이 불가능하기 때문에 소독을 충분히 실시하고 보호장구의 착용으로 교차감염(cross-infection)을 방지해야 한다. 그러므로 치과 위생사는 치과기구와 재료의 멸균과 소독, 관리를 체계적으로 유지하며, 환자와 술자, 보조자 간의 교차감염을 예방하기 위한 준비를 해야 한다.

1 소독과 멸균

1) 소독과 멸균의 개념

(1) 소독(Disinfection)

모든 형태의 미생물을 사멸시키거나 수를 감소시키는 넓은 의미의 과정이다. 여기에는 세균과 바이러스, 포자가 모두 포함되며 사용한 약제의 종류와 농도, 시간에 따라 소독 능력에 많은 차이를 보인다.

(2) 멸균(Sterilization)

인체에 유익한 미생물을 포함하여 세균과 바이러스 곰팡이를 포함한 모든 형태의 미생물을 사멸시키는 과정이다. 완전한 상태의 무균 상태를 의미한다.

(3) 방부(Antisepsis)

생물체 표면에 있는 병원성 세균을 파괴하며, 생체조직의 미생물 수를 감소시키는 과정이다.

(4) 위생화(Sanitization)

세척이나 끓인 물로 세균을 제거하는 과정을 말하며 미생물이 완전히 파괴되지 않는다.

2) 소독의 관점에서 본 치과 기자재의 분류

치과 기자재는 손상된 점막과 피부에 대한 침투와 접촉 여부에 따라 세 단계로 분류된다. 이에 해당하는 치과 기자재를 알고 소독과 멸균 방법에 대해 숙지해야 한다.

표 5-1. 소독의 관점에서 본 치과 기자재의 분류

위험도 구분	정의	치과 기재	소독 수준	소독멸균방법
위험한 기자재	연조직 절개, 골 접촉 등 조직 내로 침투하는 기자재	대부분의 외과기구, bur, blade, 봉합침과 주사바늘 등	고도	고압증기멸균, EO gas
중등도의 기자재	손상된 피부와 점막에 접촉하는 기자재	Dental mirror, suction tip, 핸드피스 등	중등도	고압증기멸균, 화학소독제
위험하지 않은 기자재	손상받지 않은 정상 피부에 접촉하는 기자재	조명등 손잡이, 진료의자, 혈압측정기 등	저도	화학소독제, 표면덮개

3) 소독 및 멸균의 준비

대부분의 구강악안면외과 기구는 일반적으로 중등도 이상으로 소독해야 하며, 가능한 한 멸균을 해야 한다. 사용한 기구에 타액과 혈액 등이 부착되어 방치되면 건조, 고착되기 때문에 사용 후 즉시 약액에 침적하여 오염물을 용해시킨다. 침적에 사용하는 소독약은 glutaraldehyde, sodium hypochlorite, ethanol, chlorhexidine gluconate, povidone iodine 등이 있다. 이후 세정과정으로 기구에 묻어 있는 혈흔은 찬물을 이용하여 닦고, 기름기 등으로 오염된 기구는 더운물을 사용하여 깨끗한 솔을 이용하여 닦은 후 초음파 세척기에서 5분 이상 세

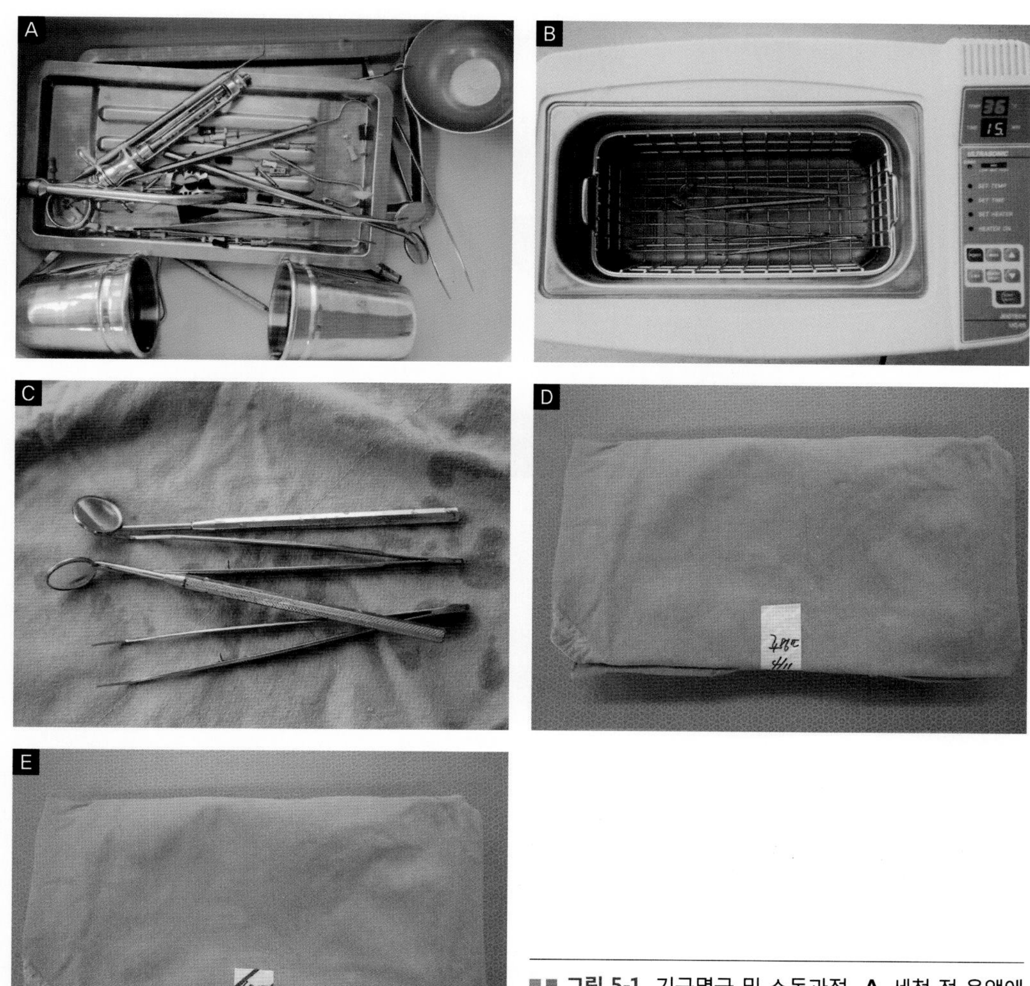

■■ **그림 5-1.** 기구멸균 및 소독과정. **A.** 세척 전 용액에 담그기 **B.** 초음파 세척기를 이용한 세척 **C.** 기구 건조 **D.** 멸균 전 멸균 연월일이 기재된 이중 포장과 멸균 확인 테이프 **E.** 멸균 후의 멸균 확인 테이프

척한다. 이후 기구에 묻은 세척제 등을 헹구어 내고 건조시킨다. 건조 후 멸균 확인 테이프(indicating tape)에 멸균 연월일을 기재한 포장재를 이용하여 멸균해야 한다. 자주 사용하거나 세트로 이용되는 기구는 하나의 단위로 포장한 후 멸균하면 효과적이다(그림 5-1).

최근에는 포장 재료로 Glassine paper를 많이 이용하는데 이는 개별 포장에 유용하며 한 번 벗겨진 paper는 재사용하지 않도록 한다. 그 외 세트로 포장되는 기구나 부피가 큰 기구는 옥양목을 이용하여 포장한다. 옥양목은 기구의 용도와 크기에 따라 분류하여 포장하며 밀폐와 수술 시 전달의 용이성을 위해 이중으로 포장하도록 한다(그림 5-2, 5-3).

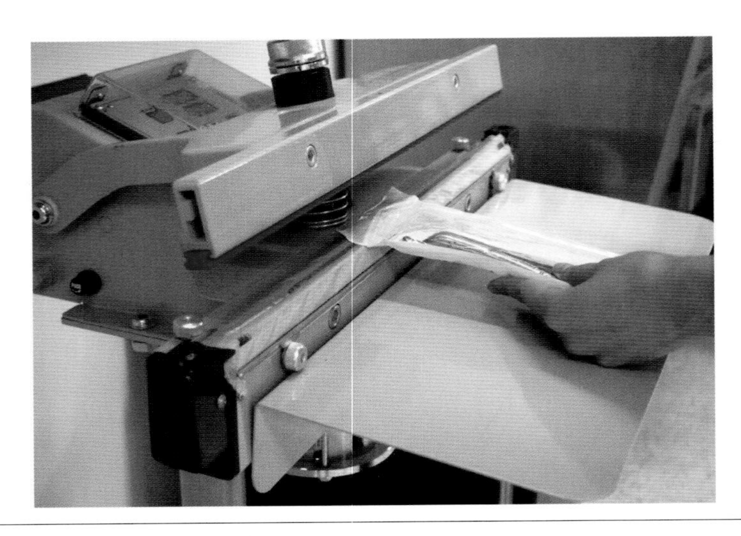

■■ **그림 5-2.** Glassine paper를 이용한 포장

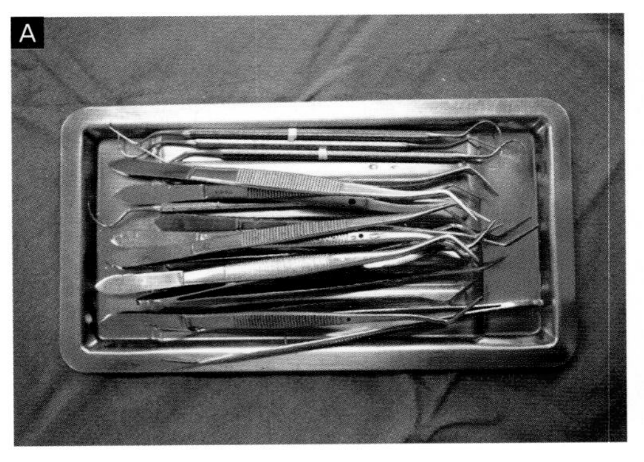

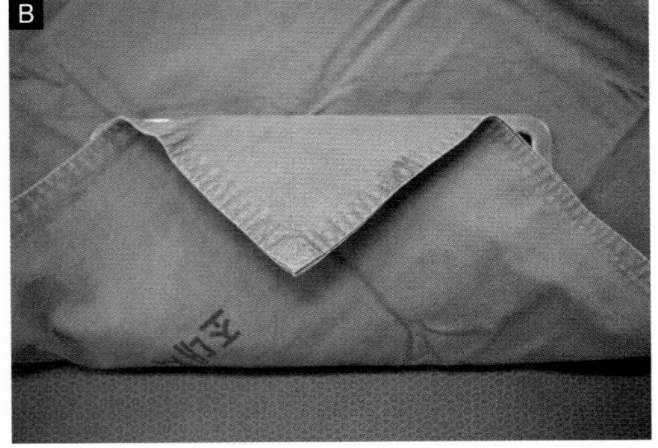

■■ **그림 5-3.** 옥양목을 이용한 포장 방법. **A.** 기구를 확인하고 소독된 옥양목의 모서리를 향해 기구를 올린다. **B.** 아래 모서리를 바깥으로 접은 후 기구를 감싼다. [계속]

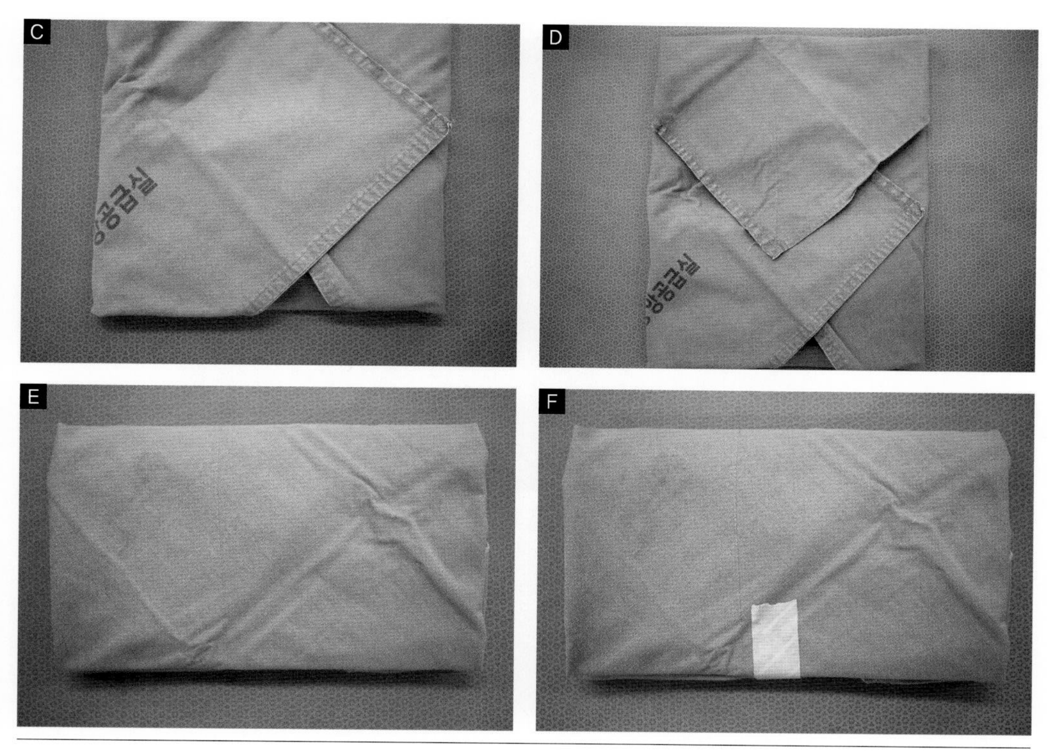

[계속] **C.** 양쪽 소독포의 모서리를 안으로 접는다. **D.** 위 모서리를 안으로 접는다. **E.** 위 모서리 부분을 한 번 더 접어 기구를 완전히 감싼다. **F.** 같은 방법으로 한 번 더 옥양목을 접은 후 멸균 확인 테이프를 붙인다.

4) 멸균의 종류

(1) 고압증기멸균(Autoclave, Steam under pressure)

압력 증기에 의한 소독은 바이러스와 진균, 포자 형성균을 포함한 미생물을 가장 확실하게 파괴할 수 있는 효과적인 방법이다. 고압증기멸균기는 공기 차단실이 있는 탱크로, 기구를 압력 증기에 노출시키며 모든 미생물을 확실하게 파괴할 수 있는 최소의 온도는 121℃이다. 이는 침투력이 우수하여 면제품, 화학용액, 배지 등의 멸균에 적합하다. 멸균 후에는 별도의 건조 과정을 거쳐야 멸균을 유지할 수 있다. 장점으로는 효과가 확실하고 소요시간이 짧으며 멸균 범위가 넓고 경제적이다. 그러나 증류수를 사용해야 하고 금속 기구는 부식이 일어나거나 무디게 되며 건조 과정을 반드시 거쳐야 된다는 단점이 있다. 소독포로 포장되어 멸균된 기구는 미생물의 침투가 용이하므로 소독 일자로 2~4주가 지나면 다시 불결 상태로 환원된 것으로 취급해야 한다. 근래의 밀봉 포장법을 통해 보관기간은 6개월까지 연장되었다(그림 5-4, 5-5).

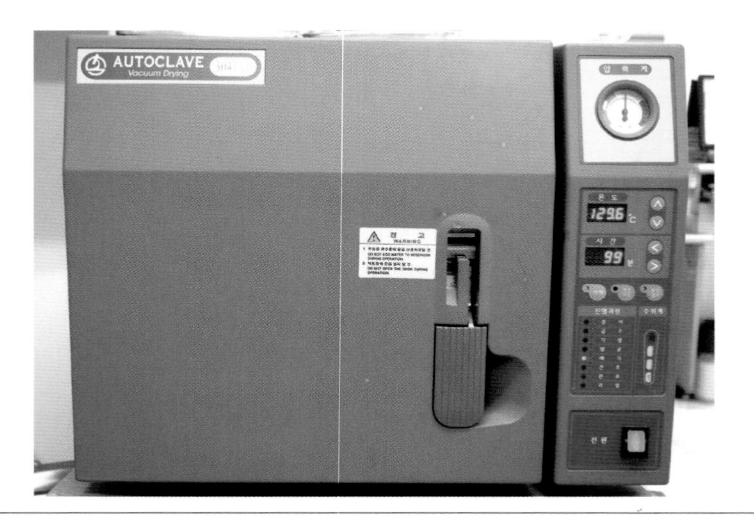

■■ 그림 5-4. Autoclave

Autoclave를 이용한 멸균과정

1. 진료 시 사용한 기구를 분류한다.
2. 분류된 기구를 소독액에 침전 후 초음파 세정을 한다.
3. 기구를 건조시키고 분류하여 포장한 후 소독일자와 유효기간을 기록한다.
4. Autoclave 15psi 압력 하 121℃에서 15분 또는 30psi 압력 하 132℃에서 6~7분간 가압증기멸균을 시행한다.
5. 완전히 건조시킨 후 보관한다.

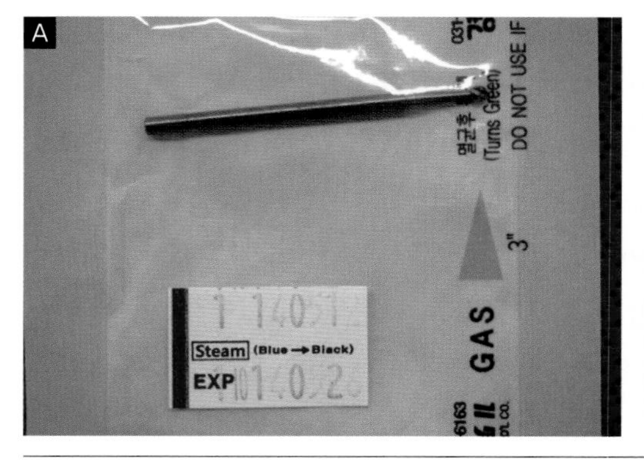

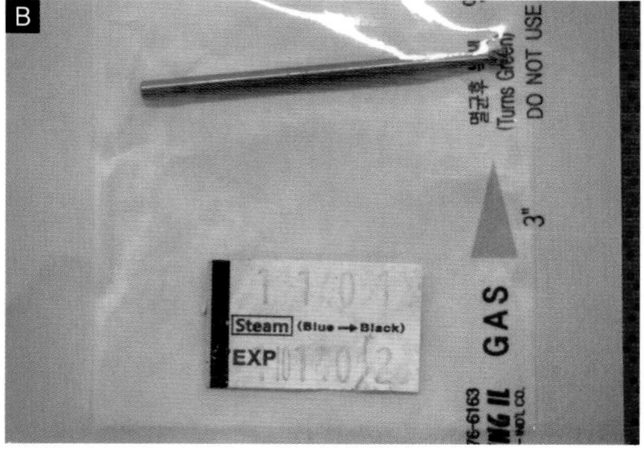

■■ 그림 5-5. 소독일자와 유효기간의 기록. **A.** 140512로 표시된 소독일자와 140526의 유효기간 **B.** 소독 후 지시색의 변화

(2) 건열멸균(Dry heat sterilization)

오븐에서 기구를 소독하는 방법으로 121℃에서 최소 6시간, 160℃에서 2시간 이상 지속되어야 멸균된다. 건열멸균은 파우더나 소독포 등에 사용되며 기구를 부식시키지 않고 비용이 적게 드나 소요시간이 길어 근래에는 잘 사용되지 않는다.

(3) 열전도멸균(Heat transfer sterilization)

건열멸균의 일종으로 근관치료용 파일이나 bur와 같은 작은 기구에 사용되나 일상의 멸균법으로 활용하는 것은 부적합하다.

(4) 불포화 화학증기멸균(Unsaturated chemical vapor sterilization)

Alcohol formaldehyde 화학용액을 압력 하에서 증기로 만들어 멸균하는 방법으로 132℃ 온도에서 24~40psi의 압력을 이용하여 20~50분간 기구에 노출시켜 멸균한다. 장점으로 기구의 파손과 녹이 적으며 건조과정이 없으므로 멸균 시간이 적게 소요되지만, 화학액의 침투력이 약해 포장된 기구의 멸균에는 부적당하고 유지비가 많이 든다는 단점이 있다.

(5) EO gas 멸균(Ethylene oxide gas sterilization)

EO gas는 세균의 생명유지에 필요한 생화학적 구조를 파괴하며 상온에서 가스 상태이고 모든 물체에 쉽게 확산될 수 있기 때문에 멸균에 효과적으로 사용된다. 멸균 방법으로는 실온에서 36시간 동안 EO gas와 접촉시키거나 50℃에서 3시간 동안 처리하는 방법이 있다. EO gas

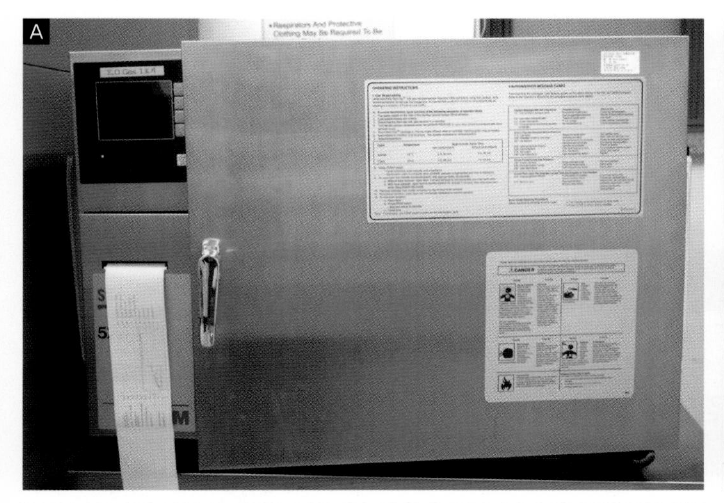

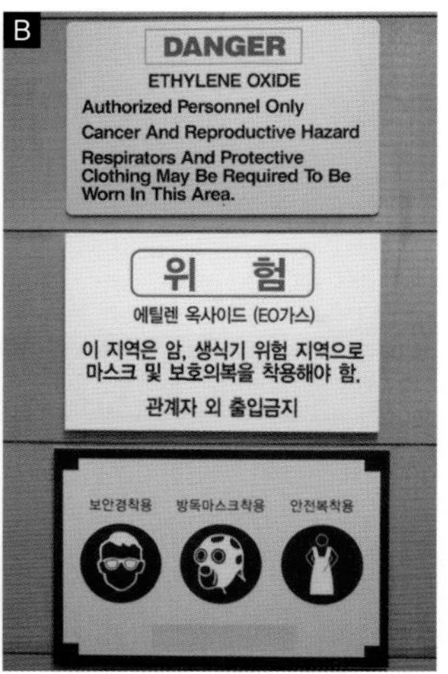

■■ **그림 5-6.** EO gas 멸균기. **A.** EO gas 멸균기 **B.** EO gas 멸균기의 취급

는 동물 조직에 상당한 독성이 있고 발암물질이므로 이에 노출된 장비는 24시간 정도 환기를 시켜야 한다. 이 멸균법은 열과 물에 약한 기구의 소독에 매우 효과적이며 특히 핸드피스, 분말, 종이류, 일회용품, 플라스틱과 고무, 전기기구 등의 멸균에 추천된다. 또한 멸균력이 매우 우수하고 주사침 등과 같은 섬세한 기구에도 영향을 주지 않으나 멸균 시간이 길며 환기에 신경을 써야 한다는 단점이 있다. 부피가 큰 시설을 갖추어야 하므로 규모가 큰 병원용으로 적합하다(그림 5-6).

표 5-2. 여러 가지 멸균법의 비교

멸균법	고압증기	건열멸균	불포화 화학증기	EO gas
작용 기전	단백질 파괴	산화	알킬화 단백질 파괴	알킬화
멸균 조건	121℃ 15psi 15분 132℃ 30psi 6~7분	160℃ 2시간 121℃ 6시간 이상	132℃ 15분	실온 36시간 50℃ 2~3시간
장점	•침투력이 우수하여 커다란 포장, 다공성 제품, 면제품에 좋다. •소요시간이 적다. •물, 화학용액, 배지의 멸균에 좋다.	•멸균기의 값이 싸다. •유리, 건조된 화합물, 분말, 종이 제품에 좋다.	•녹이나 부식이 발생하지 않는다. •건조 과정이 필요하지 않다.	•침투력이 우수하며 합성수지, 광섬유, 일회용품과 고무제품에 좋다. •규모가 큰 병원용으로 적합하다.
단점	•금속에 녹과 부식을 일으킨다. •기구의 날을 무디게 한다. •합성수지에 손상을 준다. •멸균 후 건조과정을 거쳐야 한다.	•멸균시간이 길다. •온도가 높아 금속성이 변하고 납착부가 떨어질 수 있다. •반복 사용하면 날이 무디어진다.	•침투력이 약하여 포장이 크거나 면제품에는 적절치 않다. •물, 화학용액, 배지에 부적당하다. •별도의 용액이 필요하며 환기가 필요하다.	•멸균시간이 매우 길다. •하루 정도 환기를 요한다. •독성이 있고 발암물질이므로 취급 시 주의를 요한다.

2 진료실 감염관리

1) 치과진료에서 발견되는 감염성 질환

① 바이러스성 간염

② 감기, 인플루엔자

③ 후천성 면역 결핍증
④ 결핵
⑥ 매독
⑦ 대상포진

2) 주요 감염경로

① 주사바늘, 날카로운 기구에 의한 피하조직의 접촉
② 감염성 분비물에 의한 접촉
③ 혈액이나 혈청의 점막 표면 접촉

3) 환자의 위험성 분류

다음의 환자들은 진료실에서 문진 시 감염의 위험성이 있으므로 반드시 선별되어야 하며 가능한 적절한 감염 예방대책이 확립된 후 진료에 임해야 한다.

(1) 위험한 환자

① 병원 및 마약 치료소 등에 최근 또는 2~4주 있었거나 환자였던 경우
② 최근 수혈을 받은 환자
③ 최근 항면역화학요법을 받은 환자
④ 의료기관이 아닌 곳에서 진료를 받은 환자
⑤ 특정 감염성 질환이 많은 지역으로 여행했던 환자
⑥ 실험실 등에서 종사하며 직접 환자를 다루지 않는 의료인
⑦ 간염, 헤르페스 및 결핵 등의 병력을 지닌 환자로 최근 1~2년간 검진을 받지 않은 환자

(2) 매우 위험한 환자

① 마약중독자
② 성생활이 문란한 자
③ 지난 3~4년간 자주 수혈을 받은 환자
④ 항면역화학요법제를 투여받고 있는 환자
⑤ 4주 이상 장기간 입원환자
⑥ 진단되지 않은 만성 병소를 지닌 환자
⑦ 만성으로 임파선이 부어있는 환자
⑧ 만성으로 기침, 열, 설사 또는 밤에 많은 땀을 흘리는 자

⑨ 혈액검사에서 백혈구 수가 현저히 감소한 자

⑩ 응급환자

4) 치과진료실 및 수술실에서의 감염방지

(1) 진료인 및 진료보조자의 감염예방

진료인과 진료 보조자는 환자의 혈액과 타액에 있는 다양한 종류의 미생물에 노출되어 있으며 다양한 질병을 지닌 환자를 접하므로 교차감염의 위험이 높고 이의 매개자가 될 수 있다. 진료나 보조업무에 임할 때는 자신의 보호가 환자의 감염 기회를 줄일 수 있음을 기억해야 한다.

진료 전 B형 간염 및 독감 등의 예방접종이 완료되어야 하며 진료에 임할 때는 반드시 보호장구(진료복, 진료용 장갑, 일회용 마스크, 보안경, 수술용 모자)를 착용해야 한다. 반지 등의 장신구는 진료 시 가능한 피하도록 하며 신체에 상처 난 부위가 있다면 완전 밀봉하여 격리해야 한다. 완전한 격리가 어려운 경우 감염 가능성이 있는 업무는 잠시 연기하는 것이 좋다. 진료용 장갑을 착용하기 전 손을 수세하고, 종이타월로 건조시킨다. 진료에 임할 때는 피부에 로션 등을 바르는 것을 삼가야 한다(그림 5-7).

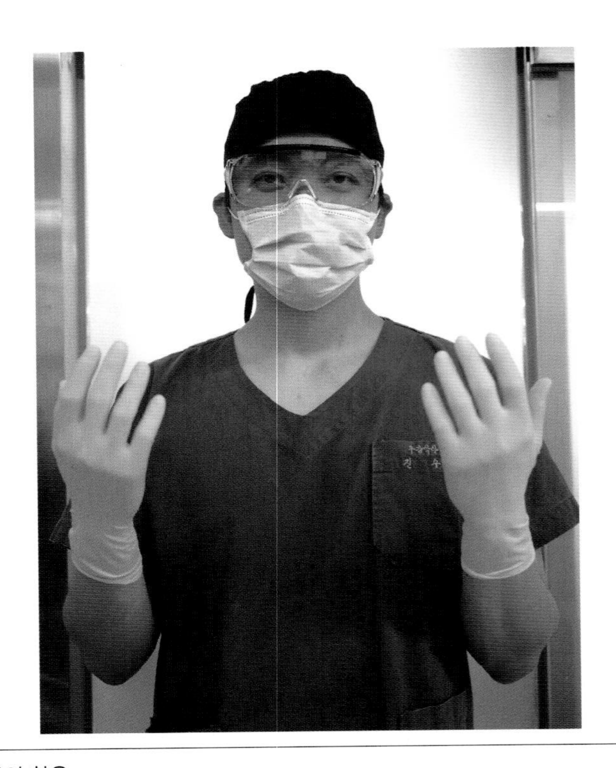

■■ 그림 5-7. 보호장구의 착용

특히 수술 전 수술팀은 스크럽복을 착용하고 일회용 마스크, 보안경, 수술용 모자를 착용한 상태에서 수세를 시작한다. 먼저 피부 표면의 세균과 부착물을 기계적으로 제거한 후 베타딘(povidon-iodine) 용액이나 히비탄(chlorhexidine) 용액을 이용하여 손부터 전완부까지 화학적으로 수세한다. 베타딘 용액은 그람양성과 음성세균 및 대부분의 바이러스와 포자, 진균에 효과적이며 히비탄 용액은 그람양성세균에 효과적이다. 수도꼭지나 비누분배기 등은 발이나 무릎으로 작동되는 기구를 이용하는 것이 바람직하다. 수세 후 장갑을 끼고 수술용 가운을 착용한 후 수술 전까지 손끝을 위로 향한 상태를 유지한다(그림 5-8, 5-10).

스크럽(scrub) 순서(그림 4-9)

① 멸균수로 손에서 전완부까지 손으로 문질러 씻는다.
② 솔과 베타딘 용액을 이용하여 손가락과 손톱부터 시작하여 전완부 및 관절 상부 5cm까지 3분 정도 세척한다.
③ 무릎을 이용하여 멸균수가 나오도록 한 후 손끝을 위로 향하여 전완부까지 2회 정도 씻어낸다.
④ 손끝을 위로 향한 상태에서 멸균타월로 손에서 전완부 순서로 물기를 제거한다. 이 모든 과정에서 손이 전완부 높이보다 내려가지 않도록 주의한다.

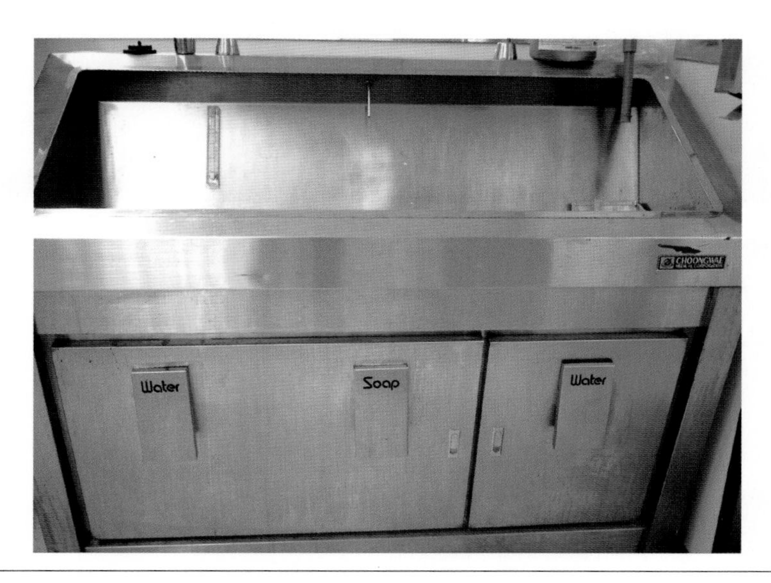

그림 5-8. 수술실 손과 전완부를 소독할 수 있는 시설

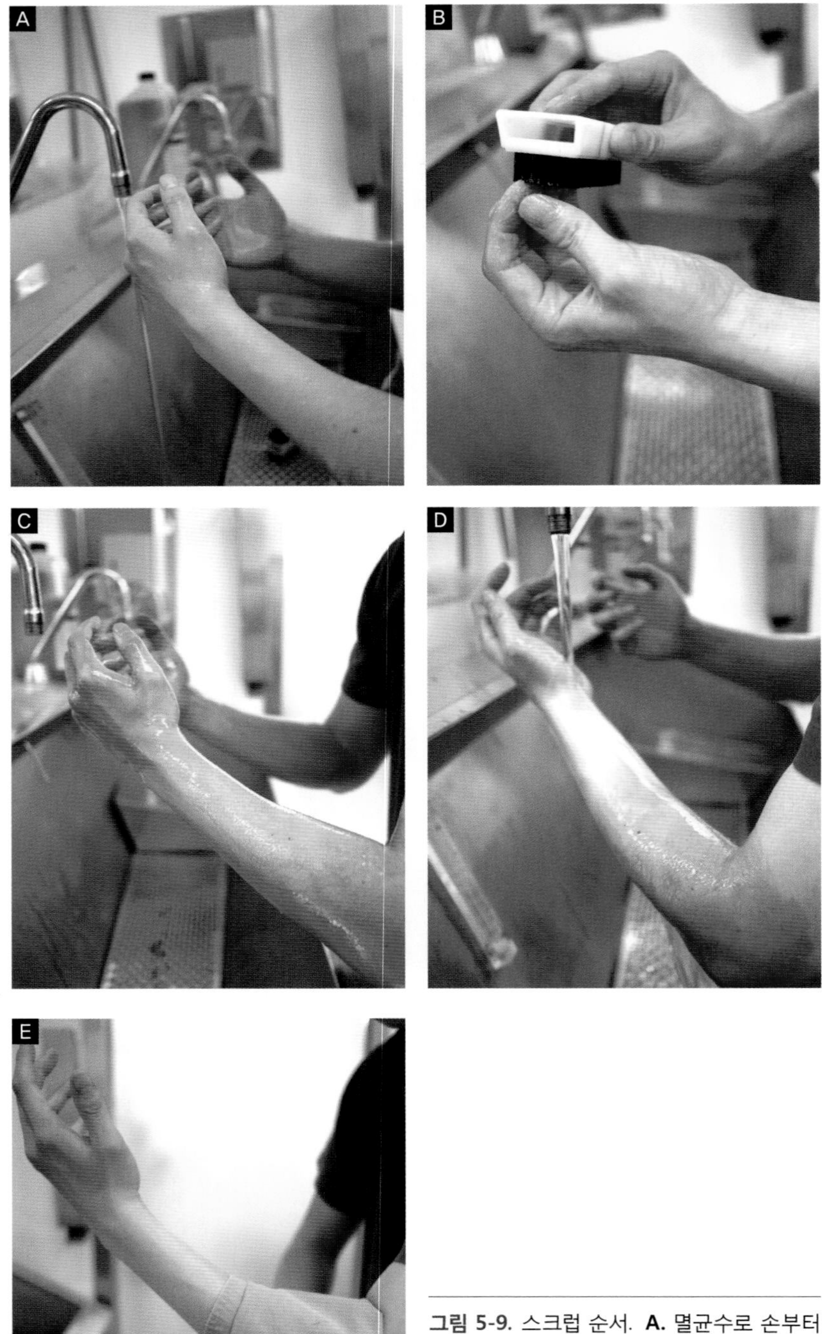

그림 5-9. 스크럽 순서. **A.** 멸균수로 손부터 전완부까지 문질러 씻는다. **B.** 솔과 베타딘을 이용하여 손톱부터 문지른다. **C.** 같은 방법으로 관절 상부 5cm까지 3분간 세척한다. **D.** 멸균수로 씻어낸다. **E.** 손끝을 위로 가게 하여 멸균 타올로 건조시킨다.

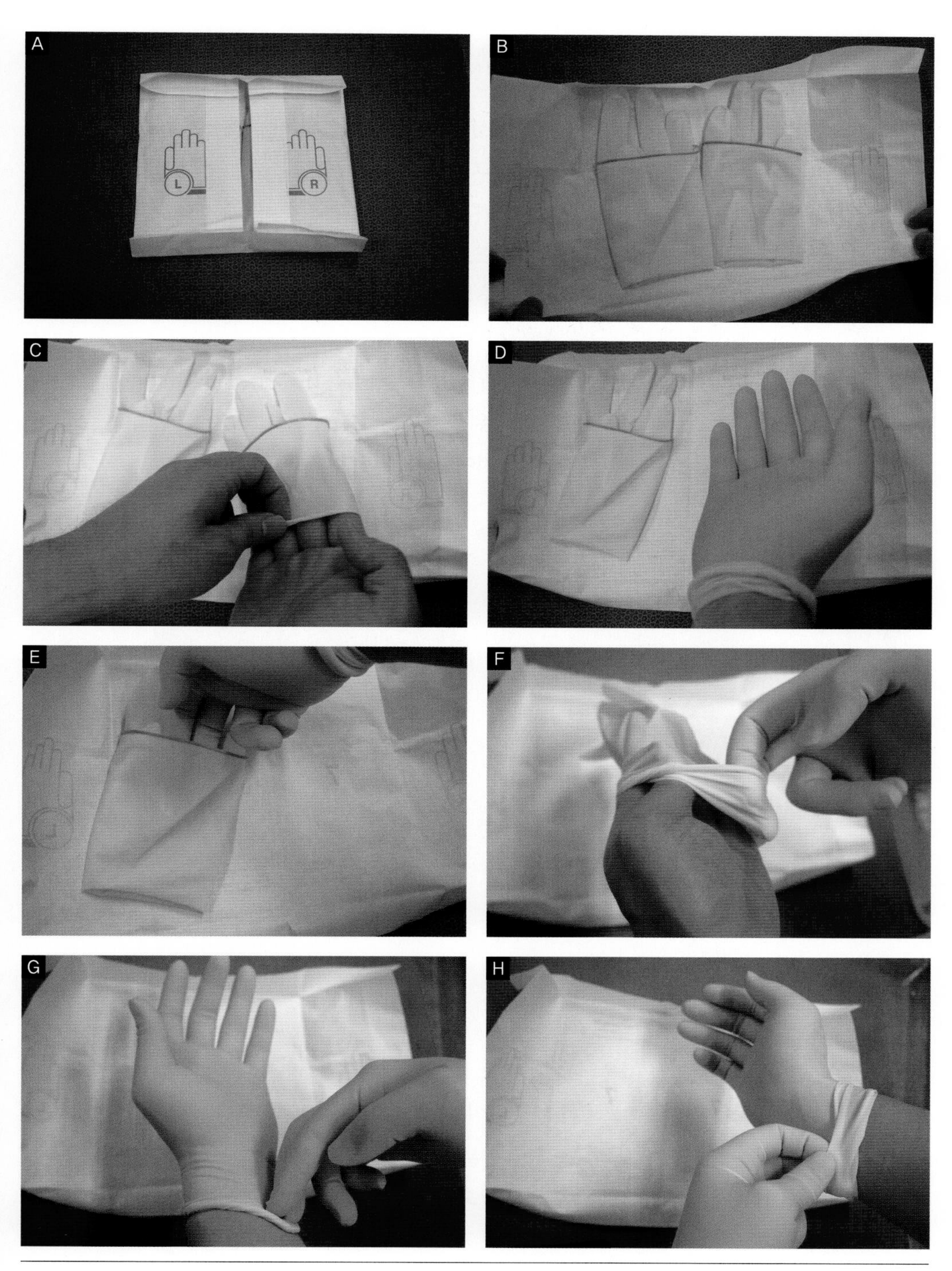

■■ **그림 5-10.** 수술장갑 착용 순서. **A.** 수술장갑의 바깥 포장을 뜯고 안쪽 포장을 바닥에 놓는다. **B.** 손이 장갑에 닿지 않도록 포장을 벌린다. **C.** 왼손으로 장갑의 내면 가장자리를 잡고 오른쪽 손가락을 장갑 안에 넣는다. **D.** 왼손을 당겨 오른손을 완전히 장갑 안에 넣는다. **E.** 장갑 낀 오른손을 왼손 장갑 바깥 면 사이에 끼운다. **F.** 왼쪽 손가락을 장갑 안에 넣는다. **G.** 왼손을 완전히 넣고 장갑 소매 부분을 내린다. **H.** 왼손으로 오른손 장갑의 소매 부분을 내린다.

(2) 환자의 감염예방

구강내 상주균을 완전히 사멸시킬 수는 없으나 시술 후 감염관리를 위해 구내 소독은 반드시 필요하다. 수술 전 환자는 치태조절와 치석제거를 완료하도록 한다. 환자의 소독(painting)은 소독제를 이용하여 구강내에서 시작하여 구강외, 얼굴과 목의 순서로 진행된다. 구강내는 10% 베타딘 용액이나 클로르헥시딘 등의 용액을 이용하여 솔질한다. 구강외 소독은 구강을 중심으로 10~15cm 범위로 안면부위를 중심으로 동심원을 그리며 확장한다. 수술 범위가 넓을 때는 이를 목까지 연장한다. 한 번 소독된 부위는 다시 닦지 않도록 주의한다(그림 5-11).

소독이 끝나면 술자는 환자의 얼굴을 멸균된 천으로 가리는데 이를 방포(draping)라 한다. 이는 수술 부위를 격리하고 소독되지 않은 부위를 외부와 차단시키기 막기 위함이다. 수술 중에는 오직 멸균된 물이나 생리 식염수만을 세척에 사용한다(그림 5-12).

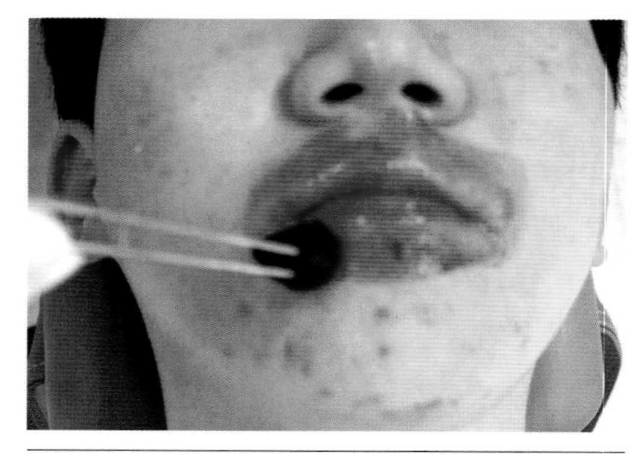

■■ 그림 5-11. Painting

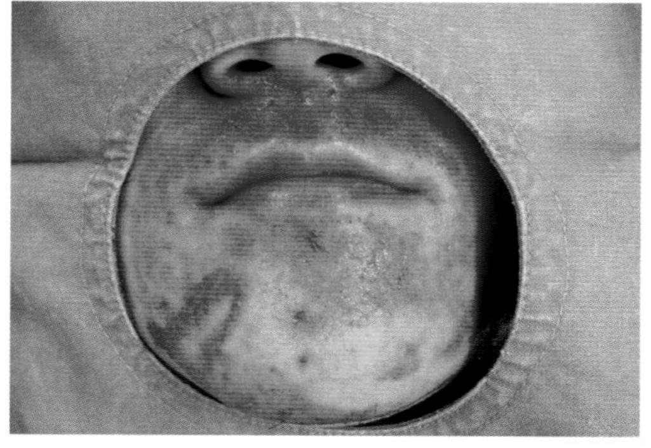

■■ 그림 5-12. Draping

(3) 수술을 위한 무균처치

구강악안면외과의 수술에 이용되는 봉합사, blade, 주사기 등의 재료들은 대부분 제조회사에서 EO gas나 autoclave를 이용하여 멸균되어 나오며 이중으로 포장되어 있다. 외부 포장은 비멸균이므로 외부 포장을 벗길 때 멸균된 부분에 닿지 않도록 주의하며 내용물을 전달하도록 한다. 일회용 주사침 내부는 EO gas로 멸균되어 있는 상태이며 needle은 멸균된 기구를 이용하여 빼내도록 한다. 이중 소독포로 포장된 기구를 전달할 때는 바깥쪽 포를 풀어 기구를 포함한 안쪽 포를 소독된 보조자나 소독된 상 위에 전달하도록 한다(그림 5-13, 5-14).

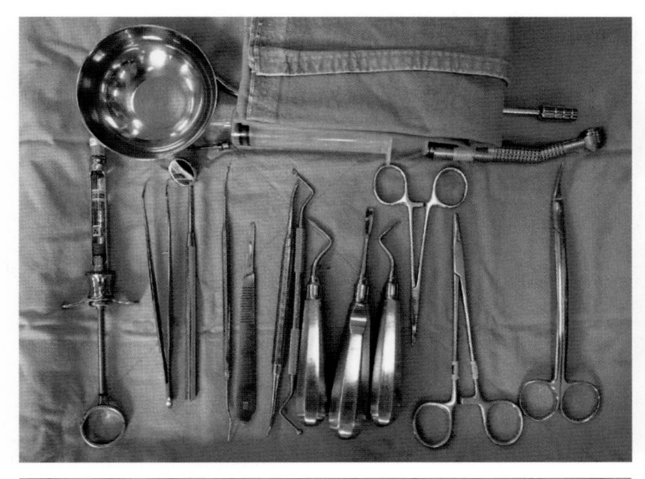

■■ 그림 5-13. 상차림

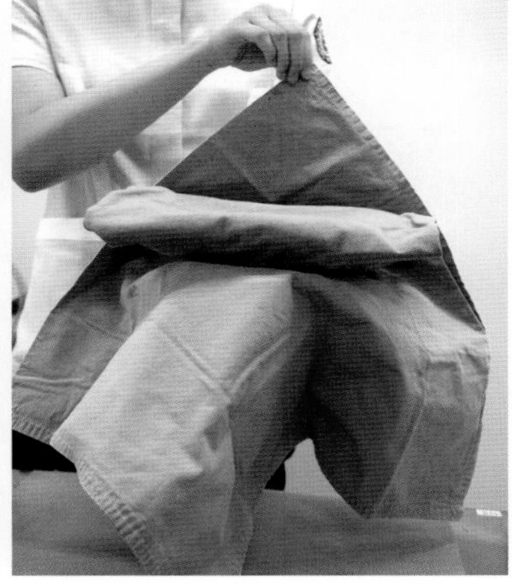

■■ 그림 5-14. 이중 포장된 기구의 전달

진료 시에는 날카로운 기구의 취급에 조심하여 상처를 입지 않도록 조심해야 한다. 한 번 사용한 주사침은 반드시 뚜껑을 씌워놓아 찔리지 않도록 조심하며, 주사침의 뚜껑을 씌울 때에는 반드시 뚜껑을 겸자로 잡고 씌우거나 바늘을 이용하여 뚜껑을 떠올려 덮는 습관이 필요하다. Blade를 blade holder에서 탈착할 때는 겸자를 이용하고 사용 후 폐기물로 처리하도록 한다(그림 5-15, 5-16, 5-17).

핸드피스에서는 냉각수가 분사되는데 진료 보조 시에는 흡인기를 이용하여 냉각수의 비산을 가능한 막아 진료인의 호흡기를 통한 교차감염을 예방해야 한다. 핸드피스의 몸체는 사용 후 잔존 냉각수를 배출하고 적절한 소독제로 세척과 주유 후 포장소독 하도록 한다(그림 5-18).

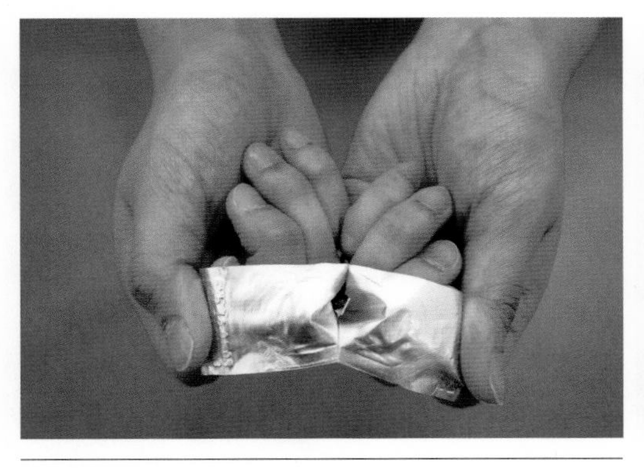

■■ 그림 5-15. 일반적인 일회용 멸균포장의 개봉과 전달법

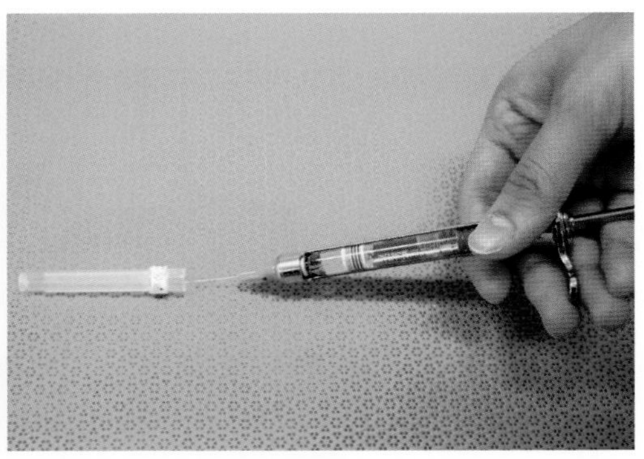

■■ 그림 5-16. 일회용 주사침의 뚜껑 처리

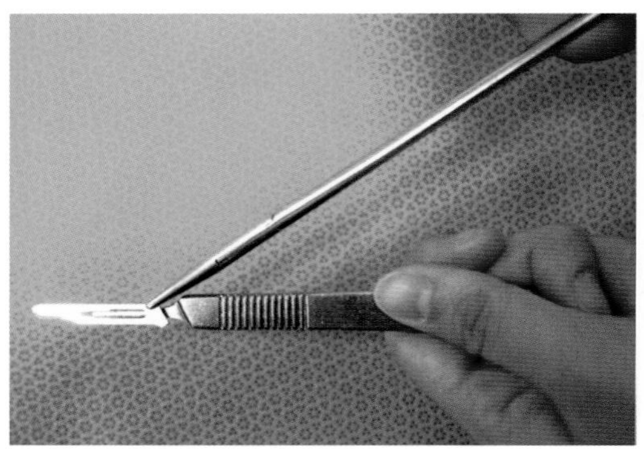
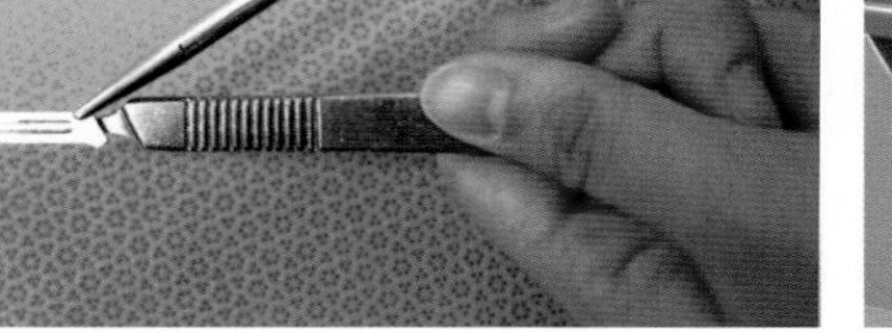

■■ **그림 5-17.** Needle holder를 이용하여 blade 제거

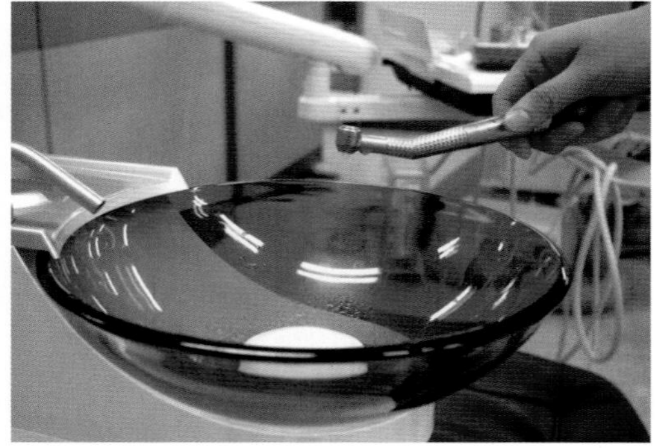

■■ **그림 5-18.** 핸드피스 사용 후 냉각수 배출

치과진료의자의 수관 내부에 형성된 생물막(biofilm)은 주기적으로 소독하고 제거되어야 하는데 이를 위해 염소가 잔존하는 정수 시스템을 사용하며 제조사의 지침에 따라 필터 교환과 수관 청소를 해야 한다. 매일 아침 진료 전 3분간, 매 환자 진료 전 15초간 수관 내의 물을 배출시켜 놓아야 한다.

환자가 한 번 사용한 진료의자의 오염은 다음 환자의 진료준비 시 반드시 소독제 등을 이용하여 소독 후 사용하도록 한다. 고수준의 화학적 소독제(2% glutaraldehyde 용액, 2% 염소용액)를 사용하여 진료의자와 계기판, 타구통을 계속적으로 소독하며 이때 장갑이나 보호경 등을 착용해야 한다. 표면 소독이 어렵거나 시간이 많이 걸리는 표면은 일회용 보호덮개 등을 사용하여 표면을 덮는데, 이는 소독에 드는 시간과 노력을 덜어주고 감염 방지에 중요한 역할을 한다. 특히 진료 중 자주 접촉되는 부분(반사경의 손잡이나 석션기 손잡이)은 멸균된 알루미늄 호일을 이용하여 씌우는 방법도 추천된다(그림 5-19, 5-20, 5-21).

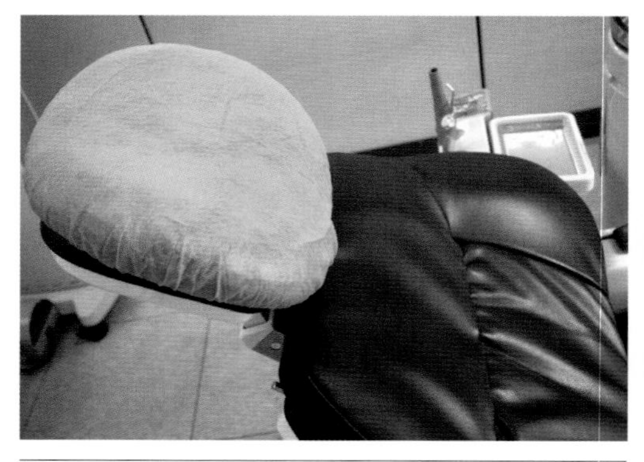

■■ **그림 5-19.** 헤드레스트의 보호 비닐

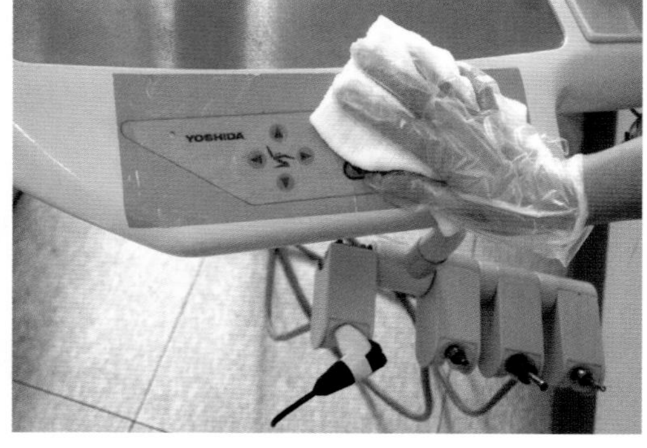

■■ **그림 5-20.** 치과진료의자의 표면 소독

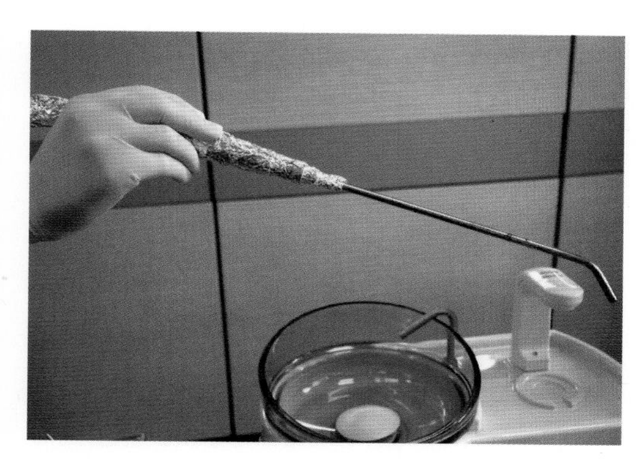

■■ 그림 5-21. 소독된 알루미늄 호일로 석션기의 손잡이를 감은 모습

진료실의 에어컨은 정기적으로 필터를 교환하고 진료 전후를 이용하여 창문을 열어 환기시켜 실내 공기를 청정하게 유지해야 한다. 특히 수술실은 천장이나 벽, 바닥에 소독약품을 사용할 수 있어야 하며 공기 청정도를 유지하기 위해 공기필터나 air shower 등을 설치하여 공기 오염을 최소화해야 한다.

5) 적출물 처리

적출물이란 의료기관에서 발생하는 폐기물 중 감염성이 있는 물체를 칭한다. 적출물은 종류별로 전용 용기에 넣어 밀폐 보관하는 것이 원칙으로 폐기물은 격리의료 폐기물, 위해 의료 폐기물, 일반의료 폐기물로 나누어진다. 전용 용기는 견고하고 뚜껑이 있어야 하며 악취나 액체가 외부로 새어 나오지 않도록 제작되어야 한다. 이 전용 용기에는 반드시 배출자, 사용개시 연월일, 종류 및 성질과 상태, 수거자를 기재해야 하고 각각의 보관 기간 내에 수거되어야 하며 75% 미만으로 적재하도록 한다. 세탁물은 일반 세탁물과 오염 세탁물로 분류하며 햄퍼가 넘치지 않도록 주의하고 뚜껑으로 격리한다. 폐기물 분류와 처리 기준에 대해 표 5-3을 참조한다. 치과 위생

표 5-3. 폐기물의 분류와 처리 기준

전용 용기	폐기물 종류	해당 폐기물	보관 기간
붉은색	격리 의료폐기물	법정 전염병으로 격리된 환자의 의료행위에서 발생한 일체의 폐기물	7일 이내
노란색	위해 의료폐기물	인체 조직, 혈액 생성물과 치아	15일 이내
	일반 의료폐기물	혈액, 체액, 분비물이 묻은 탈지면, 거즈, 일회용 주사기, 수액 세트 등	15일 이내
손상성	위해 의료폐기물	Blade, needle, 봉합침 등	30일 이내

사는 적출물을 다룰 때 항상 장갑을 사용하고, 엎지르거나 튄 경우 휴지로 흡수시키고 소독액을 사용하여 닦는다. 모든 과정이 완료된 후에는 꼭 수세하도록 한다(그림 5-22, 5-23, 5-24).

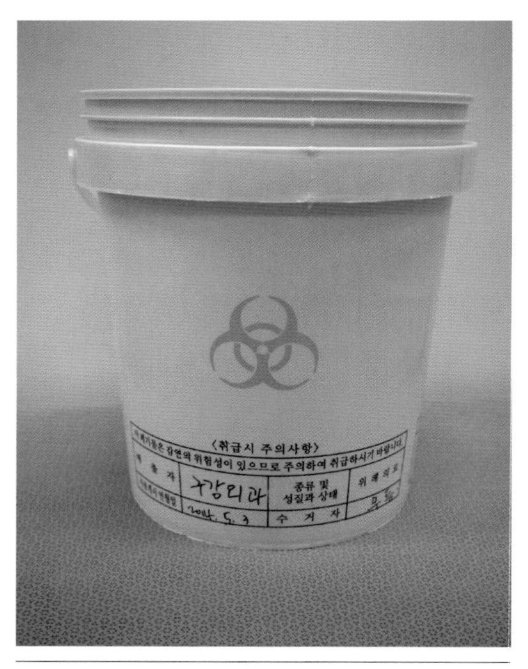

■■ 그림 5-22. 손상성 주사침통

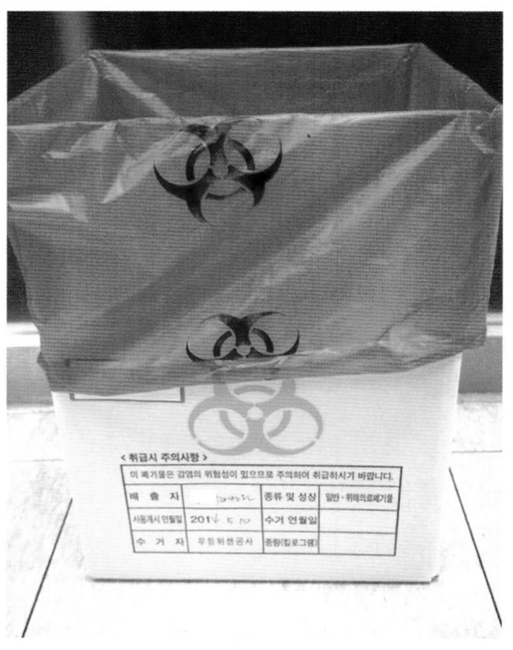

■■ 그림 5-23. 노란색 전용 용기

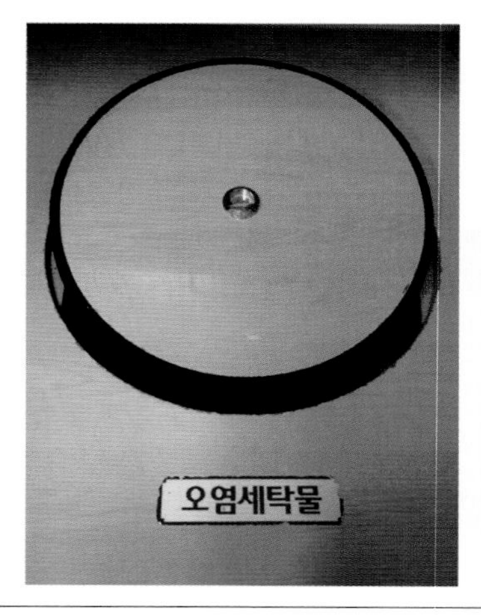

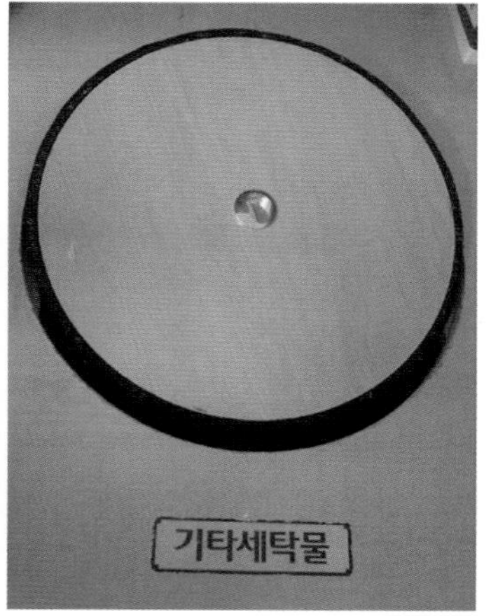

■■ 그림 5-24. 오염된 세탁물과 일반 세탁물 전용 용기

Summary

- 감염 방지는 외과 시술에서 필수적인 것이며 기구, 설비 및 부품의 소독이나 올바른 드레싱에만 국한되는 것이 아니므로 주위환경의 병원균 감소에 대한 필요성을 인식하는 것도 매우 중요하다. 진료인과 진료 보조자 및 환자들 간의 교차감염 방지와 실내공기 중 미생물 감소 및 무균상태를 위해 항상 유의해야 할 것이다.
- 멸균법은 세균과 바이러스의 완전한 파괴 방법을 의미하며, 소독은 완전한 멸균상태를 충족시킬 수 없다는 사실을 명확히 인식해야 한다.

참고문헌

1. 민병일. 악안면성형외과학. 군자출판사; 1990.p.34-68.
2. 이귀녕, 권오헌. 임상병리 파일, 제3판. 의학문화사; 2000.p.232-4,872-942.
3. Peterson LJ, et al. Contemporary oral and maxillofacial surgery, 3rd ed. C.V. Mosby; 1998. p.2-21.

Oral & Maxillofacial Surgery

PART 3
구강악안면외과 치료 I

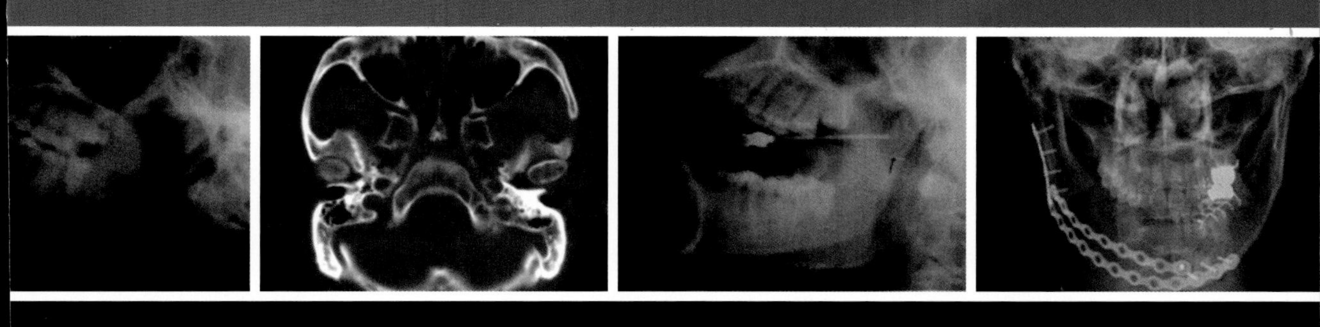

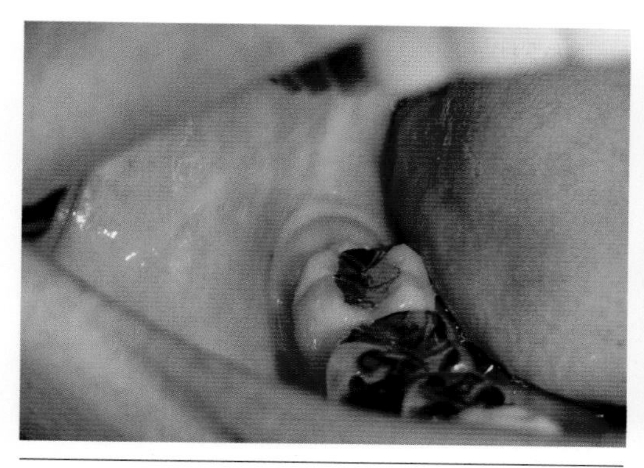

■■ 그림 6-6. 동일한 환자의 발치 전 구강내 소견

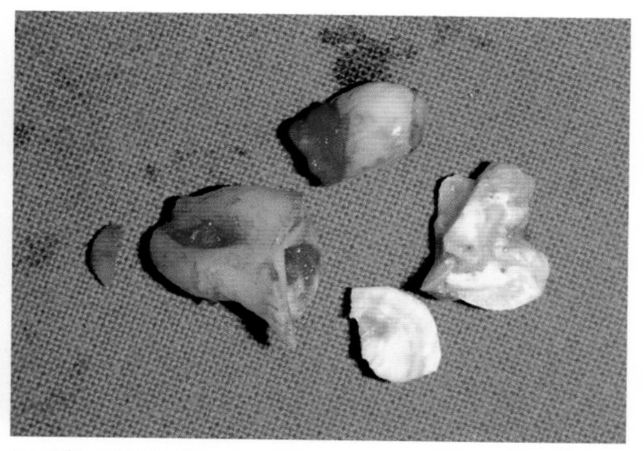

■■ 그림 6-7. 여러 조각으로 분리되어 발치된 제3대구치

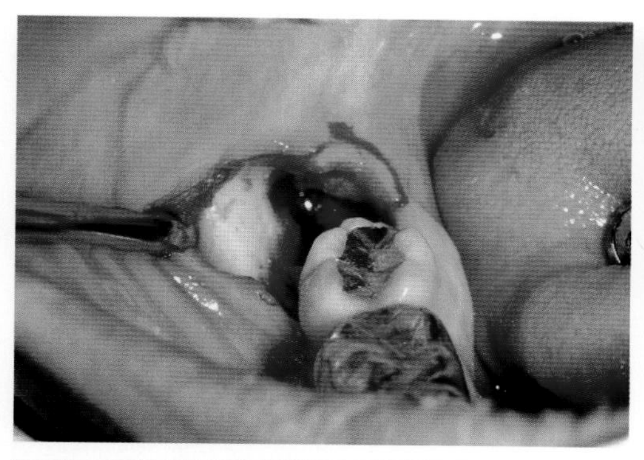

■■ 그림 6-8. 발치 후 발치창 모습

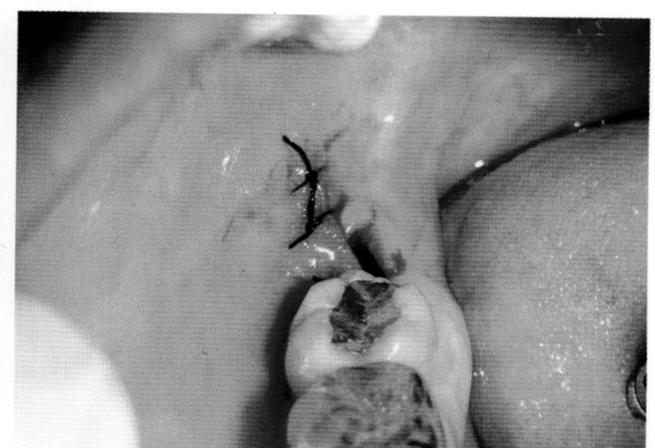

■■ 그림 6-9. 봉합이 완료된 상태

3) 매복치

매복치는 정상적으로 맹출하지 못하고 치관의 일부 또는 전부가 치조골내에 묻혀 있는 치아를 말한다. 매복치는 어느 치아 부위에서나 모두 발견될 수 있는데 정상 치아 중 가장 흔히 매복되어 있는 치아는 제3대구치이고, 상악 제3대구치보다 하악 제3대구치에서 더 자주 발견되며, 그 다음으로는 정중 과잉치이고 상악 견치나 상하악 소구치의 매복도 자주 볼 수 있다. 과잉치도 매복된 경우가 흔하다.

매복치는 무조건 발치해야 하는 것은 아니나 정상 치아의 맹출을 방해하는 경우, 교정 치료를 위한 치아 이동에 방해가 되는 경우, 의치나 임플란트 치료에 방해가 되는 경우 발치가 필요하다. 낭과 같은 악골내 병소와 관계되어 있는 경우에는 악골의 병소를 제거하면서 함께 발치한다.

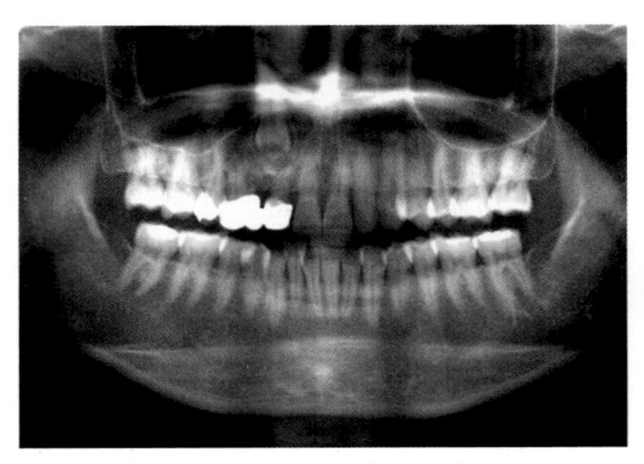

■■ **그림 6-10.** 상악 우측의 매복된 견치

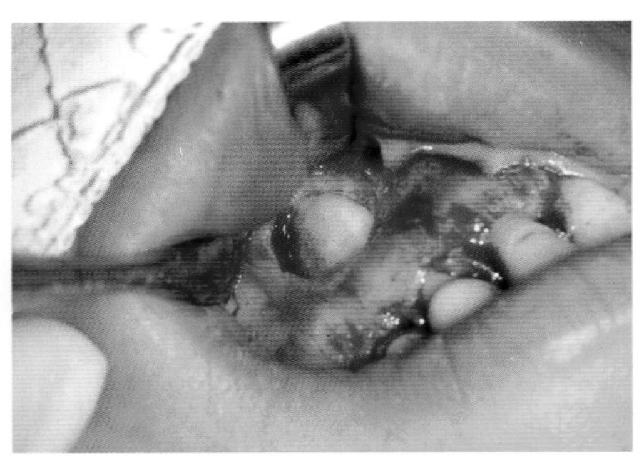

■■ **그림 6-11.** 외과적 발치를 위해 판막을 거상하고 골을 삭제한 모습

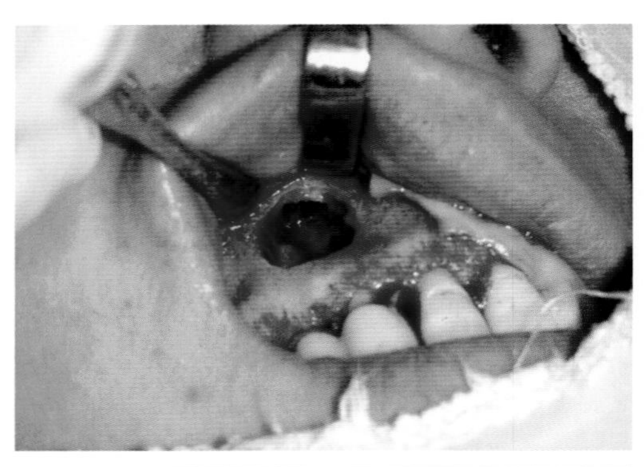

■■ **그림 6-12.** 발치를 완료한 모습

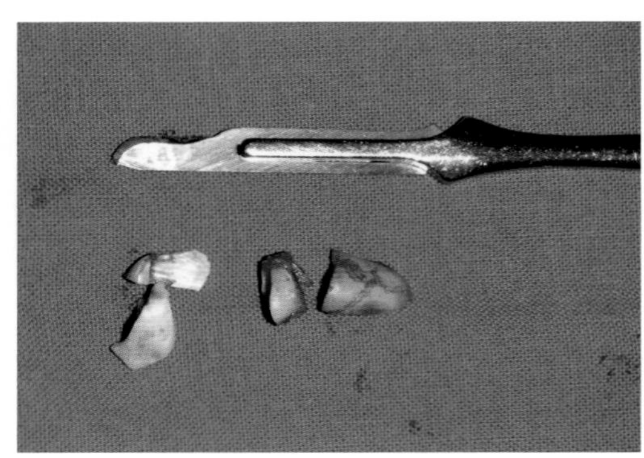

■■ **그림 6-13.** 발치한 매복 견치

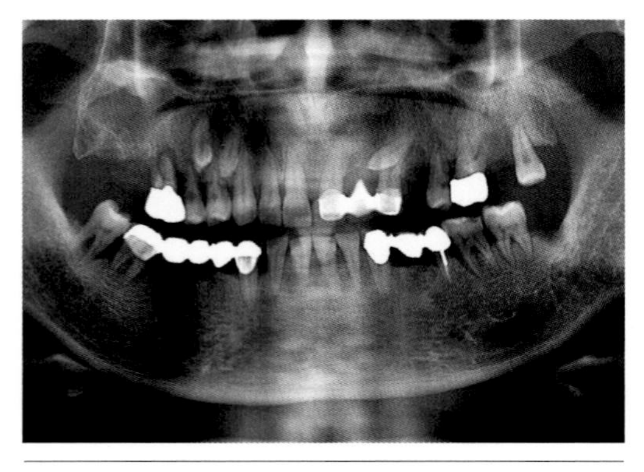

■■ **그림 6-14.** 상악 및 하악의 임플란트 치료를 위해 내원한 환자로 상악에 매복된 과잉치가 발견되어 임플란트 치료를 위해서는 발치가 필요하다.

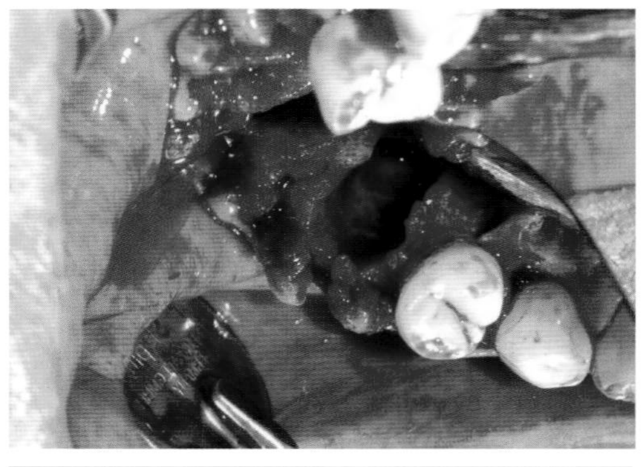

■■ **그림 6-15.** 상악 우측 구치와 매복치의 외과적 발치

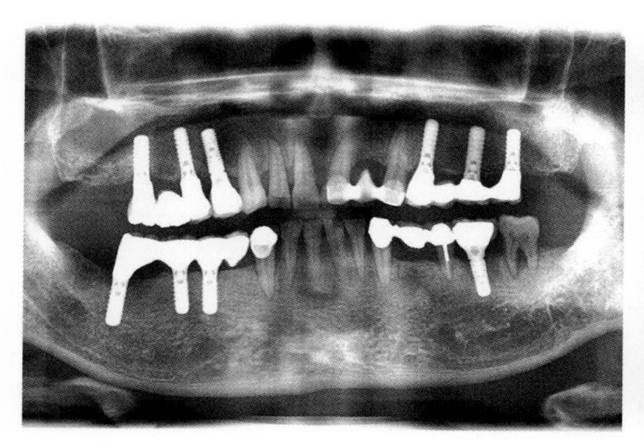

■■ **그림 6-16.** 임플란트 치료가 완료된 모습

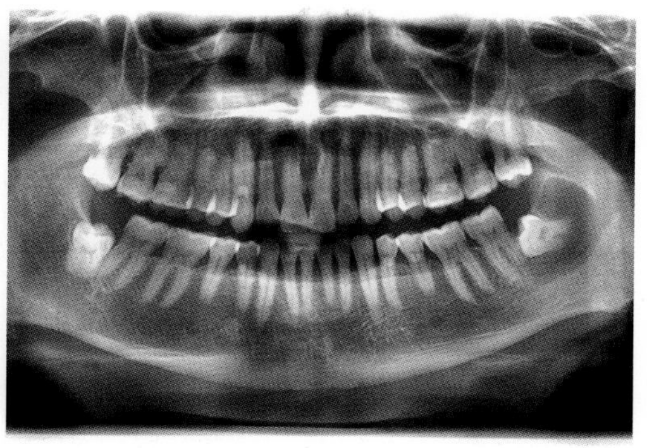

■■ **그림 6-17.** 하악 좌측 제3대구치와 관계된 함치성 낭-매복된 치아의 발치는 함치성 낭의 적출 수술과 함께 이루어 진다.

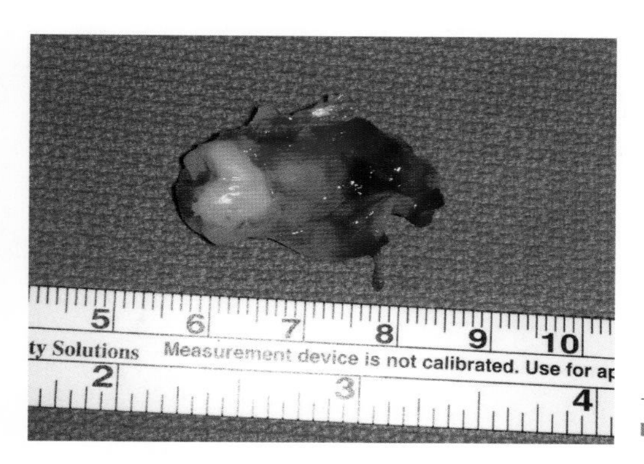

■■ **그림 6-18.** 낭 적출 수술과 함께 제거된 제3대구치

4) 과잉치

과잉치는 제3대구치를 포함하여 정상적으로 발생할 수 있는 32개의 영구 치아를 제외하고 추가로 발생한 치아를 말하며, 가장 흔히 발생하는 부위는 상악 중절치 부위로서 이 부위에 발생한 경우 정중치(mesiodens) 라고 부른다. 과잉치의 발치가 필요한 경우는 주로 정상적인 치아 배열을 형성하는데 방해가 되는 경우이다. 맹출한 과잉치의 발치는 대개 단순발치가 되고 맹출하지 않은, 즉 매복된 과잉치의 발치는 외과적 발치로 행한다. 치료실에서 가장 흔히 만날 수 있는 매복 과잉치는 정중 매복 과잉치로서 절개, 골삭제 및 치아 분할, 소파 후 봉합하는 외과적 발치의 과정은 기본적으로 매복 제3대구치와 같으나, 매복된 위치에 따라 판막의 형성 위치가 달라지므로 술전에 각도를 달리한 2매의 치근단 방사선 촬영으로 위치를 추정하거나, 전산화단층촬영(computed tomography, CT)을 통해 위치를 미리 정확히 파악하는 것이 중요하다. 과잉치는 구개측에 매복되어 있는 경우가 비교적 흔한데, 한쪽의 소구치 또는 견치에서 반대

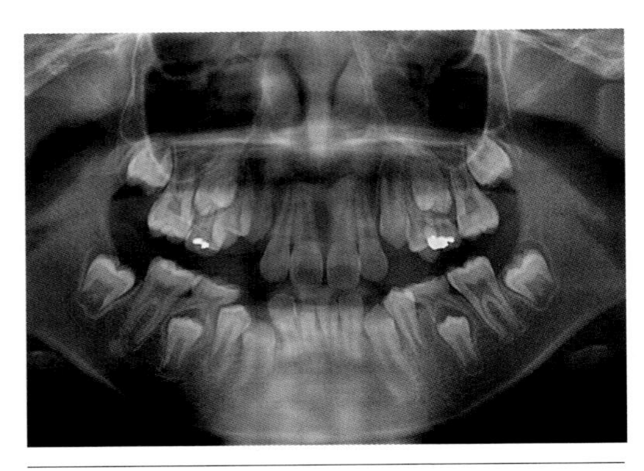

■■ **그림 6-19.** 상악 정중부에 매복된 과잉치아가 관찰된다.

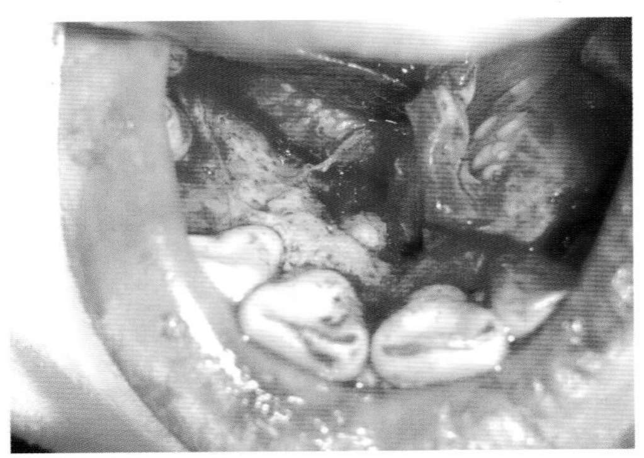

■■ **그림 6-20.** 구개측 판막을 거상한 후 골삭제로 매복 과잉치를 노출시킨 모습

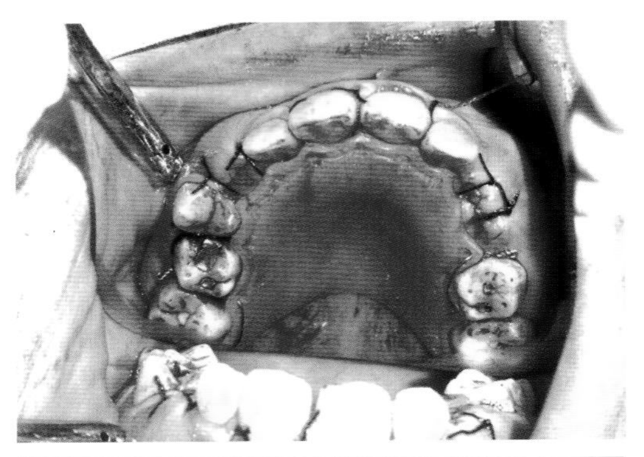

■■ **그림 6-21.** 수술용 레진 스플린트의 장착. 스플린트는 다양한 형태로 제작 가능하다.

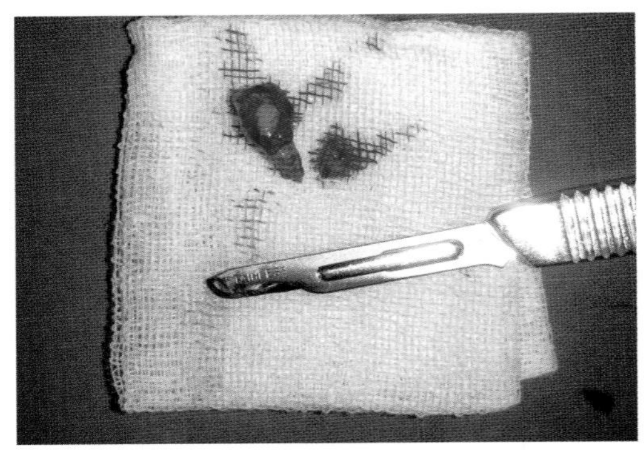

■■ **그림 6-22.** 발치된 치아

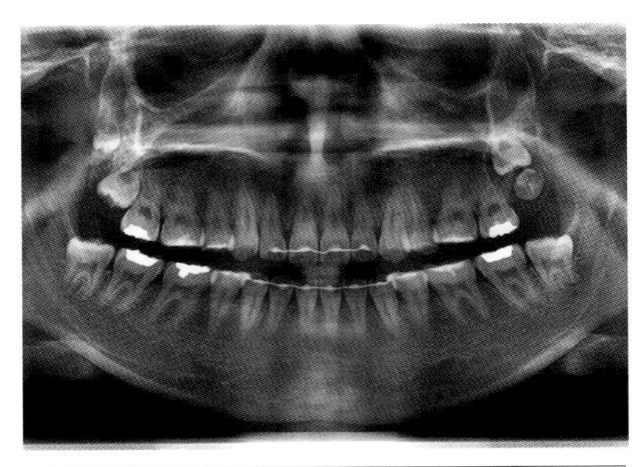

■■ **그림 6-23.** 상악 양측 제3대구치의 매복과 함께 과잉치인 제4대구치가 매복된 모습

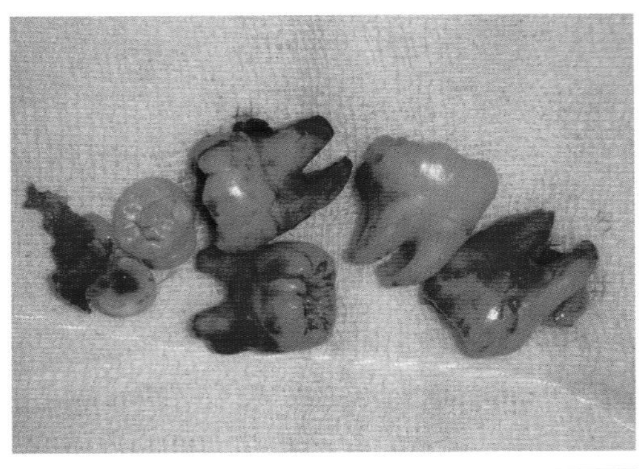

■■ **그림 6-24.** 매복된 상악, 하악 양측 제3대구치와 상악 양측 과잉치를 모두 발치한 모습

쪽 소구치 또는 견치에 이르는 구개측 치경부를 절개하여 판막을 형성한 후 진행된다. 또한 봉합을 완료한 후 압박 지혈을 위해 거즈를 물리기도 하지만 미리 제작한 수술용 레진 스플린트(resin splint)를 장착하여 약 2일 정도 압박하여 주는 것이 일반적이다.

5) 전신평가와 적응증/금기증

(1) 발치 환자의 전신평가

환자의 전신평가는 3장에서 설명한 전신질환의 평가 방법을 따른다. 전술한 바와 같이 발치는 치과진료실에서 가장 흔히 만날 수 있는 관혈적 처치로, 비관혈적 치료에 비해 치료 전 전신상태의 평가가 중요한 분야이다. 근래에는 고령 인구가 증가하고 있어 전신질환을 가진 환자의 수 역시 급증하고 있는데 간단한 질문 답변만으로도 환자가 치료받고 있는 질병과 병력 및 약물 투여와 같은 관련된 정보를 어느 정도는 파악할 수 있다.

가장 흔히 만날 수 있는 전신질환자는 고혈압과 당뇨병으로 진료실에서 혈압의 측정, 간이 혈당 측정 기구 등으로 환자의 상태를 확인하는데 도움을 얻을 수 있다. 발치와 관련하여 혈액응고나 약물 투여에 주의를 요할 수 있는 간이나 신장의 질환자도 흔한 편이며 모든 전신질환을 본 장에서 다 열거할 수는 없다. 하지만, 질환의 종류와 양상이 매우 다양하므로 병원 또는 치과의원의 시스템에 따라서는 환자의 처음 내원 시 치과 의료진의 진찰과정 이전에라도 환자나 보호자와의 대화를 통해 간단한 상태를 알아놓는 것이 진찰 과정에 도움을 줄 수 있다. 치과 진찰이 끝난 후에는 해당 전신질환을 치료하는 주치의와 협의 필요성 여부에 대해 치과 의료진의 결정이 내려지고 이에 따라 환자와 보호자를 안내하는 것이 중요하다.

(2) 발치의 적응증

치료를 통해 치아가 정상적인 기능을 회복할 수 없는 경우가 발치의 적응증이 된다. 정상기능을 하고 있더라도 보철이나 교정과 같은 치료를 위해 필요한 경우나 전신질환의 치료를 위해 예방적 치아 치료가 필요하나, 전신질환의 상태가 응급 처치를 요하여 치아의 보존적 치료를 시도할 수 있는 시간이 없는 경우도 적응증으로 볼 수 있다.

다음과 같은 경우가 발치의 적응증이다.

① 심한 치아우식증으로 수복할 수 없는 치아

② 심한 치주질환으로 치조골 파괴와 동요도가 심하여 치주치료에 반응하지 않는 치아

③ 심한 치수 및 치근단질환으로 근관치료나 치근단 수술에 반응하지 않는 치아

④ 외상으로 파절되거나 인접 치조골 또는 악골의 골절로 인해 회복이 불가능한 치아

⑤ 인접치아 및 치주조직에 악영향을 주거나 줄 것으로 예상되는 매복치: 제3대구치가 가장 흔하며 그 다음으로 흔한 것은 매복된 과잉치이다.

⑥ 증상은 없으나 임플란트 식립수술에 장애가 되는 매복치
⑦ 보철치료에 장애가 되는 치아
⑧ 교정치료를 위해 제거가 필요한 치아
⑨ 방사선 치료가 시행될 예정인 부위에 있는 치아로서 방사선 치아우식증, 치수괴사 등에 의해 방사선 골괴사가 심해질 가능성이 있는 치아
⑩ 낭이나 종양에 함께 이환되어 회복이 불가능한 치아

(3) 발치의 국소적 금기증

대개는 감염과 관련되어 있으며 드물게는 악성질환과 관련된 경우도 있다.
① 봉와직염(cellulitis)이 동반된 급성 감염: 감염의 확산을 막는 것에 우선 순위가 있다.
② 급성 지치 주위염: 급성기에는 발치로 인한 감염 확산의 우려가 있으며, 발치 전후 적절한 항생제 투여와 치과의사의 판단에 의해 발치가 가능할 수 있다.
③ 급성 감염성 구내염: 발치 후 증상이 악화될 가능성이 있다.
④ 악성종양이 증식하는 부위에 포함되어 있는 치아: 악성종양의 성장이 증가하고 발치창이 정상 치유가 되지 않는다.
⑤ 방사선 치료에 의해 방사선 조사를 받은 악골에 위치한 치아: 방사선 치료를 받은 악골은 혈류량의 감소로 인해 발치창의 치유가 늦어지고 감염이나 악골 괴사의 가능성이 증가한다.

(4) 발치의 전신적 금기증

전신적 금기증은 발치중이나 발치 후 전신질환의 악화가 예상되거나 발치 부위의 감염 유발이 쉽고 지혈이나 창상 치유 등에 문제를 일으킬 수 있는 전신적 상태가 있는 경우이다. 대개는 상대적인 것으로 발치를 해서는 안되는 상태라도 치료나 조절이 잘 진행되면 적응증이 될 수 있다. 반대로 상대적인 금기증이라 하더라도 치료나 조절이 잘 진행되지 않아 절대적인 금기증으로 변화될 수 있다. 전신적 금기증은 다음과 같다.
① 허혈성 심장질환: 심근경색, 협심증 등
② 판막증 및 심내막염
③ 선천성 심장질환
④ 잘 조절되지 않는 고혈압: 발치 전후 심한 혈압 변화를 일으켜 위험을 초래할 수 있다.
⑤ 잘 조절되지 않는 당뇨병: 상처 치유의 지연, 감염의 위험 증가, 치료 중이나 후 급격한 혈당의 변화로 인한 합병증 발생 가능성이 높다.
⑥ 혈액질환: 재생불량성 빈혈, 백혈병, 혈소판 감소증, 혈우병 등
⑦ 간질환: 혈액응고인자 생성에 문제로 출혈 경향이 발생할 수 있고 치료 전후 투여할 약물

의 종류나 용량 조절이 필요하다.

⑧ 신장질환: 투석을 받는 신부전 환자는 혈액응고나 치료 전후 약물 투여량에 주의를 기울여야 한다.

⑨ 부신피질 스테로이드 투여 환자: 장기간 스테로이드 약물 투여를 받는 환자는 부신피질자극호르몬 분비가 억제되어 발치와 같은 외상에 의해 부신 위기(adrenal crisis)라고 불리는 쇼크를 일으킬 가능성 있다.

⑩ 임신: 임신 초기 0~3개월에는 유산의 우려, 후기 7~9개월에는 조산의 위험이 있으며 가능하면 임신 기간에는 발치를 하지 않고 반드시 필요한 경우는 산부인과 의사와 협의 후 결정한다.

⑪ 비스포스포네이트 계열의 약물을 투여받고 있는 환자: 비스포스포네이트 계열 약물은 골다공증 치료나 특정한 종류의 암이 골로 전이되는 것을 막기 위해 투여하는데, 이러한 약물을 장기간 투여받고 있을 경우 발치와 같은 구강의 외상 후에 상처 치유가 지연되고 감염과 함께 악골괴사를 일으키는 질환이 발생할 가능성이 있어, 투여받는 약물의 종류와 용량, 기간 등을 고려하여 발치 여부를 결정한다.

2 수술 전 준비

1) 수술 전 준비

(1) 방사선 사진 검사

발치하기 전에 반드시 구강내 방사선 사진 혹은 파노라마 사진을 촬영하여 치근의 형태, 치근의 석회화 유무, 하치조 신경 및 상악동과의 관계를 미리 관찰하는 것이 필요하다.

① 치근막과 치조골의 상태

② 치근의 형태이상

③ 매복치의 위치 확인

④ 치근과 상악동 또는 하악관의 위치적 관계

(2) 심리학적 고려

① 환자가 도착하는 순간부터 환자에게 관심을 보이도록 한다. 부산하고 환자를 무시하는 듯한 태도는 좋지 않다.

② 진료실의 소음을 방지하여 환자에게 편안한 분위기를 조성해 준다.

③ 기구는 가능한 환자의 시야 밖에 있어야 하며 독한 약품 냄새가 나지 않도록 주의한다.

④ 사용하는 용어는 환자에게 불안감을 느끼지 않도록 사용한다.

(3) 소독, 세척 및 수술준비

구강내에는 완전멸균 상태가 불가능하지만 상처 오염을 방지하기 위하여 노력해야 한다. 교차감염으로 인한 창상 파열, 치유 지연을 예방하기 위하여 충분히 세척하고 모든 기구는 소독하여 사용한다.

- 소독: 비교적 약한 살균력을 작용시켜 병원체를 파괴하여 감염의 위험성을 제거
- 멸균: 강한 살균력을 작용하여 병원균, 비병원균 등 모든 미생물을 멸살시키는 조작

① 기구소독

내압식 증기멸균 소독법이 추천되며 소독을 시행하기 전에 응고된 혈액과 조직물들을 솔과 비누로 반드시 제거해야 한다. 초음파 장비를 사용하는 방법도 효과적이다. 기구가 녹슬지 않아야 하며 모든 기구는 날카로워야 한다.

② 창상감염의 예방

hexachlorophene 혹은 povidone-iodine을 반복 사용하여 손 소독을 시행한다.

③ 환자의 피부소독

70% alcohol 단독으로도 매우 높은 살균효과가 있어 피부세균의 대부분을 파괴시킬 수 있다.

④ 구강점막의 소독

0.5% chlorhexidine, betadine 등이 효과적인 구강소독제로 알려져 있다.

⑤ 수술준비

환자를 진료 의자에 앉히고 환자의 머리를 포로 싸서 머리카락에 의한 오염을 방지한다. 여자 환자의 경우 화장을 지우고 소독제를 이용하여 피부와 입안을 소독한다. 가슴과 팔 등을 덮을 수 있도록 충분한 포를 씌우고 환자가 손으로 만지지 않도록 주의를 준다.

2) 수술기구준비

특별한 기구를 필요로 하는 여러 가지 방법뿐만 아니라 개인의 선호도에 따라 사용할 수 있는 매우 다양한 기구가 있다.

(1) 발치겸자(Forceps)(그림 6-25, 6-26)

① Standard forceps No.1.: 상악 전치 때로는 소구치용

② Standard forceps No.65.: 상악 치근용

③ Standard forceps No.10S.: 상악 구치용

④ Standard forceps No.16., Cowhorn: 하악 구치용

⑤ Standard forceps No.150.: 상악 소구치용

⑥ Standard forceps No.151.: 하악 소구치용

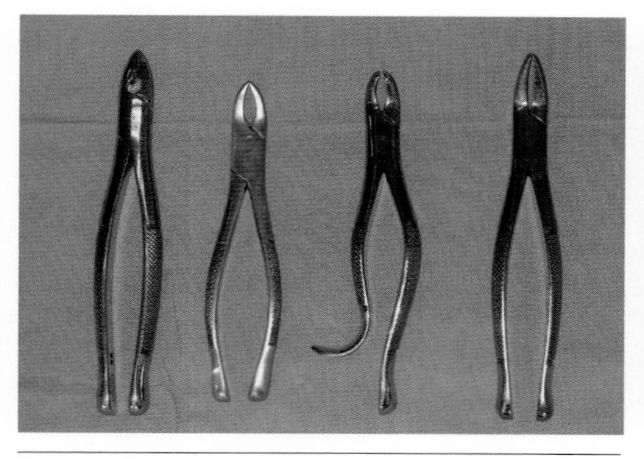

■■ **그림 6-25.** 발치겸자(상악용). 상악 전치용, 상악 소구치용, 상악 대구치용, 상악 치근용.

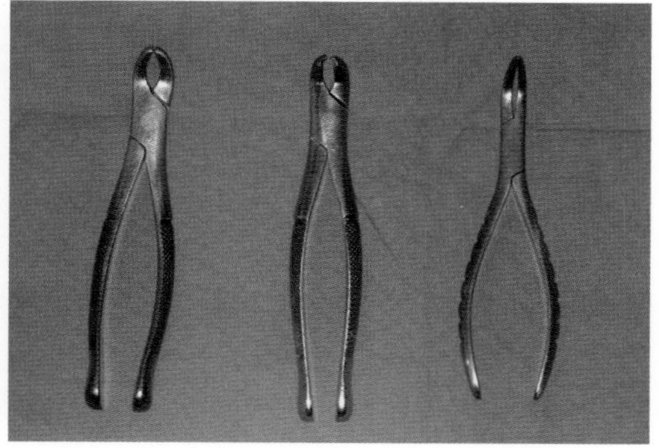

■■ **그림 6-26.** 발치겸자(하악용). 하악 소구치용, 하악 대구치용, 하악 치근용

(2) 발치기자(Elevators)

파절이 일어나지 않는 매우 튼튼한 기구가 필요하며 정교하고 날카로운 기구가 필요하다. 보통 3개가 1조(오른쪽, 왼쪽, 똑바른 형태)로 구성되어 있다(그림 6-27).

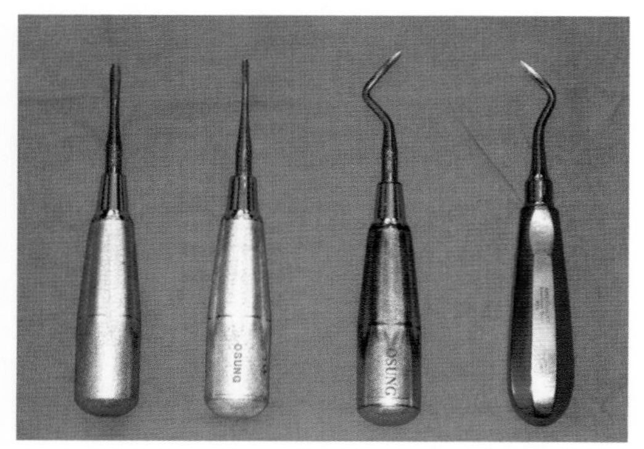

■■ **그림 6-27.** 발치기자. Straight, Curved

(3) 외과용 기구

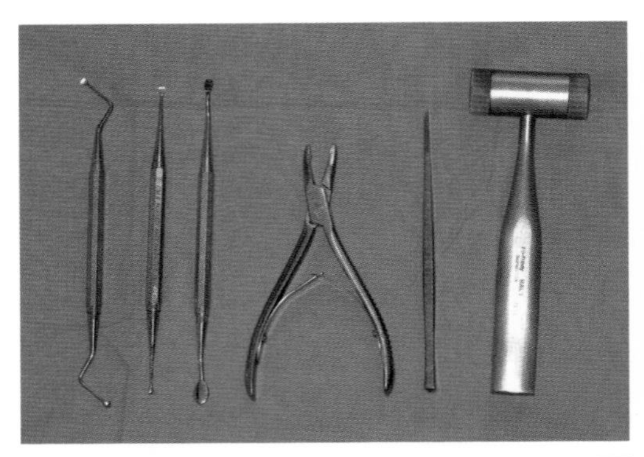

■■ **그림 6-28.** 소파기(curette), 골겸자(rongeur), 골줄(bone file), 골끌(bone chisel), 망치(mallet)

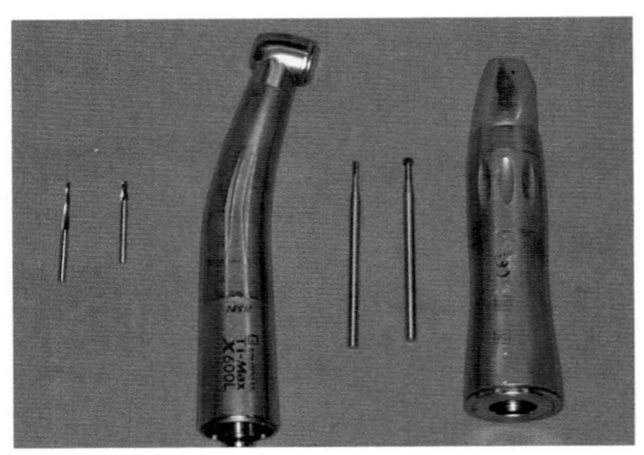

■■ **그림 6-29.** 고속 핸드피스와 버

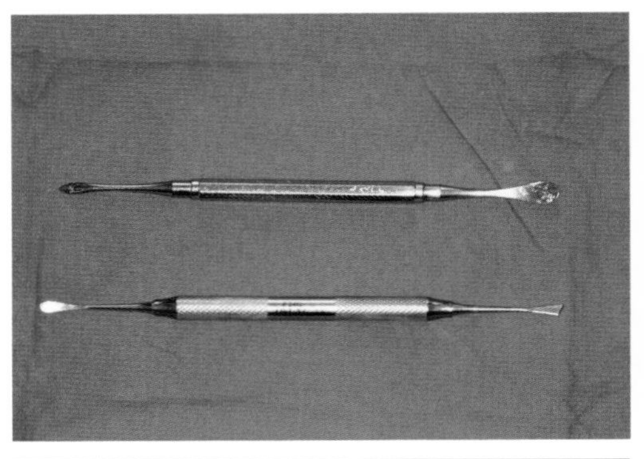

■■ **그림 6-30.** 골막기자(periosteal elevator), 견인자(retractor)

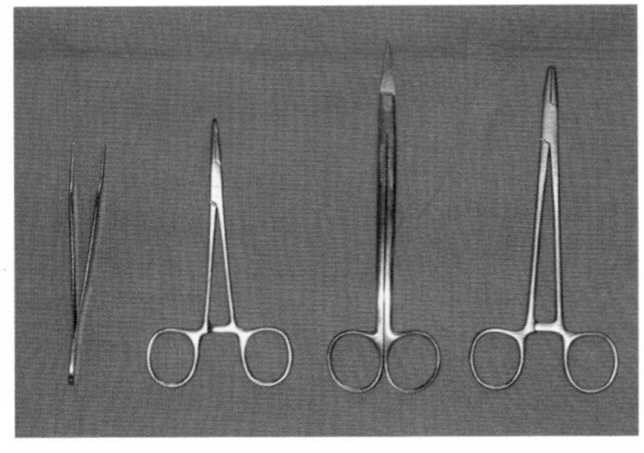

■■ **그림 6-31.** Adson 조직겸자, 지혈겸자(hemostat), 봉합가위, 지침기(needle holder)

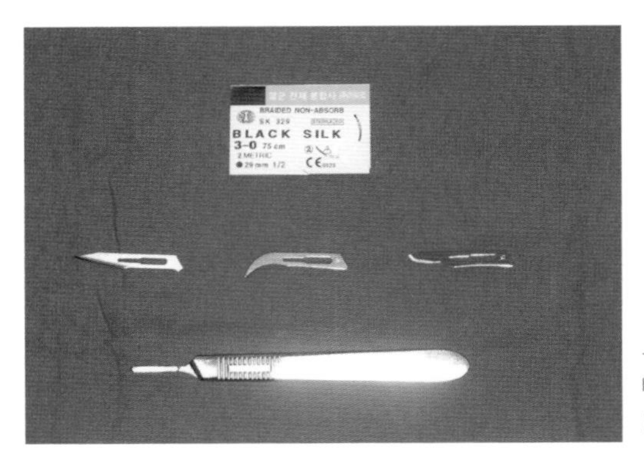

■■ **그림 6-32.** 봉합침, 봉합사, No.11., No.12., No.15. Blade, Blade holder

Summary

- 발치의 적응증은 심한 치아우식증, 치료가 곤란한 급성 및 만성 치주염에 포함된 치아, 치아 파절이나 치조골의 외상으로 치료가 불가능한 치아, 매복치나 과잉치, 보철이나 교정치료 시 장애가 되는 치아, 심미장애 치아, 낭, 골수염, 종양 및 골괴사의 원인 치아, 방사선 조사를 받을 영역의 보존이 불가능한 치아, 치성염증의 원인치아, 만기잔존 유치 등이다.
- 발치의 금기증은 출혈성 질환, 심장·순환계 질환, 만성 소모성 질환, 약제 장기복용 환자, 생리적 변동 등의 전신적 금기증과 봉와직염을 동반한 급성 감염, 급성 지치주위염의 원인 치아, 급성 감염성 구내염이 있는 경우, 악성종양이 증식하는 부위에 있는 치아, 방사선 조사를 받는 부위의 치아 등 국소적 금기증이 있다.
- 발치창의 치유는 혈병 형성기, 육아기, 결합조직에 의한 육아조직의 치환기 및 창상의 상피화기, 거친 원섬유성 골에 의한 결합조직의 치환기, 치조돌기의 재건 및 성숙 골조직에 의한 미성숙 골의 치환기를 거쳐 일어난다.
- 발치창의 치유지연 요소로는 감염, 창상의 크기, 혈액의 공급상태, 이물질, 환자의 전신상태 등이 있다.

참고문헌

1. 대한구강악안면외과학회. 구강악안면외과학교과서 2013;3:61–128.
2. 강현경, 권경환 외. 최신구강악안면외과학 94–119.
3. 강현숙, 김수관 외. 치과위생사를 위한 최신 구강악안면외과학 97–121.
4. 김수남, 박준우 외. 치과위생사를 위한 임상구강악안면외과학 72–89.

(3) 금기증

① 혈액질환(예: 백혈병, 혈우병, 혈소판감소성자반병 등)
② 최근 심근경색발작 병력이 있는 환자
③ 두경부 영역에 방사선 종양치료를 받은 환자
④ 장기간 스테로이드약물을 복용한 병력이 있는 환자
⑤ 임신
⑥ 성장기에 있는 환자
⑦ 정신적 문제를 갖고 있는 환자
⑧ 알코올 및 약물중독자
⑨ 불량한 구강 위생을 가진 환자
⑩ 임플란트 재료에 알러지를 가진 환자

다음 질환을 가진 경우에는 담당의와 상의하여 시술받을 수 있는 상대적 금기증의 예이다.
① 골다공증 환자
② 고혈압
③ 당뇨
④ 과다한 흡연자
⑤ 이갈이 환자
⑥ 부적절한 교합공간을 가진 환자 등

4) 수술기구 및 재료

일반적인 수술기구는 mirror, pincette 각 2set, metal suction tip, dental syringe, blade holder, periosteal elevator 2개, surgical curette, tissue forceps, needle holder, scissors 2개, Mosquito 2개(curved, straight), 임플란트 Surgical kit, bone rongeur, chisel & mallet, periodontal probe, towel clamp 3-5개, irrigation용 metal tip 2개, 소독포 4장, 공포 1장, aluminum foil, gauze 등이고 수술에 따라 sinus-lift set, 발치기구 등이 필요할 수 있다.

(1) 1차 수술 시 필요한 기구 및 재료

① 기본기구
② 소독제
③ 국소마취용기구: 주사기, 주사침 국소마취액
④ 세정용 주사기(30cc or 50cc), 생리식염수

⑤ 소독된 면구, 멸균 거즈
⑥ 메스홀더, 외과용칼(메스): No. 15, No. 12
⑦ 흡인관(suction tip)
⑧ 골막기자, 지혈겸자, 조직겸자
⑨ 골천공용 드릴
⑩ 임플란트용 핸드피스, 모터
⑪ Fixture, cover screw
⑫ Screw driver, wrench
⑬ Towel clamp etc.

(2) 2차 수술 시 필요한 기구 및 재료

① 기본기구
② 소독제
③ 국소마취용 기구: 주사기, 주사침, 국소마취액
④ 세정용 주사기(30cc or 50cc), 생리식염수
⑤ 소독된 면구, 멸균 거즈
⑥ 메스홀더, 외과용 칼(메스): No. 15, No. 12
⑦ 흡인관(suction tip)
⑧ Screw driver, wrench
⑨ Healing abutment etc.

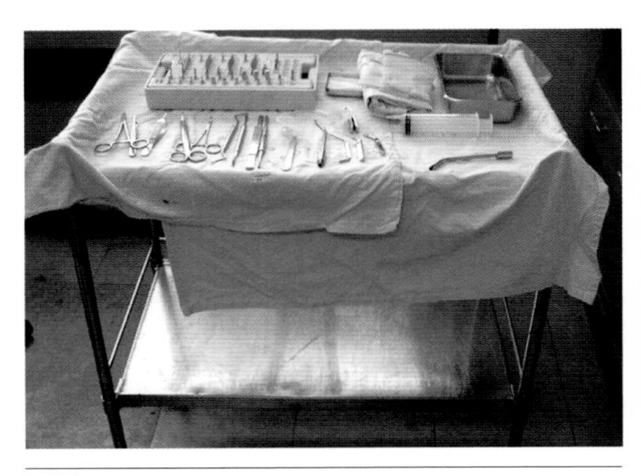

■■ 그림 7-6. 수술기구가 준비된 드레싱카트

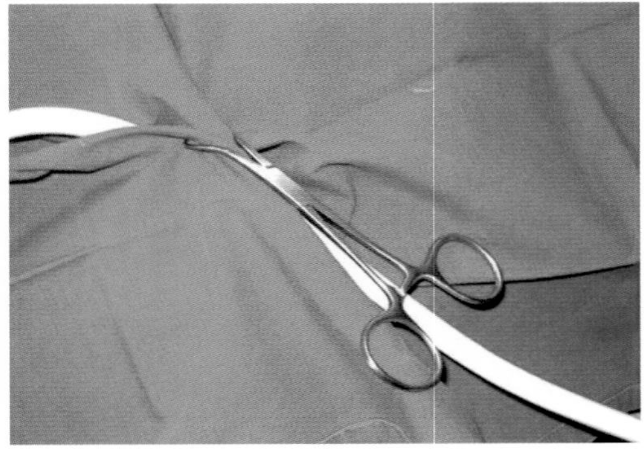

■■ 그림 7-7. Towel clamp. 썩션 튜브나 핸드피스 튜브를 공포에 고정시킬 때 사용

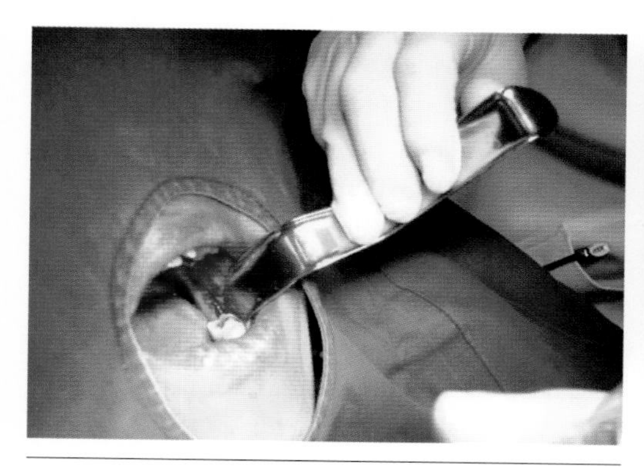

■■ 그림 7-8. Minnesota retractor. 빰이나 입술을 젖혀서 시술부위를 확보할 때 사용

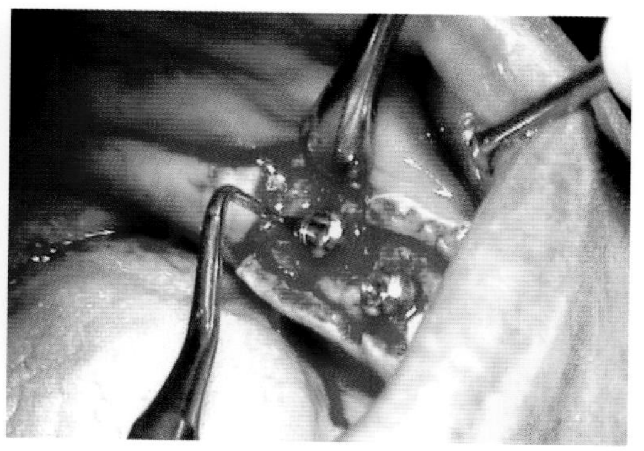

■■ 그림 7-9. Surgical curette. 육아조직 및 염증 조직을 제거할 때 사용

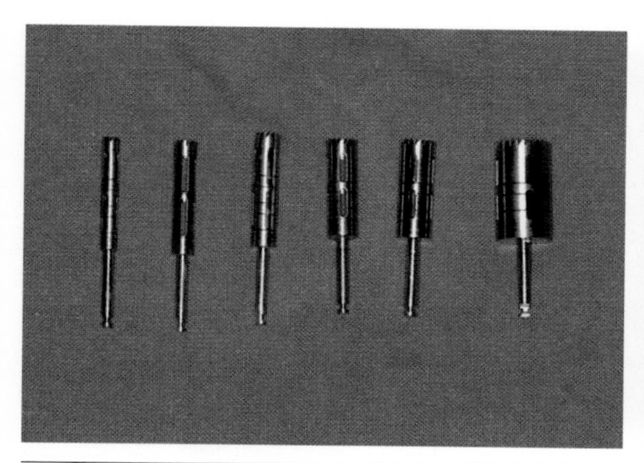

■■ 그림 7-10. Trephine drill. 골을 채취하거나 임플란트를 제거할 때 사용

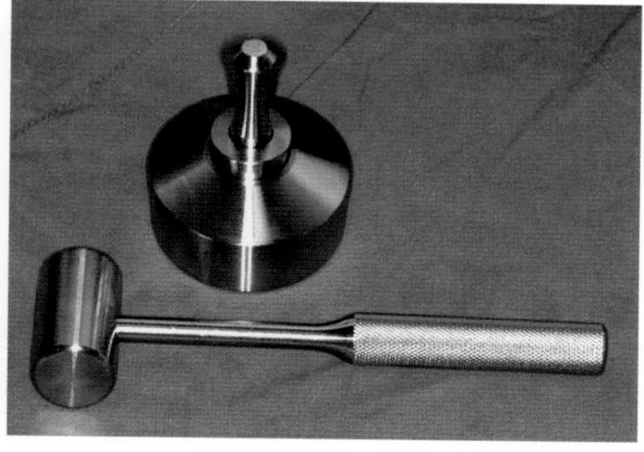

■■ 그림 7-11. Bone crusher 또는 bone mill. 채취한 골편을 잘게 부술 때 사용

5) 수술 과정

수술 부위에 국소마취 후 수술을 시작하기 전에 환자 구강내 소독(chlorhexidine gargling) 및 구강 주위를 소독(betadine 또는 chlorhexidine)하고 소독포로 드래핑을 시행한다.

(1) 절개 및 연조직 박리

절개선은 치조정, 설측 또는 구개측, 협측 또는 순측에 둘 수 있다(그림 7-12). 연조직의 박리 시 하악의 경우 치조골의 흡수가 심한 경우는 이공이 치조정까지 올라와 있는 경우가 있으므로 보조자는 시야확보를 위한 피판 견인 시 신경이 눌리지 않도록 유의해야 한다.

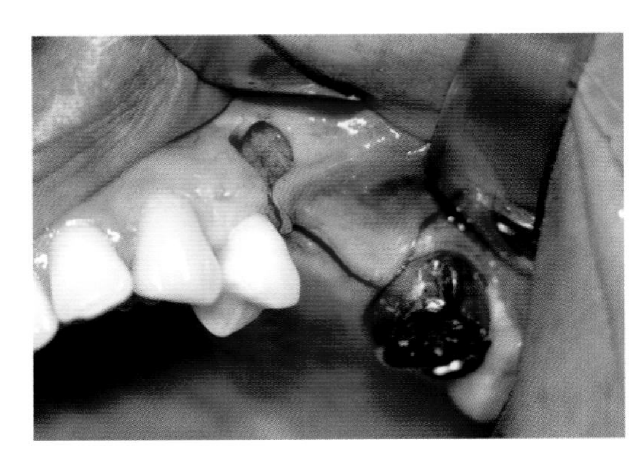

■■ 그림 7-12. 절개 및 연조직 박리

(2) 골함요 형성(Drilling)

① Guide(Initial) drill: 직경이 1.5mm 이하인 round bur나 lance drill로 식립할 위치와 방향을 잡는다(그림 7-13).

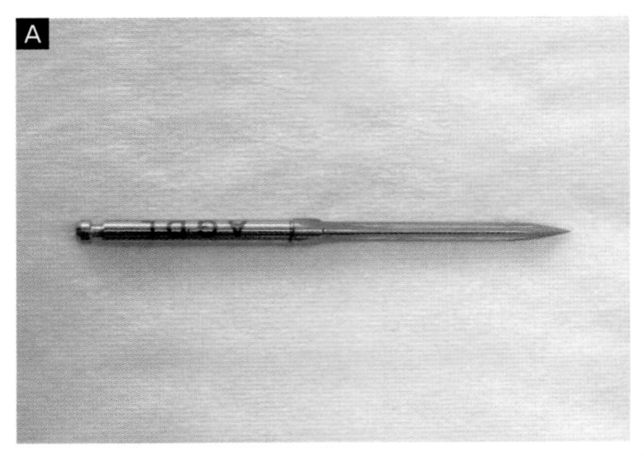

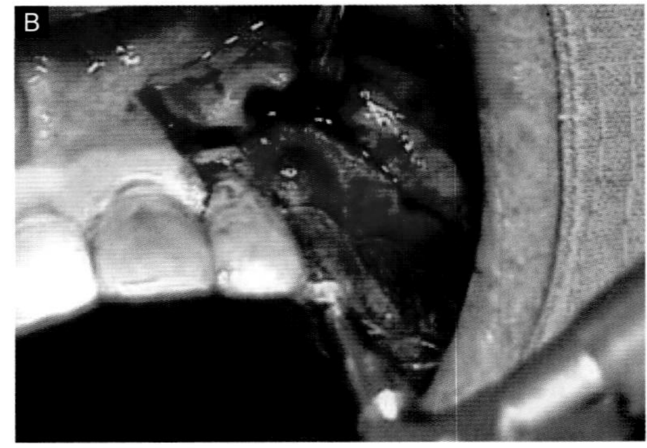

■■ 그림 7-13. **A.** Guide(initial) drill **B.** 인공치근 식립위치 표시 수술 장면

② Twist drill과 Pilot drill: 단단한 피질골을 나선형 drill로 원하는 만큼의 깊이로 파고, 드릴 직경을 점차적으로 늘려가며 식립 구멍을 완성한다(그림 7-14A, B). Pilot drill은 다음 크기의 twist drill을 위한 길을 열어 준다(그림 7-14C).

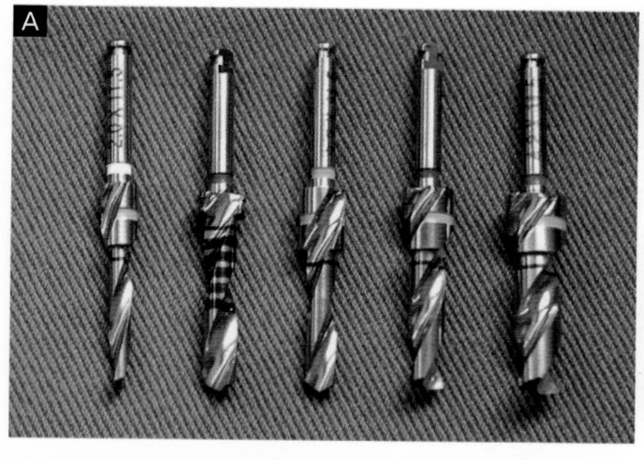

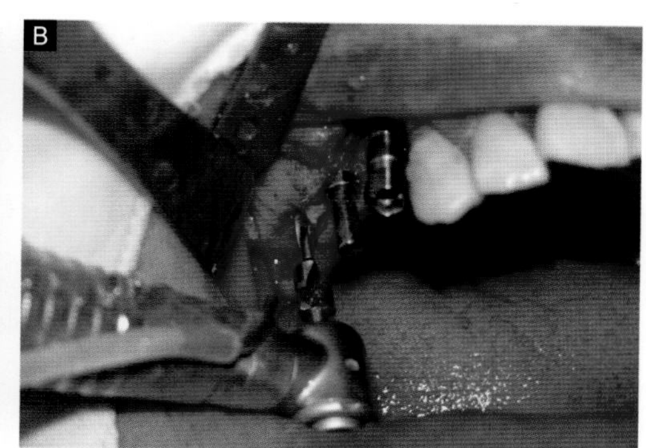

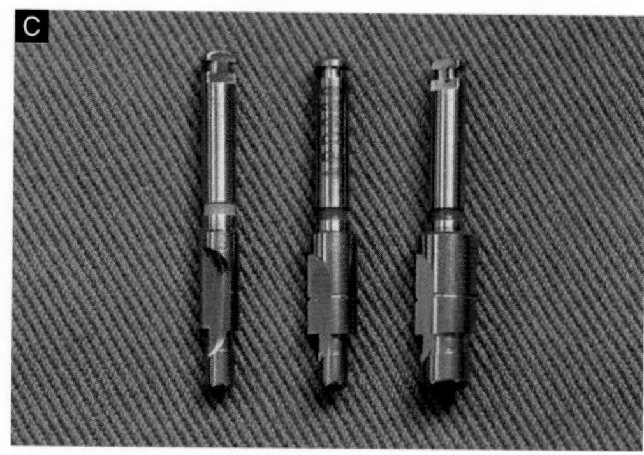

■■ **그림 7-14. A.** Twist drill **B.** 드릴링 사진. 골함요 형성 시 술자는 협설 방향을 보조자는 근원심 방향을 확인한다. **C.** Pilot drill

③ **Parallel(Guide) pin을 이용한 평행 확인:** 평행 확인을 위하여 guide pin을 삽입하여 자연치아와의 관계, 교합관계, 인접 임플란트와의 평행 여부를 확인한다(그림 7-15).

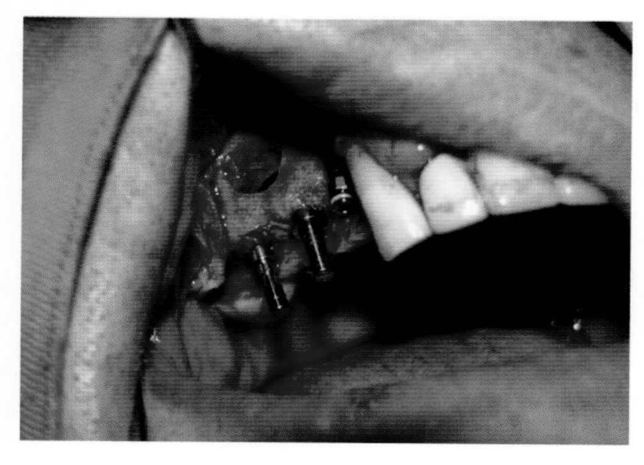

■■ **그림 7-15.** Parallel(guide) pin

④ Depth gauge: 형성된 골의 깊이를 측정하여 인공치근이 식립된 깊이를 측정한다(그림 7-16).

⑤ Countersink bur: 임플란트의 폭경이 동일한 원통형의 경우에는 필요 없지만, 상부가 넓은 임플란트의 경우는 counter-sink bur를 이용하여 위쪽 부분의 골을 접시모양으로 낮춘다(그림 7-17).

⑥ Surgical tap: 골이 단단한 경우 bone hole에 암나사선을 만들어 주어 인공치근이 무리없이 식립되도록 해준다(그림 7-18).

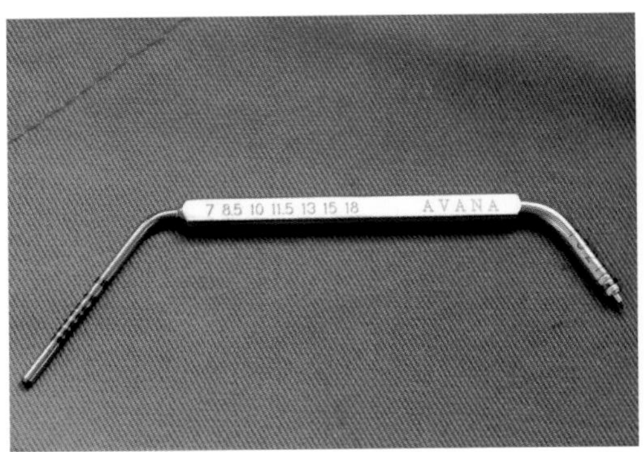

■■ 그림 7-16. Depth gauge

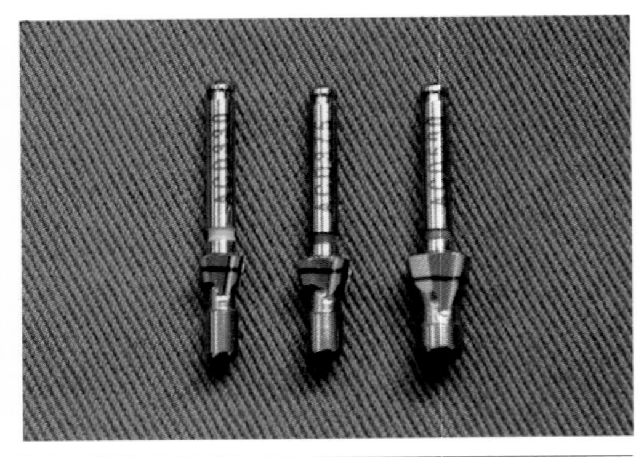

■■ 그림 7-17. Counter-sink bur

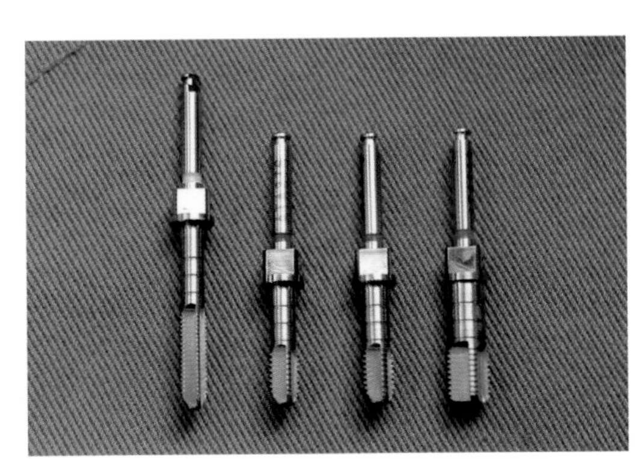

■■ 그림 7-18. Surgical tap

(3) 임플란트의 식립

5~20rpm 이하의 저속 회전으로 식립한다.

(4) Cover screw 장착

상부 보철구조와 연결되는 부분을 덮어주기 위하여 cover screw를 씌운다.

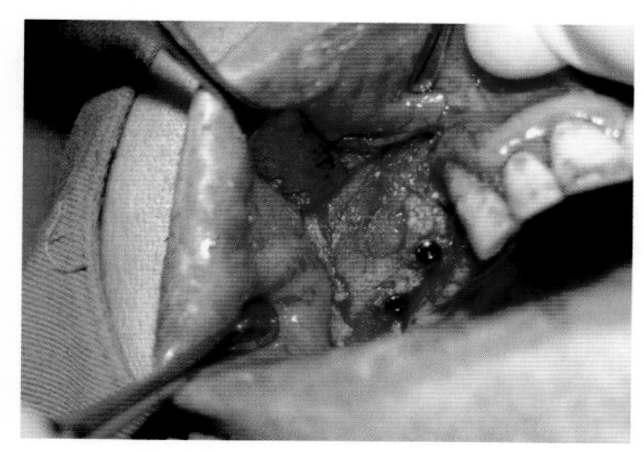

■■ **그림 7-19.** Cover screw 장착

(5) 봉합

감염예방과 치유기간 동안에 창상이 벌어져 임플란트가 노출되는 것을 방지하기 위하여 봉합한다.

1회법 수술 시에는 임플란트를 식립한 후 연조직으로 완전히 덮지 않고 cover screw 대신 healing abutment나 임시 보철물을 통해 상부를 노출시켜 2차 수술이 요구되지 않지만(그림 7-20A), 골이식이 필요하거나 초기 고정이 불리한 환경에서는 2회법으로 수술한다(그림 7-20B).

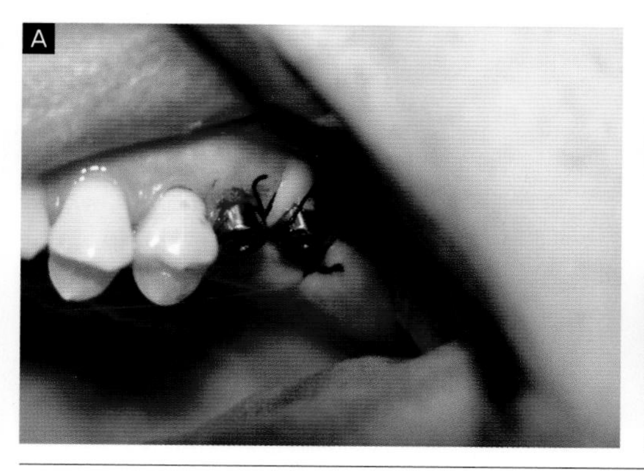

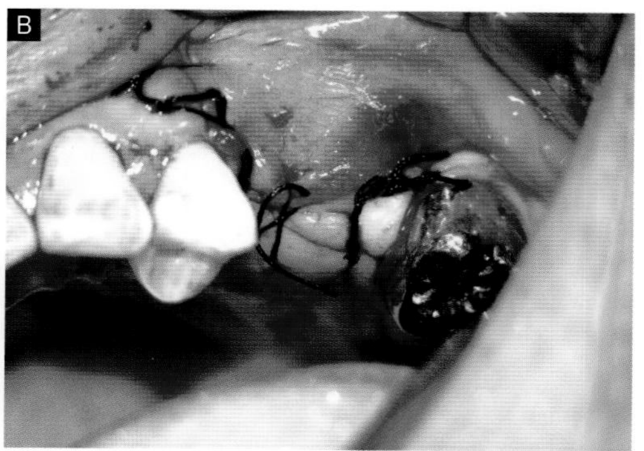

■■ **그림 7-20. A.** 1회법(one stage) 봉합 후 사진 **B.** 2회법(two stage) 봉합 후 사진

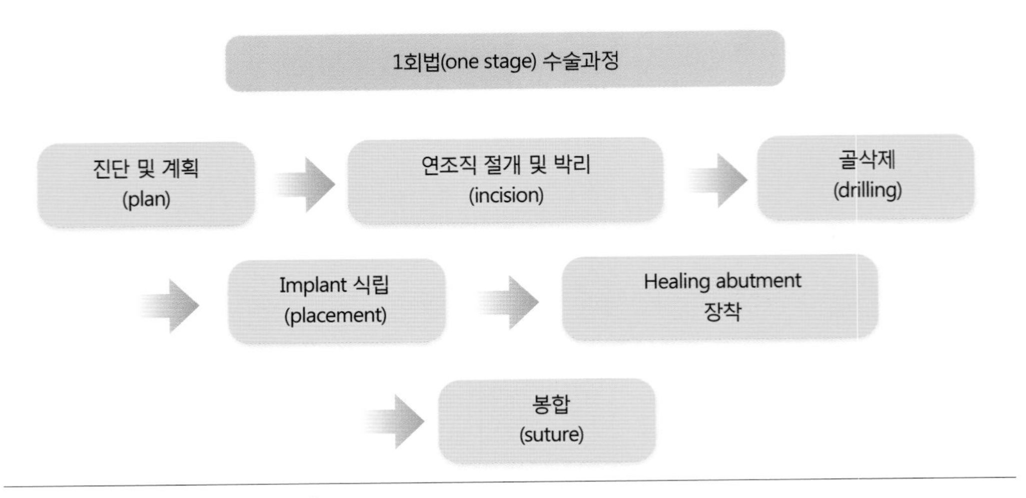

그림 7-21. 1회법 수술과정 모식도

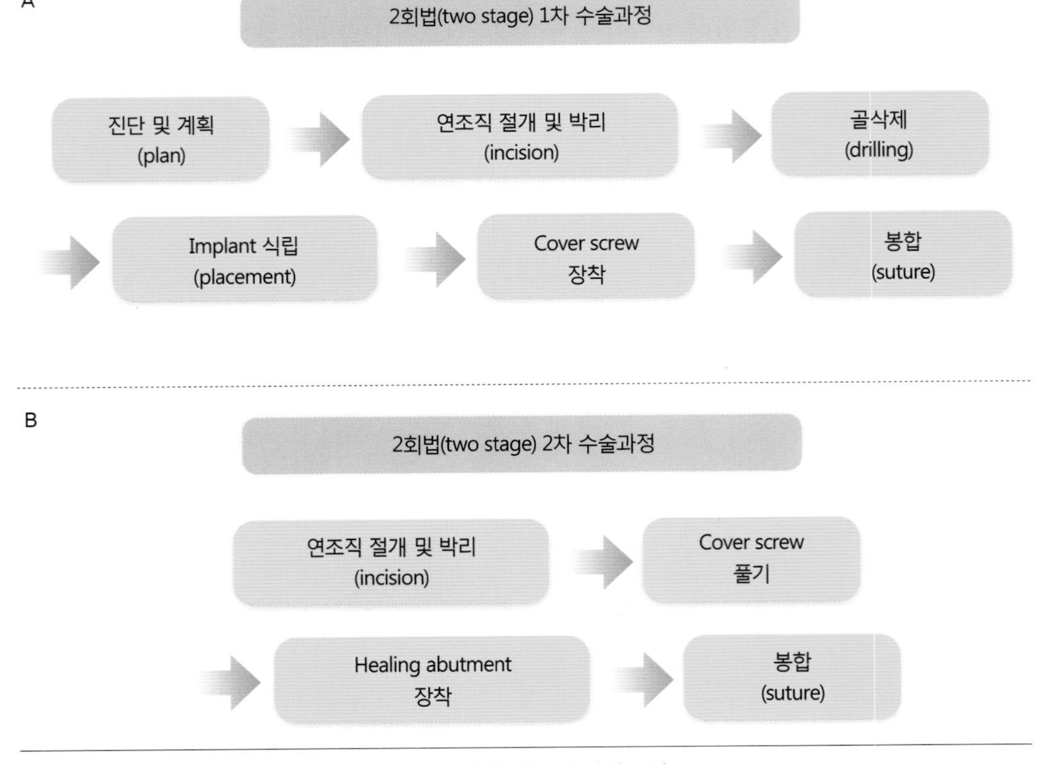

그림 7-22. A. 2회법 1차 수술과정 모식도 **B.** 2회법 2차 수술과정 모식도

2 수술 전 준비

1) 수술 전 준비

(1) 신체검사

환자가 가지고 있는 전신질환 및 현재 복용하고 있는 약, 그 외 이화학적 검사를 시행한다.

(2) 구강검사

시술 부위의 연조직 및 인접치아와의 관계, 환자의 구강 위생 관리 능력 등을 평가한다. 수술 시 구강내에 염증이 없어야 하며, 장기적으로 치료가 성공하기 위해서는 구강 위생을 잘 유지해야 하고, 불량한 구강 위생 상태는 상대적인 금기증에 속한다.

(3) 방사선 검사

임플란트 식립 부위의 골질과 골양을 평가하고 상악동이나 하악관 등의 해부학적 구조물의 위치를 파악하기 위해 치근단 방사선 사진, 측방두부규격 사진, 파노라마 사진, 컴퓨터 전산화 단층사진 등의 방사선 사진을 촬영한다.

(4) 석고 모형

① 진단용 모형

임플란트 식립 시 구강내 상태를 확인하거나 최종 보철물의 형태를 예상할 수 있다.

② 외과용 스텐트(Surgical stent)

인공치근 식립 시 구강내 위치를 확인하기 위해서 식립 위치를 표시한 구멍이 형성된 스텐트를 제작할 수 있다.

(5) 환자의 구강내 사진

술전, 술중, 술후 환자 구강내 사진을 촬영하여 술후 평가 및 환자 교육에 사용한다.

(6) 수술 전 환자의 고려사항

① 임플란트 수술 전 복용중인 약에 대한 설명

고혈압약, 당뇨약 등 복용 중인 약에 대한 평가가 이루어져야 한다. 아스피린이나 와파린 등을 복용하고 있는 환자의 경우, 해당 전문의의 컨설트 회신을 확인하고 약을 중단하는 것에 대한 지시사항이 있는 경우, 수술의(치과의사)의 지시에 따라 환자에게 설명하고 수술 당일 약물 중단 여부를 확인한다.

② 임플란트 수술 전 약 복용법 설명

수술 전 복용해야 하는 약(항생제, 진통제 등)에 대한 설명을 시행한다. 예방적 항생제는 수술 당일 복용 후 내원하도록 설명한다. 특정약에 대한 알러지가 있는지를 확인한다.

③ 술전 금연, 금주, 휴식을 취할 것을 권유한다.

④ 남자는 면도를 하고 여자는 가능한 화장을 하지 않고 내원하도록 설명한다.

⑤ 환자로부터 임플란트 수술 동의서를 받는다.

(7) 진료업무를 숙지한다.

① 수술 주보조업무(Scrub assistant)

초기 환자의 임플란트 상담 시 담당치과의사, 담당치과위생사, 환자가 같이 상담에 참여한다.

- 환자에 대한 전신질환 파악
- 수술 전반적인 상황논의
- 환자의 수술 전·후 주의사항 알려주기
- 환자의 현재 건강상태 확인하기
- 환자 구강내·외 소독
- 수술 보조업무
- 수술 후 환자의 상태 관찰
- 환자의 약 처방과 주의사항 알려주기
- 기구 관리와 소독

② 수술 부보조업무(Circulating assistant)

- 환자에 대한 상황 논의
- 기구 안전상태 및 멸균상태 확인 및 정비
- 진료 보조업무(보조 suction 사용 등)
- 수술 전 사용될 재료파악(인공치아 굵기 및 길이 등 종류별 재고 파악, 사용될 이식재나 차폐막 등)
- 술자와 주보조자의 보조업무
- 기구소독 및 관리
- 술중 구강내 사진 촬영

2) 수술 전 기구준비

(1) 진료실 내 무균법 원칙

① 수술기구와 물품은 반드시 멸균되어 있어야 한다.
② 소독된 상태의 사람은 소독물품만을 다룬다.
③ 멸균성에 의심이 갈 경우는 불결된 것으로 간주한다.
④ 소독이 안된 사람은 소독된 공간을 지나가서는 안되며 소독된 사람은 소독 안된 곳에 기대서는 안된다.
⑤ 소독된 수술가운을 입었을 때에는 허리에서 어깨까지의 앞부분과 소매부분만이 소독된 것으로 간주한다.
⑥ 소독 상태에 있는 사람은 소독영역 안에 있어야 한다.
⑦ 소독 안된 상태의 사람은 소독영역 가까이 가지 않도록 한다.
⑧ 습기는 오염원이 될 수 있다.
⑨ 소독영역에서 미생물이 완전히 제거될 수는 없으나 최대한 감소시켜야 한다.

(2) 피부준비

① 피부소독은 소독액을 묻힌 스펀지나 거즈를 사용하여 수술 부위 중앙에서 시작하여 가장자리 쪽에서 끝내며 하나의 스펀지는 단지 피부에 한 번만 사용 후 버리도록 한다.
② 가장자리를 닦은 소독 스펀지를 중앙부위에 접촉시키지 말고 피부는 적어도 4번 정도는 닦아내야 한다.

(3) 수술기구 및 재료준비

수술하는 순서별로 찾기 쉽게 기구를 소독포 안에 배열한다(그림 7-23, 7-24).

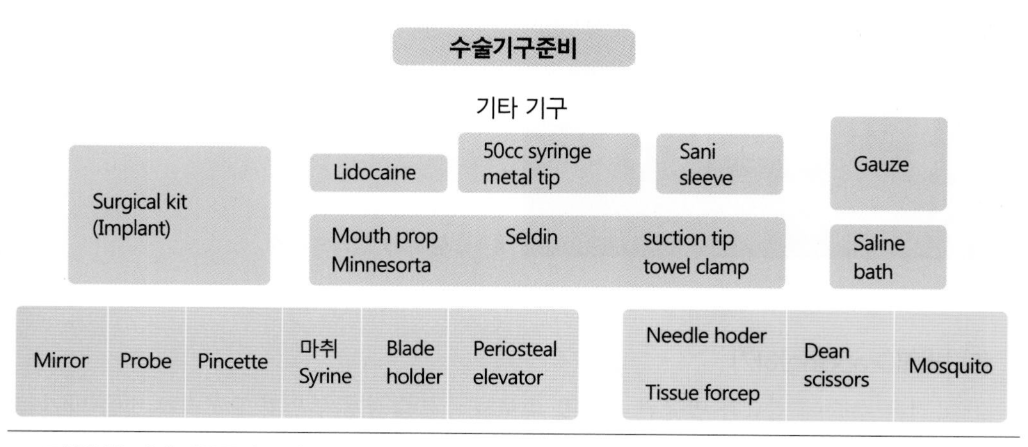

■■ 그림 7-23. 수술기구준비 모식도

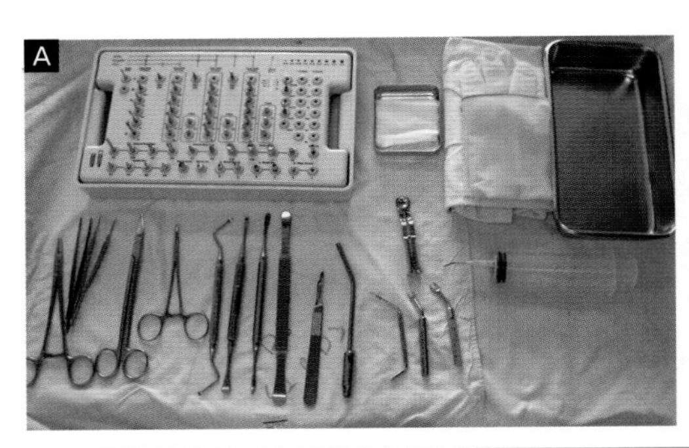
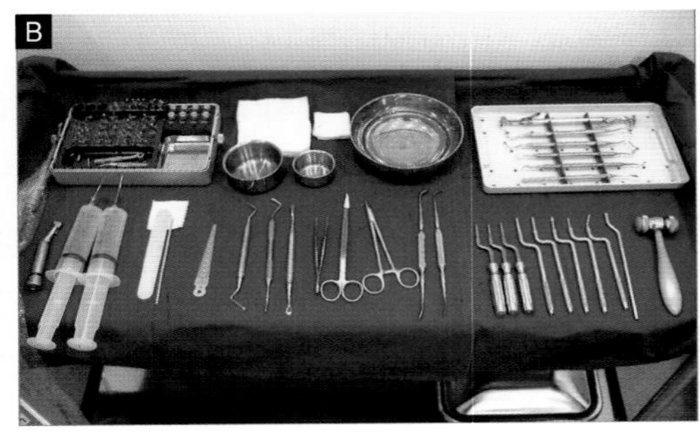

■■ **그림 7-24.** 수술기구준비 사례. **A.** 기본 준비기구 **B.** 상악동 수술 시 준비기구

(4) 장비준비

장비는 본체, 발판, 주수기, 임플란트 식립 핸드피스 연결라인 등으로 구성된다(그림 7-25). 수술 전 장비의 작동 및 고장 유무를 확인한다.

① 핸드피스 연결라인과 엔진 본체 연결선을 확인한 후 본체에 라인을 연결한다.
② 전원 플러그를 연결하고 전원 스위치를 켠다.
③ 생리식염수 장착대를 조립한다.
⑤ 주수 펌프에 주수 라인을 연결한다.
⑥ 핸드피스를 장착한다.
⑦ 핸드피스와 주수가 작동하는지 확인한다.

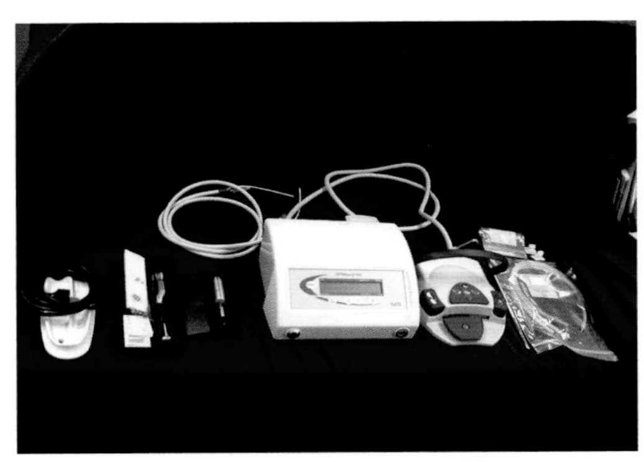

■■ **그림 7-25.** 장비의 구성

(5) 방포(Drapping)하기

① 목적은 수술에 필요한 멸균된 부위를 확보하여 수술절개 부위가 오염되는 것을 막기 위해서이다.

② 무균술을 철저히 지켜야 하며 젖은 방포는 사용하지 않아야 하고, 소독부위로부터 소독되지 않은 부위를 향하여 방포로 덮어주도록 한다.
③ 방포가 제 위치에 잘 고정되도록 하기 위해서 towel clamp를 이용한다.

(6) Suction tube 준비하기

멸균된 비닐 튜브로 감싼 suction tube를 소독포에 잘 위치시키거나 오염되지 않게 관리한다.

(7) 수술등 손잡이 호일 감싸기

술중 사용하기 편리하도록 멸균시켜 놓은 호일로 수술등 손잡이를 감싼다.

3 수술 후 관리

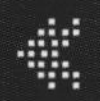

1) 수술 후 환자관리

① 술후 첫 24시간 동안은 구강 세척을 강하게 하지 말 것
② 2일 동안은 환부에 냉찜질할 것
③ 코를 세게 풀지 말 것(특히 상악동 거상술 시행 후)
④ 5일간은 유동식을 섭취하고 약 1~2주일간 금주, 금연할 것
⑤ 식염수나 구강소독제로 구강내를 세척하고 구강 청결에 주의할 것
⑥ 보철물은 이장(relining)하기 전에는 장착하지 말 것
⑦ 처방된 항생제 및 진통제 등 복용해야하는 약에 대해 설명할 것
그 이외에는 일반적인 외과적 수술 후 주의사항에 준한다.

2) 수술 후 정리

(1) 임플란트 엔진 관리

① 사용 후 본체에 생리식염수가 묻은 곳은 알코올로 닦는다.
② 모터 부분은 닦은 후 입구를 보호하기 위해 반드시 마개로 막는다.

(2) 사용한 드릴(Drill) 관리

① 초음파 세척기로 세척 후 헹군다. 거친 수세미 등을 사용하지 않는다.
② 헹군 후 충분히 건조시키고 소독포로 포장하여 멸균한다.

(3) 핸드피스 관리

① 터빈(turbin)을 분사하여 오물을 제거한다.

② 분해하여 완전히 세척, 건조시키고 움직이는 부분은 오일을 바른다.

(4) 주수 라인 관리

생리식염수가 닿았던 관내를 세척 후 건조시킨다(그림 7-26).

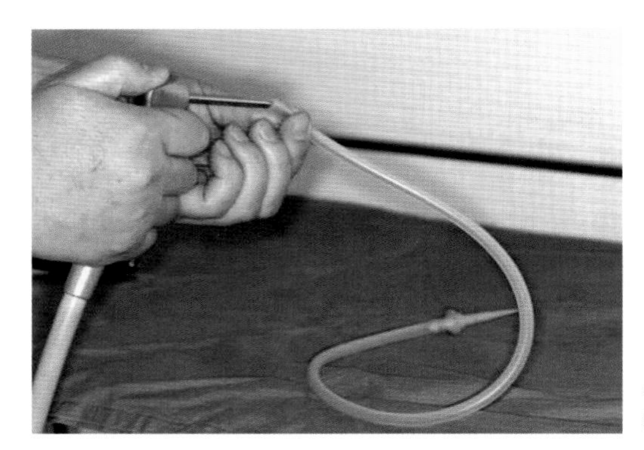

■■ **그림 7-26.** 주수라인 세척방법

4 임플란트 수술 시 응급상황 및 합병증

1) 응급상황과 대처

(1) 출혈

수술 중 과도한 출혈이 발생한 경우에는 부위에 따라 압박을 시행하고, 술자가 출혈부위를 확인할 수 있도록 흡인을 시행한다. 술자가 결정한 지혈방법에 따라 결찰을 위한 봉합사, 지혈재료, 전기 소작기 등을 준비한다.

(2) 기구의 삼킴 또는 흡인

임플란트 수술 중에 bur나 drill, driver, cover screw 등이 기도나 식도로 넘어갈 수가 있다. 술자는 gloves를 끼고 있으면, 이들 기구들은 크기가 매우 작고, 특히 타액이나 혈액 등에 오염되었을 경우에는 매우 미끄러워 손에서 기구를 놓치는 경우가 생긴다.

2 연조직 손상

1) 연조직 손상의 분류

(1) 좌상(Contusion)

둔한 외력에 의해 피부나 점막의 벌어짐이 없이 하부조직의 손상이 일어난 것으로 피하의 출혈이 동반되는 경우가 많다. 피하출혈은 초기에는 붉거나 청색을 나타내지만 시간이 갈수록 황갈색으로 변하면서 옅어진다. 특별한 처치가 필요하지는 않으나, 냉습포가 초기의 부종 등을 감소시키고, 후에 온습포가 출혈부위 변색이 흡수되는 것을 촉진해 줄 수 있다.

(2) 찰과상(Abrasion)

피부나 점막이 외상에 의해 벗겨지는 것을 말하며, 표피가 박탈되어 통증이 심하게 나타날 수 있다. 출혈은 심하지 않으나 노출된 피하조직의 치유를 위해서는 습한 상태로 유지하는 것이 상피형성에 도움이 되기 때문에 습윤 드레싱을 하는 것이 추천된다.

(3) 열상(Laceration)

조직이 예리한 물체에 의해 찢어진 상태로 안면연조직 창상 중에 가장 흔히 발생한다. 열상이 발생할 경우 조기 봉합을 시행하여 감염이나 반흔형성을 억제하게 된다(그림 8-8).

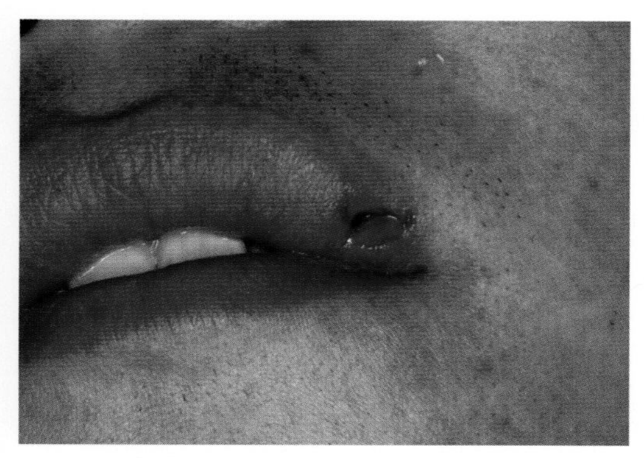

그림 8-8. 좌측 상순의 열상이 관찰된다.

(4) 관통상(Penetration wound)

예리한 물체에 의해 조직을 관통하여 발생하는 것으로 주로 입술을 관통하여 구강내로 개통되는 경우가 많다.

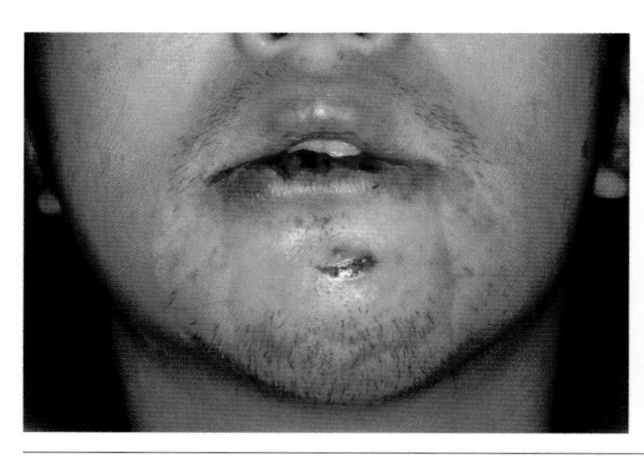
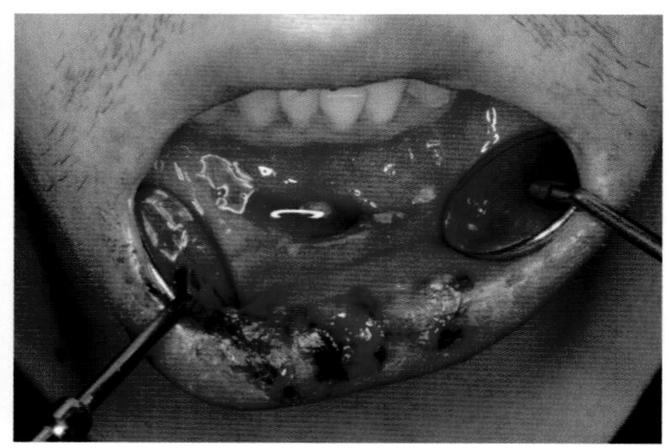

■■ 그림 8-9. 안면의 관통상으로 예리한 물건에 의해 피부와 구강전정부위의 열상이 관통하여 나타난다.

(5) 화상(Burn)

열이나 산, 전기, 햇빛 등에 의해 입는 손상

(6) 총상, 파편상 및 전상(Gunshot, Missile)

2) 창상의 치유과정

창상의 치유는 손상 후 조직의 연속성이 복구되는 과정으로 염증성 단계, 섬유화 단계, 재형성 단계를 거치게 된다.

① 염증성 단계(inflammatory phase)
② 섬유화 단계(fibrosis phase)
③ 재형성 단계(remodeling phase)

섬유화 단계에서 불규칙하게 배열되었던 교원질 섬유들이 새로운 교원질 섬유로 대체되면서 상처부위는 장력에 더 저항성을 가지게 된다.

3) 연조직 손상의 치유형태

(1) 1차 치유

깊고 날카로운 창상이 발생하여 빠른시간내에 1차 봉합이 이루어질 경우 정상과 비슷한 정도의 섬유세포가 축적되어 치유되고, 상피화와 창상수축이 최소화되어 반흔형성이 적다.

(2) 2차 치유

2차 치유는 창상이 벌어지거나 노출된 상태에서 이루어지는 치유형태이다. 감염 등으로 1차봉합이 어렵거나 치료 후에 창상이 벌어진 경우, 또는 넓고 얕은 창상에서 2차 치유를 유도하기도 한다. 섬유화가 넓게 일어나고, 치유기간이 오래 걸리며, 창상의 수축이 커서 반흔이 두드러질 수 있다.

4) 연조직 손상의 처치

연조직 손상의 처치는 다음과 같은 순서로 이루어 진다.

① 창상의 마취
② 창상면의 지혈
③ 창상의 이물질 제거 및 세정
④ 괴사조직의 제거
⑤ 창상의 봉합
⑥ 창상의 드레싱

(1) 창상의 이물질 제거 및 세척

안면의 외상, 특히 넘어져서 발생한 외상의 경우 이물질이 들어 창상 내로 들어가는 경우가 많다. 창상 내에 이물질이 있으면 감염의 원인이 되며, 이는 항생제의 사용으로도 예방할 수 없다. 창상의 봉합 전에 이물질은 반드시 제거하고 봉합이 이루어져야 한다. 창상은 충분한 양의 식염수를 사용하여 세정해야 한다.

(2) 수술 전 준비

① 창상의 세정

- 생리식염수
- 소독액(포비돈 등)
- 세정(irrigation)용 주사기(30cc 혹은 50cc)
- 거즈
- 필요 시 면도기

② 창상의 봉합

- 마취기구(시린지, 리도카인앰플(1:100,000 에피네프린), 주사침(27G 혹은 30G)
- 지침기(needle holder)
- 조직겸자(tissue forceps)
- 봉합사(구강점막: 4 or 5-0 silk 혹은 vicryl, 피부: 6-0 nylon)
- 가위(scissors)
- 지혈겸자
- blade(No. 15)

5) 봉합 방법의 종류

봉합법의 종류는 다음과 같으며, 상처의 상태, 장력 등에 따라 선택하여 사용하게 된다.

(1) 단속봉합(Interrupted suture)

가장 널리 사용되는 방법이다. 각각의 봉합이 독립적이다.

(2) 피하봉합(Subcutaneous suture)

열상이 깊은 경우 사강(dead space)이 생기지 않도록 피하조직이나 상피내에서 봉합하고, 봉합부위는 조직내에 묻혀 밖에서 보이지 않는다.

(3) 수평 매트리스 봉합(Horizontal mattress suture)

봉합부위의 창상과 평행하게 봉합된다. 매트리스 봉합법은 단순봉합보다 장력에 잘 견딘다.

(4) 수직 메트리스 봉합(Vertical mattress suture)

창상에 수직으로 봉합된다.

(5) 연속봉합(Continuous suture)

봉합사 하나로 중간에 절단하는 것 없이 연속적으로 창상을 봉합하는 것으로 봉합시간이 빠르다. 장력이 존재하거나 심미성이 요구되는 부위에는 잘 사용되지 않는다.

(6) 연속잠금봉합(Continuous locking suture)

연속봉합에 비해 절개선에 수직으로 배열되고 창상에 일정한 장력을 부여할 수 있는 장점이 있으나 혈행이 감소하여 창상의 치유가 지연될 수 있기 때문에 심미성이 요구되는 곳에는 잘 사용되지 않는다. 주로 구강내 광범위한 치조골 성형술 후에 사용되기도 한다.

(7) 피하 연속봉합(American suture)

피부 외부에 봉합사가 나오지 않아 심미성이 요구되는 곳에서 장력이 없는 창상에 사용된다.

(8) 8자 봉합법(Figure of eight suture)

주로 발치와를 봉합할 때 많이 사용되기도 하는 것으로 발치와 입구의 크기를 줄여줄 수 있다.

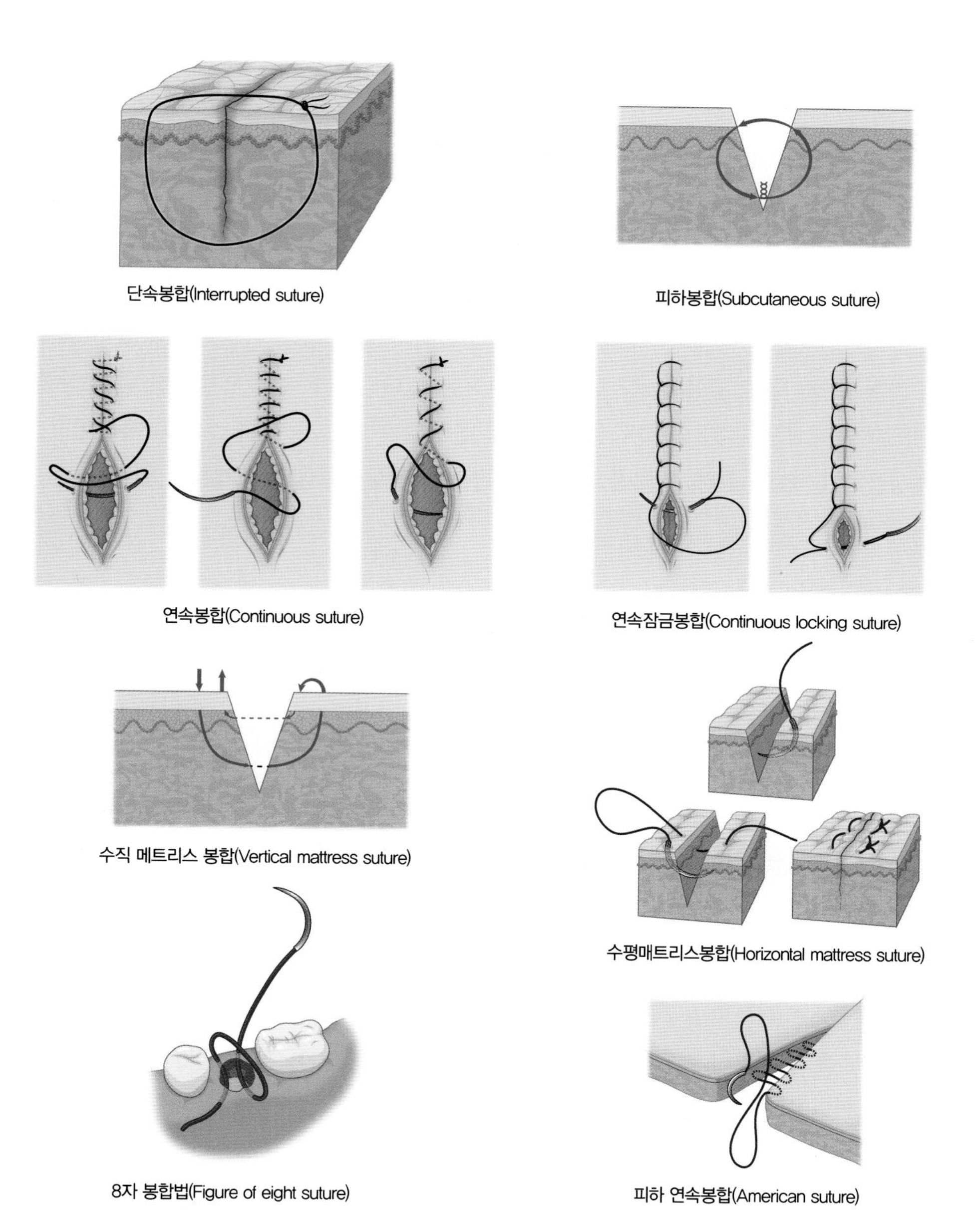

■■ 그림 8-10. 봉합 방법의 종류

6) 창상의 드레싱

창상의 처치 후 드레싱은 외부로부터 창상을 보호하여 감염을 예방하고, 봉합부위에 장력이 가해지지 않도록 하며, 창상으로부터의 배출물을 흡수하는 역할을 하게 된다. 창상의 상태에 따라 드레싱의 방법과 재료를 선택적으로 사용해야 한다.

(1) 건성드레싱(Dry dressing)

건성드레싱은 통상의 창상의 봉합 후에 마른 거즈 등의 건조한 드레싱 재료로 덮어주는 것이다. 창상은 봉합을 하였다 하더라도 창상으로부터 배출물이 흘러나올 수 있어 이를 흡수하는 역할을 한다.

(2) 습성드레싱(Wet dressing)

찰과상 등 봉합이 필요없거나 할 수 없이 노출이 되어 있는 경우 연조직을 보호할 목적으로 창상의 환경을 생리적으로 습한 상태로 보존해주는 드레싱이다. 창상으로부터 나온 삼출물이 건성의 드레싱 재료와 말라 붙으며 엉키게 되어 창상의 치유를 방해할 것으로 예상되면, 습성의 드레싱을 하는 것이 좋다. 기성품으로 많은 습성 드레싱재료들이 소개되어 있다.

(3) 압박드레싱

연조직의 손상부위가 깊거나 구강악안면외과 수술이 동반된 경우 부종이 심해질 수 있다. 심한 부종은 감염을 일으키기 쉽기 때문에 예방하는 것이 필요하다. 수술 후 탄력 테이프 등을 이용하여 압박을 가할 수 있다. 이때 압박이 너무 심하게 되어 혈류량을 너무 떨어뜨리지 않도록 하는 것이 좋다.

7) 창상의 드레싱을 위해 주의사항 설명

(1) 냉습포

상처의 초기에는 상처부위가 염증상태가 되면서 혈류량이 늘어나 부종이 발생하게 된다. 일반적으로 부종은 외상 후 1~2일 사이에 증가하게 되어 냉습포를 하는 것이 부종의 방지에 도움이 된다. 부종이 증가하지 않는다면 냉습포를 계속하지 않아도 되며, 장기간의 냉습포는 혈류량을 떨어뜨려 상처의 치유가 오히려 지연될 수도 있다.

(2) 약제의 투여

연조직 창상의 처치 후에는 감염을 방지하기 위하여 항생제의 사용이 추천된다. 감염은 창상의 치유를 방해할 뿐만 아니라 얼굴의 경우 흉터를 크게 만들 수 있어 이를 예방하기 위한 예방적 항생제의 사용이 필요하다. 외상부위의 염증반응을 감소시키고, 통증을 줄이기 위해 진통소염제의 투여도 필요하다. 항생제외 진통소염제는 위장장애를 일으킬 수 있어 보통 환자의 상태에 따라 이와 관련된 약제들이 추가로 투여된다.

구강내 연조직 창상의 경우 구강 위생을 위하여, 클로르헥시딘 등으로 가글링 하도록 하며, 필요한 경우 처방을 같이 시행하게 된다.

(3) 창상의 소독을 위한 재내원 약속

창상의 치유와 봉합사의 제거 등을 위해 재내원에 대한 설명이 있어야 한다. 상처의 소독과 관리는 손상의 정도와 부위 등에 따라 다를 수 있어 의사의 지시에 따라 가정내에서의 적절한 상처관리와 소독방법을 설명하도록 한다.

8) 봉합사의 제거

봉합사의 제거는 보통 5~7일 경에 시행하며, 이 시기에 환자가 내원하게 된다. 봉합사의 제거시에는 봉합사의 가운데를 자르는 것이 아니라 피부에서 나오는 부위를 자르고 반대편으로 당겨 제거하여 피부 밖에 있던 부위가 조직을 통과해서 나오지 않도록 해야한다.

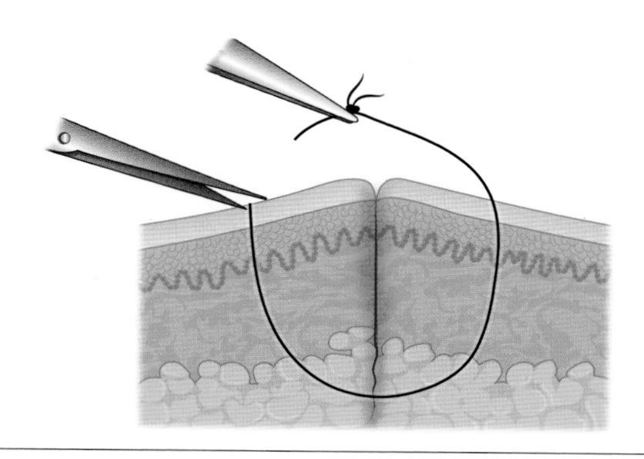

그림 8-11. 봉합사의 제거법

9) 진단서 발부

외상환자 특히 폭력이나 자동차 사고의 경우에, 환자나 보호자가 진단서 혹은 상해진단서를 원하는 경우에는 진단서발부가 이루어지게 된다. 공식적인 문서로서 분쟁 시 중요한 자료가 될 수 있기 때문에 행정적인 착오가 발생하지 않도록 주의해야 한다.

Summary

- 구강악안면 영역의 외상 중 치아 손상의 종류로는 치아파절은 법랑질 균열, 치관파절(복잡, 비복잡), 치관-치근파절(복잡-비복잡), 치근파절로 나눌 수 있으며, 치아주위조직 손상으로는 진탕, 아탈구, 정출, 함입, 측방탈구, 완전탈구로 나눌 수 있다.
- 구강악안면 연조직 손상으로는 좌상, 찰과상, 열상, 관통상, 총상, 화상 등이 있다.
- 연조직 손상의 처치 후에는 드레싱 방법, 냉습포, 항생제와 진통제의 투약, 봉합사의 제거 등 주의사항에 관하여 환자에게 설명할 수 있어야 한다.

참고문헌

1. 대한구강악안면외과학회, 구강악안면외과학교과서 3판. 의치학사, 2013, 229-243.
2. 강현경, 권경환 등, 최신구강악안면외과학, 대한나래출판사, 2012, 140-154.
3. 김수남, 김회종 등, 치과위생사를 위한 임상구강악안면외과학, M명문출판사, 102-127.
4. 강현숙, 문희정 등, 치과ㅜ이생사를 위한 구강악안며노이과학, KMS, 2007, 153-169.

Chapter 09 보철을 위한 외과적 처치

학습목표

1. 보철을 위한 외과적 처치의 종류를 열거할 수 있어야 한다.
2. 치조골 성형술의 목적에 대해 설명할 수 있어야 한다.
3. 치조골 융기술을 시행하는 적응증에 대해 설명할 수 있어야 한다.

1 치조골 성형술

치조골 성형술은 치조능이 비정상적인 형태를 가지고 있어 환자가 불편감을 느끼거나, 의치의 안정성을 방해하고 통증의 원인이 될 경우 치조골의 형태를 완만하고 부드럽게 만들어 주는 술식을 의미한다.

다수의 치아를 발거할 경우 잔존 치조골이 튀어나와 날카로울 경우, 혹은 발치 후의 치조능의 형태가 불규칙하여 보철물 제작에 방해가 될 것으로 예상되는 경우 발치와 동시에 진행하기도 하며, 보철 전 치조능의 상태가 보철물 제작에 적합하지 않을 경우 발치와 관계없이 시행되기도 한다.

1) 적응증

① 국소의치나 총의치 제작과 장착을 위해서 과잉의 치조골이나 예리한 치조골이 돌출되어 있을 경우
② 치조골에 골류가 발생한 경우
③ 다수치 발거 시 치조골 중격이 날카로워졌을 때

2) 수술기구 및 준비

① 기본 외과수술 세트

② 골겸자(bone ronger)

③ 골줄(bone file)

④ 핸드피스 및 외과용 버(bur)

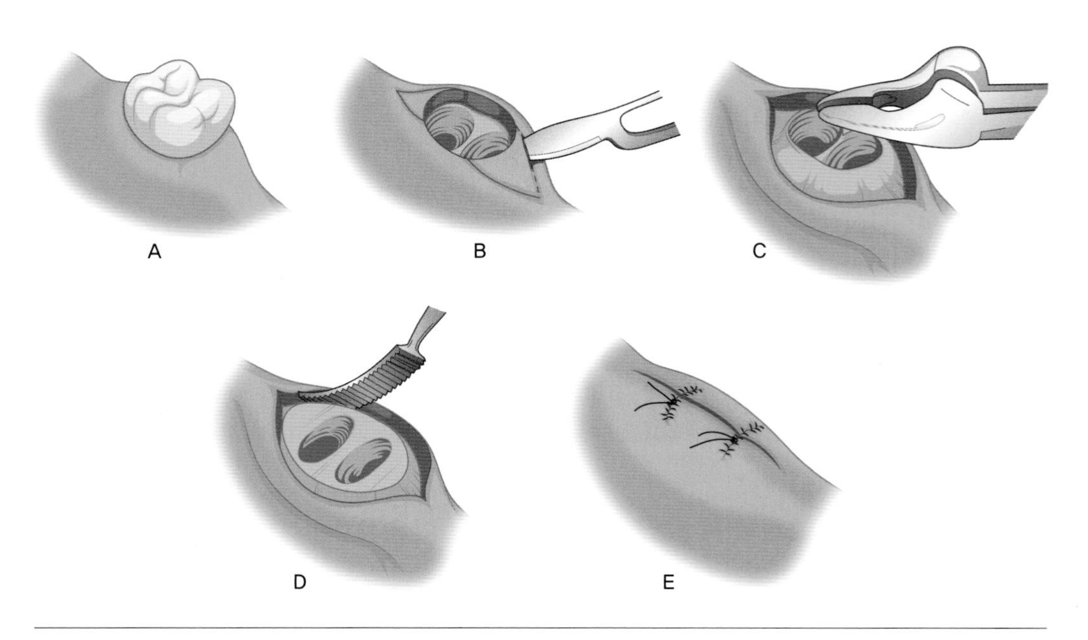

■■ 그림 9-1. 발치 시 치조골성형술의 모식도

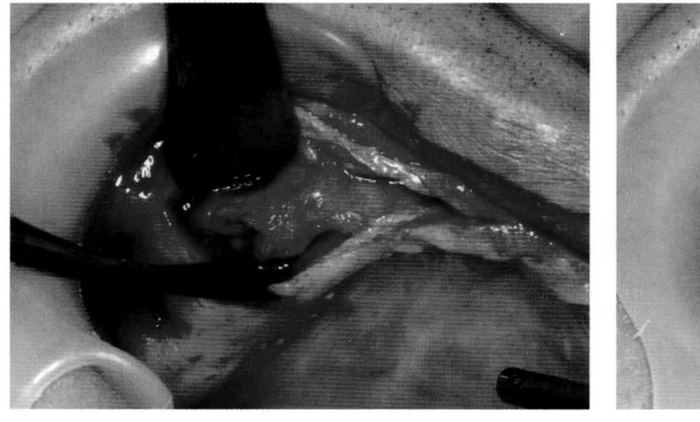
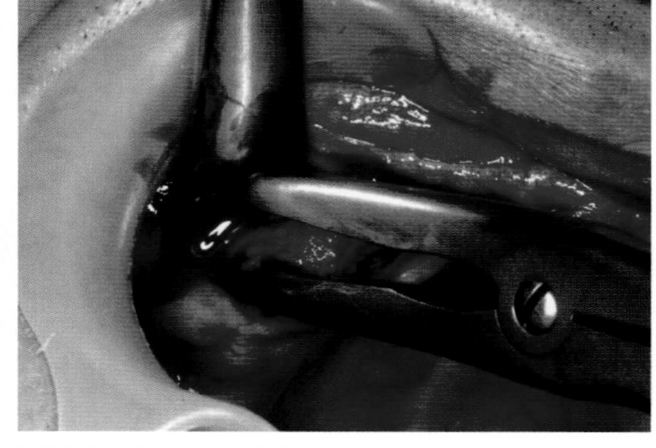

■■ 그림 9-2. 상악 우측의 불규칙한 치조골을 제거하고 있다.

Summary

- 보철을 위한 외과적 처치로는 치조골 성형술, 골융기 제거술, 구강전정성형술, 소대절제술, 상·하 무치악 가동성 치조증식의 절제술 등이 있다.
- 치조골 성형술은 치조능이 비정상적인 형태를 가지고 있어 환자가 불편감을 느끼거나, 의치의 안정성을 방해하고 통증의 원인이 될 경우 치조골의 형태를 완만하고 부드럽게 만들어 주는 술식이다.
- 골융기는 유치악의 경우 반드시 제거해야할 병적인 상태는 아니지만, 혀의 움직임을 방해하여 기능장애가 있거나, 의치 장착 시 방해가 된다면 제거가 고려된다.

참고문헌

1. 대한구강악안면외과학회, 구강악안면외과학 교과서 3판, 의치학사, 2013, 289-328.
2. 강현숙, 문희정 등, 치과위생사를 위한 구강악안면외과학, KMS, 2007, 187-211.
3. 김수남, 김회종 등, 치과위생사를 위한 임상 구강악안면외과학, M명문출판사, 92-99.
4. 강현경, 권경환 등 최신구강악안면외과학, 대한나래출판사, 2012, 122-137.

PART 4
구강악안면외과 치료 II

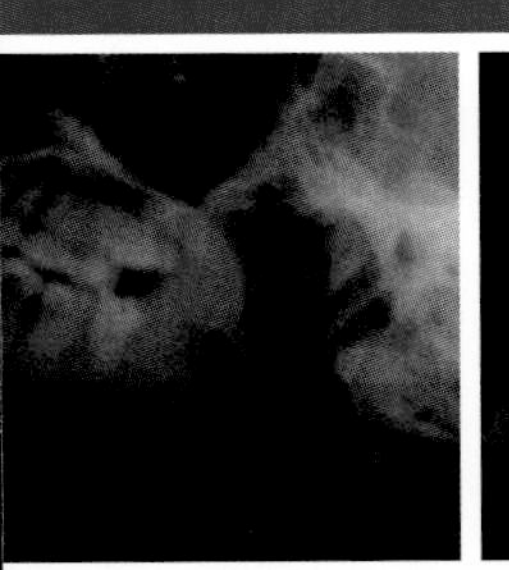
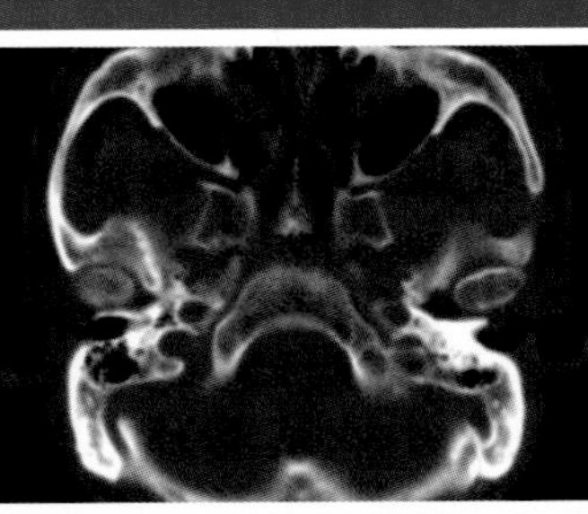
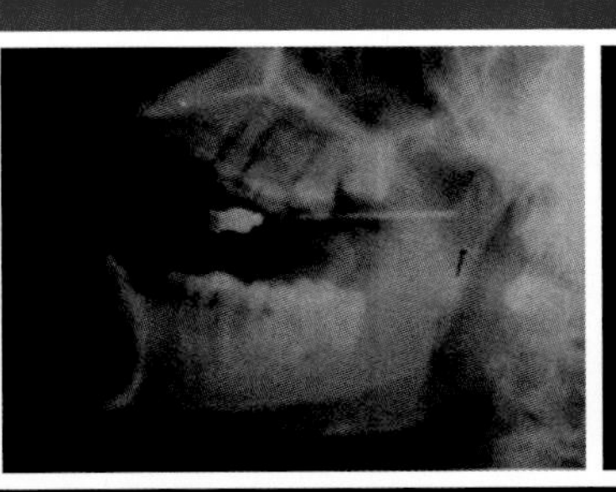
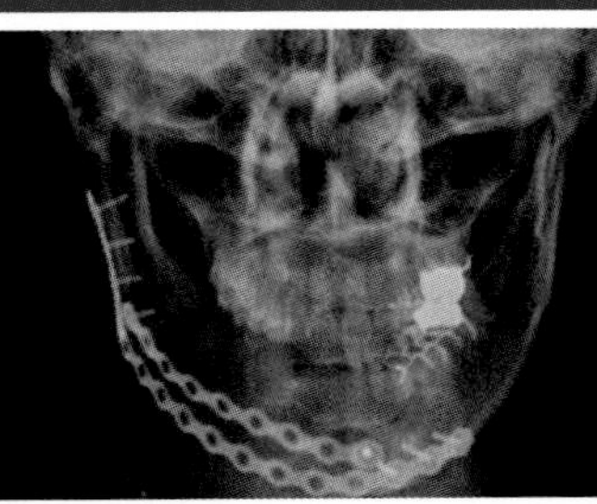

Chapter 10 치성감염

학습목표

1. 치성감염의 원인균을 설명할 수 있다.
2. 치성감염의 진행양상을 설명할 수 있다.
3. 치성감염에 대한 숙주의 방어기전을 설명할 수 있다.
4. 치성감염의 치료원칙을 설명할 수 있다.
5. 치관주위염을 설명할 수 있다.
6. 진행된 치성감염과 근막간극을 설명할 수 있다.
7. 일차성 근막간극을 설명할 수 있다.
8. 이차성 근막간극을 설명할 수 있다.
9. 루드비히 앙기나를 설명할 수 있다.
10. 심경부 근막간극을 설명할 수 있다.
11. 치성감염의 합병증을 설명할 수 있다.
12. 악골골수염을 설명할 수 있다.
13. 만성 악골골수염의 종류를 구분할 수 있다.
14. BRONJ(MRONJ)를 설명할 수 있다.
15. 악골골수염의 치료에 관하여 설명할 수 있다.
16. 치성상악동염의 세균학적 분포를 이해하고 임상 증상을 파악할 수 있다.
17. 치성상악동염의 치료법을 설명할 수 있다.
18. 타액선의 감염성 질환에 더하여 염증성 질환까지 설명할 수 있다.

감염성 질환은 치과임상에서 다루기 어려운 대표적 질환 중의 하나로 국소적인 경우 간단한 처치로 완치가 가능한 경우가 대부분이나, 경우에 따라서는 점차 진행되어 기도폐쇄로 인한 호흡곤란과, 근막간극으로 퍼져 종격동염을 발생시키거나, 혈관을 따라 두개내로 들어가 해면동 혈전증을 야기시켜 생명을 위협하기도 한다.

1 치성감염

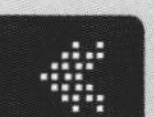

치성감염은 대부분 구강내 상주균이 원인이며, 단일균이 아닌 여러 균들에 의해서 발생되는데 호기성 세균과 혐기성 세균이 모두 관여한다. 감염은 숙주, 환경, 세균의 세인자들 간의 균형이 파괴되었을 때 발생되며 같은 조건하에서도 숙주의 감염저항성에 따라 임상적 증상이 나타나기도 하고 그렇지 않을 수도 있다. 세균성 병원균은 발치 전 구강세척을 통해 일부분이라도 제거하여 병원성을 감소시킬 수 있다.

1) 치성감염의 원인균

치성감염을 일으키는 세균들은 대부분 숙주의 구강내 상주균들의 일부이다(표 10-1). 이러한 균들은 집락을 형성하며 치은열구나 구강점막에서 발견되고 주로 호기성 그람양성구균 혐기성 그람양성구균, 혐기성 그람음성간균들로 치아우식증, 치은염, 치주질환을 야기하고 괴사된 치수나 깊어진 치주낭을 통해 인접한 주위조직에 치성감염을 일으키게 된다. 치성감염에서 순수 호기성균 원인이 5%에 불과한 반면 순수 혐기성균 원인이 35%, 양자 모두에 의한 경우가 60%를 차지하고 있다.

표 10-1. 치성감염에 관련된 세균들

Aerobic bacteria	Anaerobic bacteria
Gram-positive coocci	
Streptococcus spp. Alpha hemolytic Beta hemolytic Group D Staphylococcus spp.	Streptococcus spp. Peptostreptococcus spp. Peptococcus spp.
Gram-negative cocci	
Neisseria spp.	Veillonella spp.
Gram-positive bacilliv	
Corynebacterium spp.	Eubacterium spp. Lactobacillus spp.
Gram-negative bacilli	
Haemophilus influenzae Eikenella corrodens	Bacteroides oralis melaninogenicus gingivalis fragilis Fusobacterium spp.

2) 치성감염의 진행

치성감염은 치수괴사로 인한 치근단을 통한 감염과, 하악지치주위염을 포함하여 깊은 치주낭을 통한 감염경로의 두 가지 경로가 있으며, 이중 치근단 경로를 통한 치성감염의 발생이 흔하다. 치아우식에 의한 치수괴사로 세균이 증식되면 유일하게 개방되어 있는 치근단으로 파급된다. 이후 일단 조직내에서 세균들이 번식되면 가장 조직저항이 적은 해면골을 뚫고 나가 치밀골에 이르게 되며 치밀골을 침식시키고 연조직에 이르게 된다. 일단 연조직에 이르게 되면 근육 사이의 근막 공간으로 파급경로가 정해지는 경우가 대부분이다.

(1) 치성감염의 경로

치근단을 통한 감염 경로와, 깊은 치주낭을 통한 치주감염의 경로 중 치근단 경로를 통한 치성감염이 흔하게 발생된다(그림 10-1). 치아우식에 의한 치수괴사로 조직내에서 세균들이 번식되어 감염이 발생되면 가장 조직저항이 적은 망상골을 뚫고 나가 치밀골을 넘어 연조직에 이르게 된다. 항생제만 단독 사용 시 감염의 진행을 멈추게 할 수는 있지만, 감염의 원인을 제거하기 위하여 근관치료나 발치를 해야 한다.

감염이 치밀골을 뚫고나와 확산되는 해부학적 위치는 예측할 수 있는 바, 감염의 원인이 되는 치아의 치근단 부위골의 두께와 천공된 상·하악골 부위의 근육부착 관계 등에 의해 감염이 확산되는 경로가 결정된다.

해부학적으로 구개측보다 순측의 피질골이 얇기 때문에 감염이 순측골을 뚫고 확산되는데 감염이 골을 뚫고 나와 연조직으로 확산되는 경로는 천공된 골 부위의 근육부착 관계에 의해 결정된다. 천공된 부위가 근육부착 부위보다 천부이면 구강전정 농양이 형성되고, 근육부착 부위보다 심부이면 협부간극농양으로 확산된다.

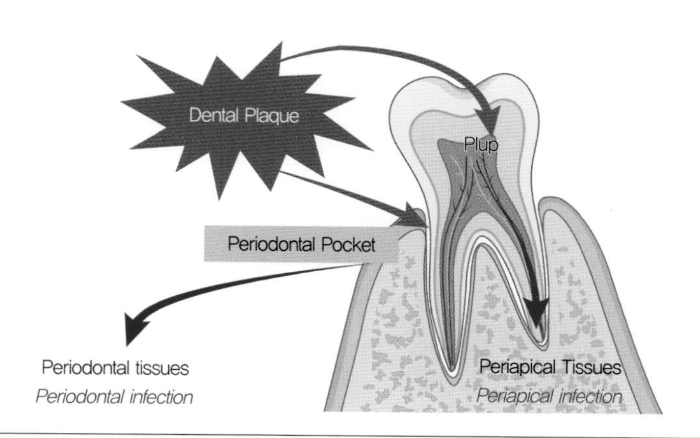

■■ 그림 10-1. 치성감염의 경로

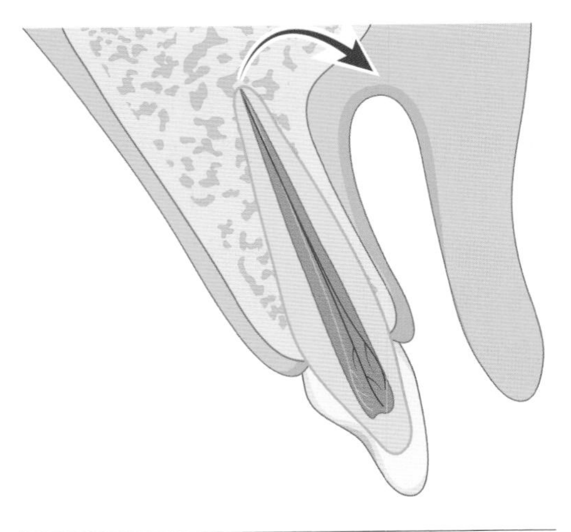

■■ 그림 10-2. 구강전정 농양

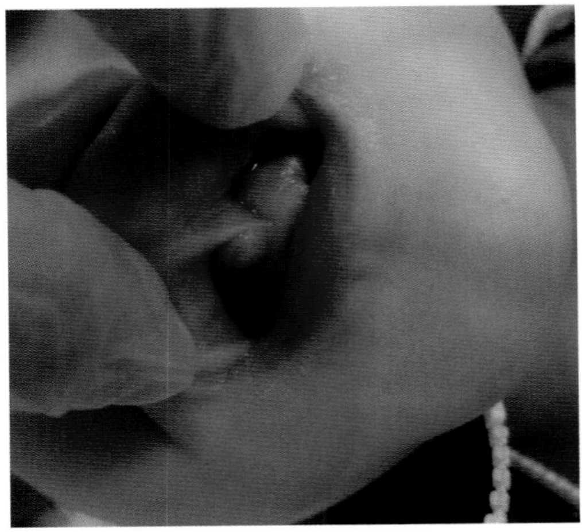

■■ 그림 10-3. 구강전정 농양의 임상례

일반적으로 상악치아의 감염 시 순측이나 협측의 치밀골이 천공되고, 근육부착 부위 하방으로 감염이 확산되어 대부분 구강전정 농양(그림 10-2, 10-3)으로 진행된다. 상악측절치나 상악대구치에서의 구개치근과 같이 예외적으로 순측보다 구개골이 얇아서 구개측으로 감염이 확산되는 경우도 있다. 상악견치는 치근의 길이가 길어 치근단의 위치가 구각거근(levator anguli oris m.) 상방에 위치하게 되므로 견치의 감염 시 견치간극 농양으로 진행된다(그림 10-4). 대부분의

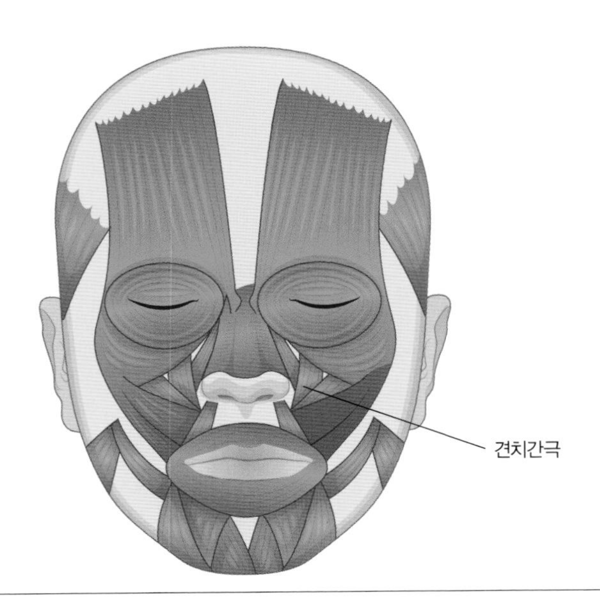

■■ 그림 10-4. 견치간극 농양

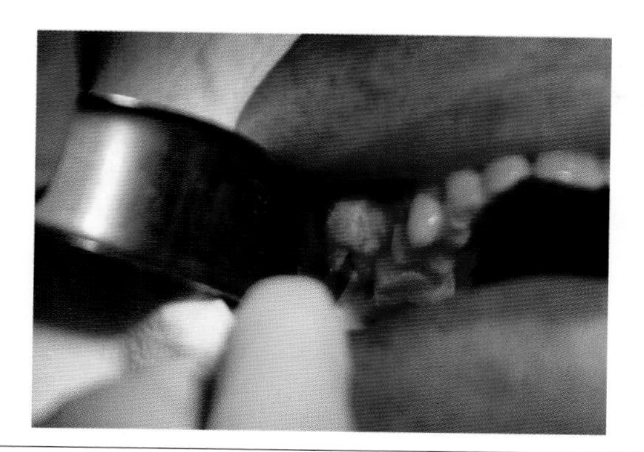

■■ **그림 10-11.** 구강전정농양의 배농

대부분의 치성감염은 구강전정 농양으로 진행되어 면역기능이 있으면 자연적으로 배농되므로 동통을 인지할 수 없는 경우가 많기 때문에, 만성적으로 이 누공을 통하여 계속 배농된다면 환자는 통증을 느끼지 못하게 된다. 항생제를 투여하면 배농은 멈추지만 증상치료에 불과하기 때문에 괴사된 치수를 발수하거나 이환치를 발거하여 감염의 원인을 제거하는 것이 필수적이다.

치관주위염(pericoronitis)

하악지치의 맹출공간이 부족하여 완전히 맹출하지 못한 하악 지치에서 치관 주위의 틈새나 치주낭에 음식물이 끼어서 치관주위조직에 급성 또는 만성 염증을 일으킨 상태로, 치성감염의 가장 흔한 예로 들 수 있다. 증상은 상방 연조직의 발적, 종창, 동통, 오한, 발열, 권태, 저작 및 연하곤란, 개구장애, 악취, 림프선 부종 등이 나타나며, 치료는 항생제, 진통제, 운동제한, 고단백식, 비타민 투여 등의 보존적 치료법과 치은절개술(operculectomy) 및 원인 치아의 발거를 들 수 있다. 급성 치관주위염의 상태에서는 염증의 고도한 파급 등 합병증을 일으킬 수 있기 때문에 원인치의 발거는 금물이며 보존적 치료로 급성 염증의 완화 이후까지 기다렸다가 발치하도록 한다.

2 진행된 치성감염

치성감염은 일반적으로 항생제의 투여와 국소적인 외과처치에 의해 치료될 수 있다. 그러나 경우에 따라서는 치성감염이 진행되어 인접한 근막간극으로 전파되거나, 패혈증(septicemia)으로 진행될 우려가 있다.

1) 진행된 치성감염과 두경부의 근막간극

근막간극이란 근막으로 둘러싸여 있으며 화농성 삼출물에 의해 형성되는 잠재성의 공간이다. 치성감염에서 직접 이환되는 간극을 일차성 근막간극이라고 하고, 일차성 근막간극에서 감염이 더 파급되는 근막간극을 이차성 근막간극이라 한다.

(1) 일차성 근막간극

치성감염이 직접적으로 이환되는 일차성 근막간극은 다음과 같으며 근막 이외의 일차성 확산 경로를 그림 10-12에 설명해두었다.

① 견치간극(canine space)은 상악견치부 감염과 관련이 있으며, 여기가 감염되면 비순구의 부종을 보인다. 견치간극농양이 직상방으로 확산되면 안와하농양으로 진단하는데 눈밑의 부종을 특징으로 한다.

② 협부간극(buccal space)은 상악 치아나 하악 치아로부터 감염이 확산되어 협부간극농양이 형성될 수 있으나, 대부분의 경우 상악 대구치가 원인 치아이다.

③ 측두하간극(infratemporal space)은 상악후방에 위치하며, 이곳의 감염은 주로 상악 제3대구치가 원인 치아이다.

④ 이하간극(submental space)은 주로 하악 전치에 의해 감염되며, 이근의 부착부 하방부위로 진행된다.

⑤ 하악 대구치의 감염으로 악설골근의 상방부위 골이 침식되면 설하간극(sublingual space)으로 진행되고, 악설골근의 하방부위의 골이 천공되면 악하간극(submandibular space)으로 진행된다. 해부학적으로 악설골근의 골부착이 후방으로 갈 수록 상방을 향하기 때문에 소구치나 제1대구치까지는 설하간극농양이 발생하는 원인치가 되는 경우가 많고, 대구치부위는 악하간극농양이 발생할 수 있다.

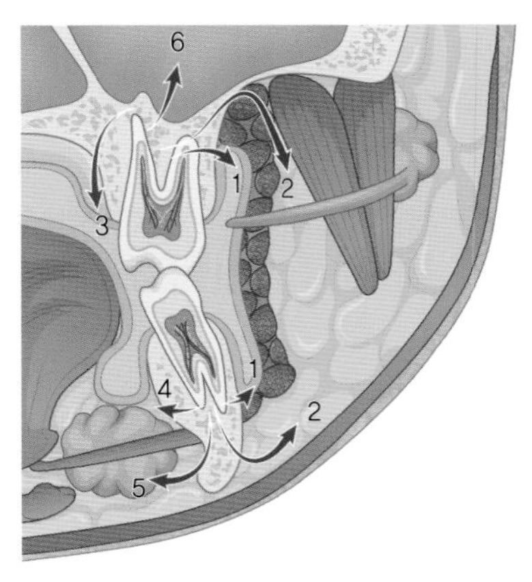

그림 10-12. 치성감염의 일차성 확산경로. 대부분의 치아는 oral vestibule(1)로 확산된다. 상악대구치 감염 시 대체로 buccal space(2)로 확산되며 상악측절치나 상악대구치의 구개치근이 이환될 경우 intraoral palate(3)로 확산되기도 한다. 하악대구치의 감염이 치근단을 뚫고 하방으로 확산될 경우 악설골근의 부착 높이에 따라 sublingual space(4)나 submandibular space(5)이 이환될 수 있다. 상악대구치와 같이 상악동의 기저부와 밀접한 해부학적 구조인 경우 이로 인한 치성감염은 maxillary sinus(6)로 직접 확산되기도 한다. 상악견치는 긴 치근길이 때문에 치근단이 상순거근 상방에 위치하게 되어 치근단을 거쳐 나온 감염이 canine space에 감염을 일으킬 수 있으며 상악제3대구치가 감염된 경우 치근단 너머 infratemporal space가 이환되기 쉽다. 하악전치 치근단을 넘어서는 감염은 이근 부착부 상부에서 구강전정에 이환되는 경우가 많지만 근육부착부 하방에 이르는 대에는 submental space까지 확산될 수 있다.

루드비히 앙기나(Ludwig's angina)

양측성으로 이하간극, 악하간극, 설하간극이 함께 이환되는 경우이며, 이는 이차성 근막간극으로 감염이 빠르게 확산되는 봉와직염의 일종이다. 주원인은 연쇄상구균에 의한 치성감염이며 구강저 부위의 심한 부종으로 인해 혀는 거상되고 설골 상방의 악하 부위 촉진 시 딱딱한 경결감이 존재한다.

임상적으로 환자는 보통 개구제한이 있으며 침을 흘리고 연하곤란이 있으며 때로는 호흡곤란을 보이기도 한다. 그러므로 기도유지에 주의를 요하며 적극적인 절개 및 배농, 항생제요법 등을 시행해야 한다.

(2) 이차성 근막간극

만일 일차성 근막간극감염에 대한 처치가 제대로 되지 않는다면 감염은 후방으로 확산되어 결과적으로 이차성 근막간극으로 이환된다. 이차성 근막간극에는 교근하간극(submasseteric space), 익돌하악간극(pterygomandibular space), 측두간극(superficial and deep temporal space) 등이 있다. 주로 저작근과 관련되어 있고, 인근 소성결합조직에 형성되는데, 혈액 공급이 나쁜 결합조직의 근막으로 둘러싸여 있기 때문에 일단 감염이 발생되면 외과적 개입이 없이 저절로 회복되기 어렵다는 특징이 있다(그림 10-13).

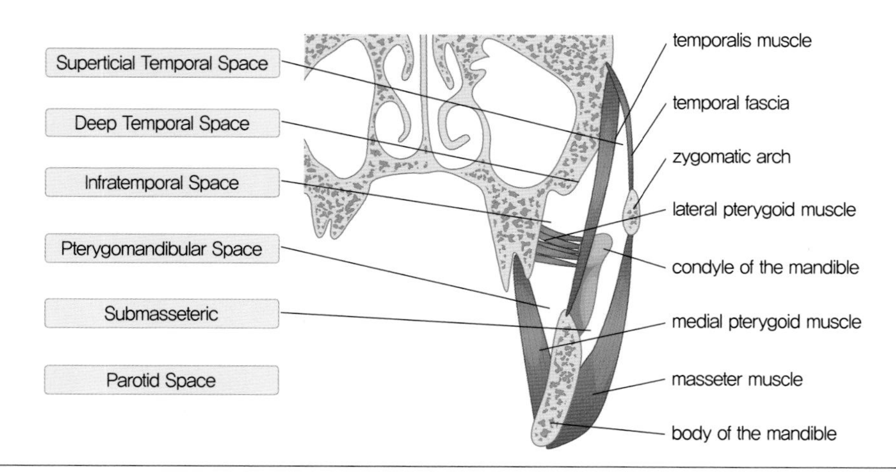

그림 10-13. 치성감염의 이차성 확산경로. 주로 저작근과 관련된 교근하간극(submasseteric space), 익돌하악간극(pterygomandibular space), 측두간극(superficial and deep temporal space) 등 이차성 간극을 통하여 확산되며 제3대구치 이외의 치아에서 비롯된 감염이 이차성으로 측두하간극(infratemporal space)으로 이환되기도 하여 이를 이차성 간극으로 분류하기도 한다. 이 외에 이하간극(parotid space)도 치성감염의 이차성 확산경로에 든다.

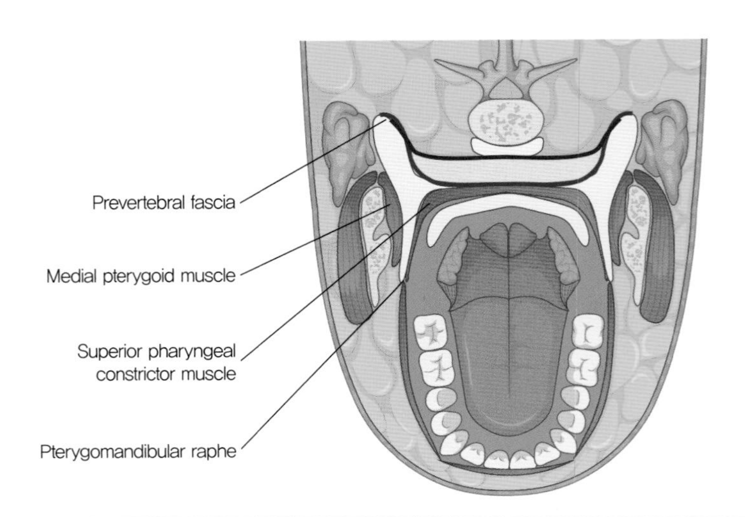

그림 10-14. 측인두간극의 모식도. 측인두간극은 상인두수축근의 내면에 위치하는데 전방으로 pterygomandibular raphe, 후내방으로 prevertebral fascia, 외방으로 medial pterygoid muscle, 내방으로 superior pharyngeal constrictor muscle로 경계지워지고, 상방은 두개저의 접형골(sphenoid bone), 하방으로는 설골(hyoid bone)에까지 이른다. 여기까지 감염이 이환되면 이후 급격히 감염 전파 속도가 빨라지고 내경정맥이나 경동맥, 그리고 뇌신경 등 중요 해부학적 구조물이 이환되어 각각 내경정맥혈전증, 경동맥 부식, 그리고 9번~12번 뇌신경의 기능과 관련된 신경장애 등을 일으킬 수 있다.

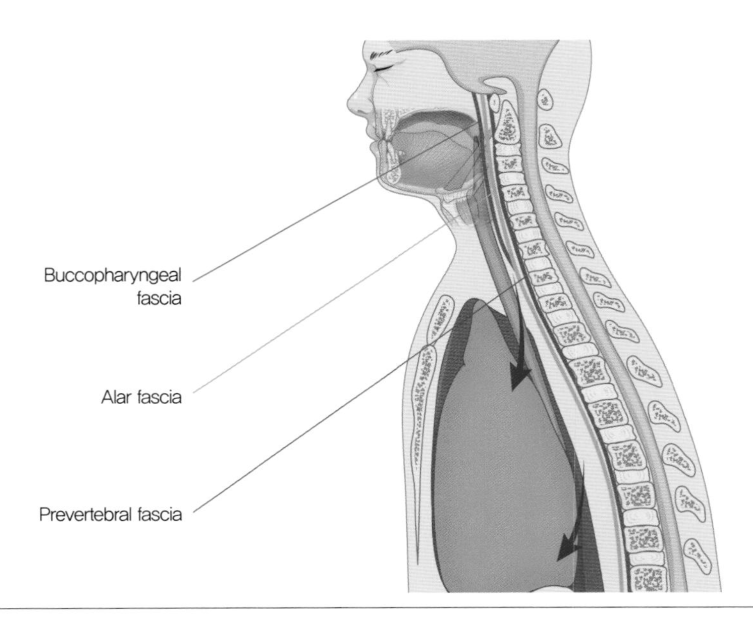

그림 10-15. 후인두간극 및 척추전간극의 모식도. 후인두간극은 superior pharyngeal constrictor muscle 및 이의 하방 연장 근막으로 전방경계를 이루고 prevertebral fascia의 일종인 alar fascia에 의하여 후방경계가 지워지며 상방으로는 두개저까지, 하방으로는 7번 경추에서 1번 흉추까지 이른다. 이 부위가 감염에 이환되면 종격동으로까지 빠르게 확산되며 alar fascia가 천공되어 감염이 prevertebral space까지 파급 시 횡격막까지 전체 종격의 감염을 야기하여 치사율이 높아진다.

(3) 심경부 근막간극

일차성 또는 이차성 근막간극을 넘어서 치성감염이 확장되는 예는 드물다. 그러나 심층 경부간극까지 염증이 확산되면 상기도폐쇄나 종격동염과 같은 합병증의 발생으로 생명이 위협받는 심각한 상태에 빠질 수 있다. 여기에는 측인두간극(lateral pharyngeal space)(그림 10-14), 후인두간극(retropharyngeal space), 척추전간극(prevertebral space)(그림 10-15) 등이 있다. 아울러 그 경로를 따라 흉곽과 종격동까지 감염이 확산될 수 있다.

2) 치성감염의 합병증

합병증이 발생되는 요인은 신체 방어기전과 관련된 숙주요인, 세균의 병원성의 정도와 관련된 세균요소, 임상의의 치과처치와 관련된 치료요소 등으로 구분할 수 있으며, 합병증으로는 급성 기도폐쇄, 종격동염, 괴사성 근막염, 안와봉와직염, 해면정맥동혈전증, 뇌막염, 뇌농양 및 경막하농양 등이 있다. 대부분의 합병증은 시간경과에 따라 점차 심각한 상태로 발전하여 감염에 대한 치료가 적절하지 못한 경우 합병증은 더욱 심각해지고 사망에 이를 수도 있으므로 즉각적인 진단 및 치료계획의 수립, 그리고 적극적인 처치가 무엇보다도 중요하다.

3 악골골수염(Osteomyelitis)

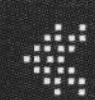

악골골수염이란 해면골(cancellous bone)과 골수(marrow), 피질골(cortical bone), 골막(periosteum), 골내막(endosteum) 등 골의 전부분에 걸친 염증상태로 골수강과 해면골에서 시작하여 피질골로 확장되어 결국 골막까지 퍼져 나간다. 골수염은 상악보다 하악에서 더 자주 발생된다. 그 이유는 상악은 혈액공급이 풍부하고 하악은 하치조동맥과 골막에서만 혈액공급을 받고 있기 때문이다.

1) 악골골수염의 원인

악골골수염의 주요 원인은 치아우식증과 치주염의 확산에 의한 경우가 대부분이다. 원인 치아별 발생빈도는 하악의 지치가 가장 많다. 그 이외에는 외상이나 혈행성 감염에 의하여 발생될 수 있다. 혈행성 감염은 혈전이 악골의 골수강으로 확산되어 발생될 수 있는데 성인보다 어린이에서 호발하며 상악의 해면골에 골수강이 풍부하므로 하악보다 상악에서 빈발한다. 또한 골조직의 혈액공급 장애를 주는 전신질환이 골수염을 유발할 수 있다.

2) 골수염의 종류

(1) 급성 악골골수염

임상적 증상은 심한 동통과 압통, 부종 때로는 고열과 권태감 등이다. 방사선 사진상 골의 변화를 감지할 수 있을 정도의 골소실이 발생되는데 보통 7~14일 정도가 소요되기 때문에 급성 화농성 골수염의 경우 방사선 사진상 골의 변화를 관찰할 수 없다.

(2) 만성 악골골수염

① 만성 화농성 골수염

만성 화농성 골수염의 임상적 증상으로는 감염부위 치아의 동요, 촉진이나 타진에 대한 민감성, 동통이나 압통 등이며 급성의 경우와 달리 체온상승은 보이지 않는다. 하악 구치부에 골수염이 발생하면 하치조신경이 이환되어 구각부에 지각이상이나 마비가 오는 경우가 있다. 만성 골수염의 경우 보통 방사선 사진상 감염된 부위에서 "moth-eaten" 양상의 골파괴를 관찰할 수 있다. 방사선 투과상 내에 방사선 불투과상을 보이기도 하는데, 이는 흡수되지 않은 괴사골이 남아 있는 것을 보여 주는 것이며 이를 부골(sequestra)이라고 부른다.

② 만성 경화성 골수염

만성 경화성 골수염은 하악골 하방 피질골에 양파껍질 형태의 골침착을 보이는 만성 골수염이다. 동통, 체온상승, 백혈구 증가 등은 없으며 신체 방어기전이 아주 양호한 경우 경도의 감염에 의해 발생되며, 발치나 근관치료 등으로 감염의 원인을 제거하면 골증식상은 사라진다.

③ 방사선조사로 인한 골수염과 골괴사(Radiation osteonecrosis of the jaw)

악성종양의 치료를 위해 방사선을 조사받는 경우 골조직은 무기질 조성 때문에 연조직보다 더 많은 에너지를 흡수하며, 이차방사선에 훨씬 민감하게 반응한다. 악골에 50Gy 이상 방사선을 조사하면 골세포의 파괴와 함께 진행성동맥염이 초래되어, 골막주위 혈관과 하치조동맥과 같은 큰 혈관이 방사선에 의해 직접 와해되어 세균 감염 없이도 무균성 골괴사가 진행된다. 통증과 골노출은 방사선조사로 인한 악골괴사의 주된 임상 특징이다.

④ 약물에 의한 악골괴사(Medication-related osteonecrosis of the jaw)

골다공증의 예방과 치료 목적으로 주로 사용되는 비스포스포네이트(bisphosphonate)의 후유증으로 처음 구강악안면외과에서 발견되어 비스포스포네이트 연관 턱뼈 괴사(BRONJ)로 진단되던 질환이 비스포스포네이트뿐만 아니라 악성종양 치료제나 혈관억제제 등 다양한 약물에 의해서도 발생한다는 사실이 알려지면서 MRONJ로 다시 정의되었다. 감염과는 직접 관련 없으나, 방사선조사와도 관련 없이 약물에 의하여 악골 괴사의 소견을 나타내는 것이 특징

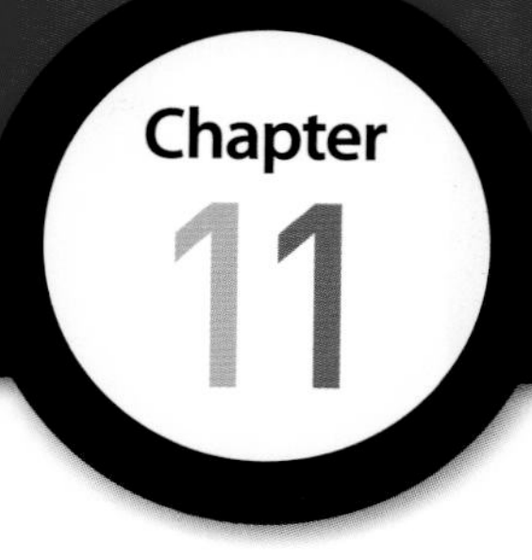

안면골 골절

학습목표

1. 안면골절을 골절의 상태 및 부위에 따른 분류를 할 수 있다.
2. 관혈적 정복술과 비관혈적 정복술의 차이를 설명할 수 있다.
3. 안면골 골절의 합병증의 종류를 나열할 수 있다.

1 안면골 골절의 분류와 치료

골절이란 외부로부터의 물리적 충격이나 압박으로 골조직의 연속성이 단절된 상태를 의미한다. 안면골은 전두골(frontal bone), 측두골(temporal bone), 비골(nasal bone), 관골(zygoma), 상악골(maxilla), 하악골(mandible)로 구성되어 있고, 사골(ethmoid bone), 누골(lacrimal bone), 접형골(sphenoid bone)의 일부도 안와의 내측면을 구성하고 있다. 안면골의 복잡한 구조와 손상기전의 다양성(자동차 사고, 구타, 스포츠, 낙상 등) 때문에 안면 손상은 임상적으로 매우 다양한 형태로 나타난다. 비록 악안면 영역의 손상만으로 사망에 이르는 경우는 매우 드물지만, 기도 유지를 어렵게 해서 위급한 상황을 초래할 수 있다(상악골 골절에 의한 비인두 폐쇄, 탈구된 치아나 하악골 골절에 의한 근육 부착부 소실로 인한 구강인두의 폐쇄). 또한 안면부 구조물의 특성 상 혈관 분포가 풍부하므로 손상 시 비강이나 구강으로 많은 출혈이 발생할 수 있다. 안면골 골절에 대한 적절한 치료를 하지 않으면 안면부의 특성상 많은 기능적·심미적 문제를 야기할 수 있다(그림 11-1).

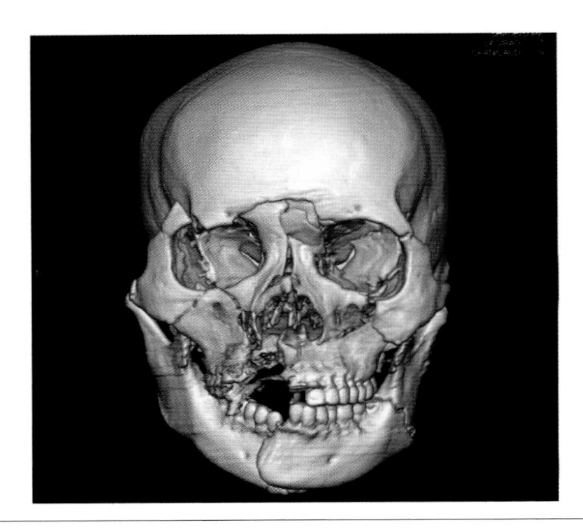

■■ **그림 11-1.** 다발성 안면골 골절 환자의 3D CT 사진. 적절한 치료를 받지 못하면 심각한 기능적·심미적 문제를 야기한다.

1) 안면골 골절의 분류

골절은 골절선의 수, 골절 상태, 골절 원인, 골절 부위 등에 따라 다양한 분류가 가능하다(그림 11-2).

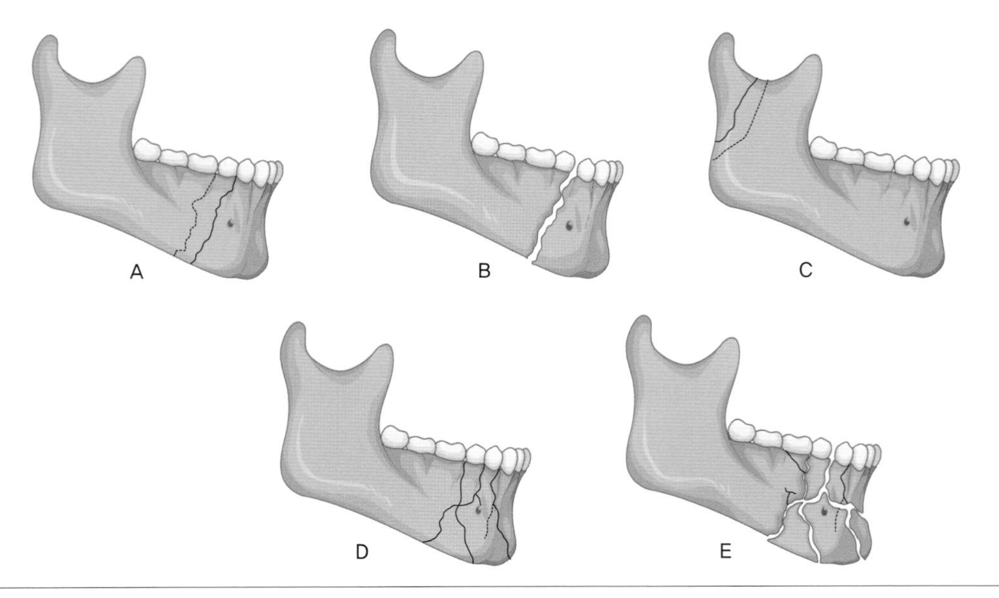

■■ **그림 11-2.** 하악골의 골절 상태에 따른 분류. **A.** 단순골절 **B.** 복합골절 **C.** 불완전 골절 **D.** 단순 분쇄골절 **E.** 복합 분쇄골절

(1) 외부연조직과 개통여부에 따라

① 단순, 폐쇄성 골절(Simple or closed fracture)

구강점막이나 외부 창상과 연결되지 않은 골절로 무치악 환자에서 종종 나타난다.

② 복합, 개방성 골절(Compound or open fracture)

골절부위가 구강이나 외부 창상과 연결된 골절로 치아가 있는 부위의 골절 시 많이 나타난다.

(2) 골절선의 수에 따라

① 단발성 골절(Single fracture)

골절선이 하나인 경우

② 다발성 골절(Multiple fracture)

단일 골조직 혹은 여러 골조직에 걸쳐 여러 개의 골절선이 존재하는 경우

③ 분쇄골절(Comminuted fracture)

강력한 외력으로 여러 개의 골절편으로 분쇄되어 나타나는 골절

(3) 골단절 상황에 따라

① 완전 골절(Complete fracture)

골조직의 연속성이 완전히 파괴된 경우

② 불완전 골절(Greenstick fracture)

골조직의 한쪽 피질골은 부러지고 반대편 피질골은 구부러진 형태의 불완전 상태의 골절로 주로 골의 탄성이 좋은 소아에서 주로 나타난다.

(4) 골절편의 변위여부에 따라(그림 11-3)

① 유리 골절(Favorable fracture)

골절편에 붙어있는 근육의 방향이 골편의 변위를 일으키지 않는 형태의 골절

② 불리 골절(Unfavorable fracture)

골절편에 붙어있는 근육의 수축력이 골편의 변위를 일으키는 형태의 골절

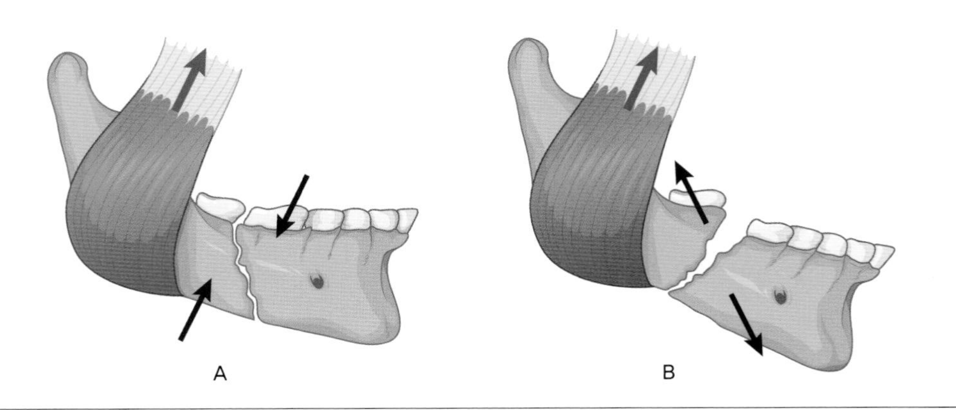

■■ **그림 11-3.** 골절편 변위에 따른 골절의 분류. 녹색 화살표: 근육의 작용 방향, 검은 화살표: 골절편의 이동 방향. **A.** 유리골절 **B.** 불리골절

(5) 병적 골절(Pathologic fracture)

골조직의 낭이나 종양, 골수염 등과 같이 병적으로 약해져 있는 골에서 약한 외력에도 골절이 일어난 경우(그림 11-4)

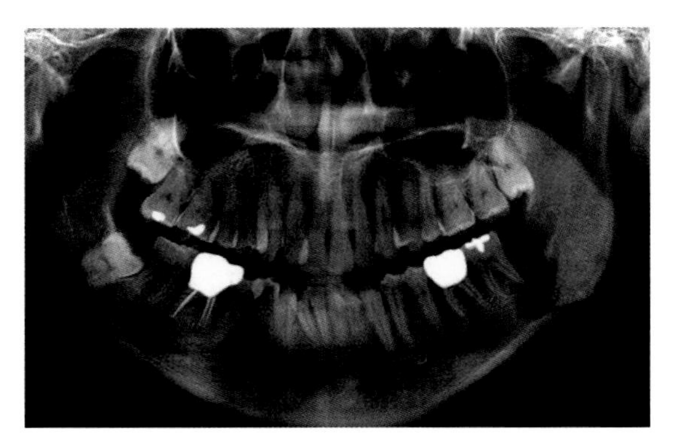

■■ **그림 11-4.** 병적 골절(pathologic fracture)

(6) 골절 부위에 따라

하악골 골절, 상악골 골절, 관골 골절, 비골 골절, 안와 골절 등으로 나눌 수 있다.

① 하악골 골절(Mandible fracture)

하악골 골절은 안면부 골절중 비골 골절 다음으로 발생빈도가 높은 골절이다. 하악골은 저작계의 주요부분으로, 하악골 골절 치료 후 외상 전의 저작기능을 회복하기 위해서는 주의깊은 치료를 통해 교합회복을 시키는 것이 반드시 필요하다. 가장 골절이 빈번한 부위는 과두부,

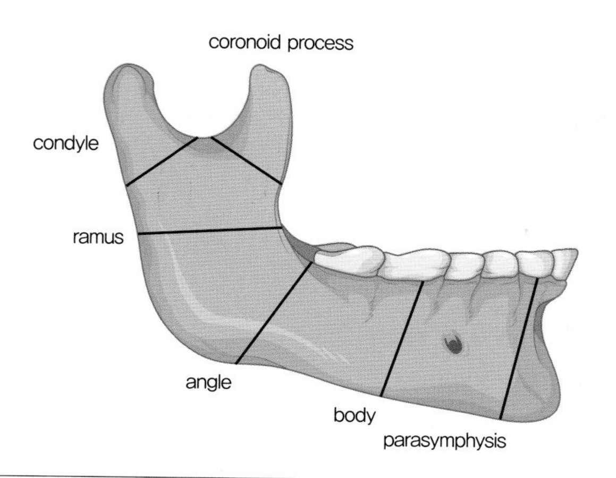

■■ **그림 11-5.** 하악골 골절의 분류. 골절선의 위치에 따라 과두부(condyle), 상행지(ramus), 우각부(angle), 체부(body), 정중부(symphysis) 및 측이부(parasymphysis), 오훼돌기(coronoid process) 골절로 나눌 수 있다.

우각부, 골체부와 정중부이다(그림 11-5). 교합이상이나 안면 비대칭 등이 주요 증상이다. 전이부(preauricular) 부종이나 외이도의 출혈이 있다면 과두부 골절을 의심해야 한다. 또한 개구량(mouth opening)이나 측방운동 가능여부도 확인해 보아야 한다.

② Le Fort 골절(Le Fort series of fractures)

19세기 말 프랑스 외과의사인 Rene Le Fort(1901)가 복잡한 중안모 골절의 분류를 처음 기술한 이후 현재까지 쓰이는 분류로 안면골격의 연속성과 골절에 취약한 line에 바탕을 두고 있다(그림 11-6). Le Fort 골절 시 가해진 힘과 저작근의 작용으로 교합이상이 흔히 관찰되며, 상악이 후방이동되면서 개교합(open bite) 형태를 많이 나타낸다. Le Fort Ⅰ 골절은 상악골의 수평골

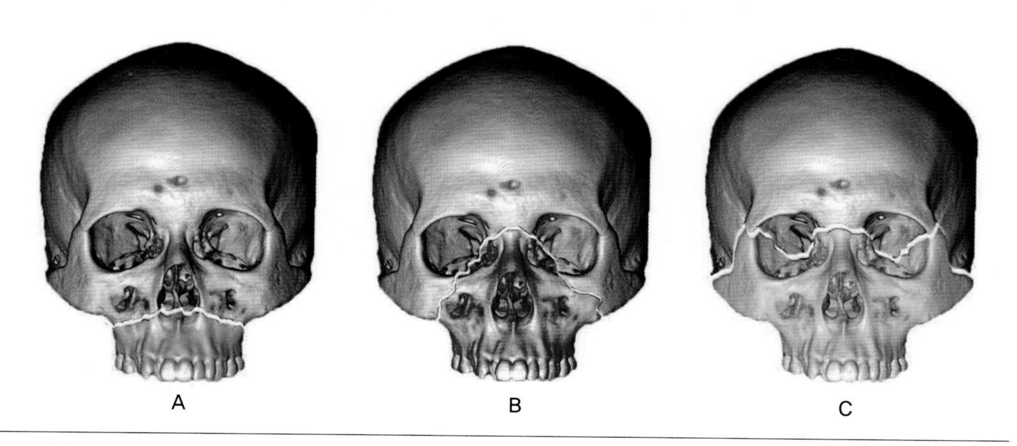

■■ **그림 11-6.** 르포트씨 골절 분류. **A.** Le Fort I 골절 **B.** Le Fort II 골절 **C.** Le Fort III 골절

절로 비골이 포함되지 않은 경우이며, Le Fort Ⅱ 골절은 비골을 포함하는 피라미드 골절이며, Le Fort Ⅲ 골절은 두개골과 안면골이 분리되는 골절로 상악골의 이동에 따라 편평한 안모나 양측성의 안와주위 피하출혈로 일명 Racoon's eye가 나타나기도 한다. Le Fort 골절은 양측성으로 혼재(Le Fort I/II, II/III)하여 나타나는 경우가 많다. 중안모 골절이 의심될 경우 CT가 필수적이며 복잡한 골절 양상을 보이는 경우가 많아 3D- reconstruction CT가 도움이 될 수 있다.

③ 관골 상악 복합체 및 관골궁 골절 (Zygomaticomaxillary complex & Zygomatic arch fracture)

관골은 전두부, 측두부, 안와부, 버팀대의 4개의 돌출부를 갖는 사각뿔 형태이다(그림 11-7). 관골궁을 포함한 관골의 골절은 임상검사 상 안면부 외측의 윤곽의 소실이나 개구제한, 안와하신경 손상에 의한 피부의 이상감각 등이 나타날 수 있다.

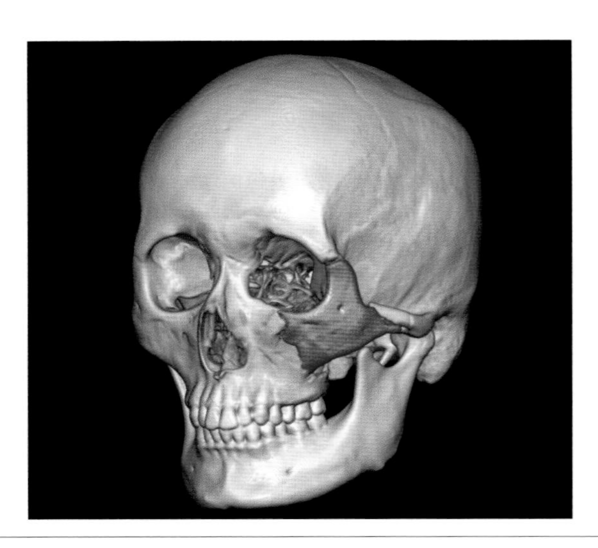

그림 11-7. 상악 관골 복합체 골절(ZMC fracture)

④ 안와골절(Orbital fracture)

안와 주위의 모든 부위의 골절이 나타날 수 있으나 주로 약한 부위인 안와저나 안와 내측부에서 골절이 자주 일어난다(blow-out fracture, 그림 11-8). 특히 안와저 골절인 경우 하직근(inferior rectus muscle)의 끼임이나 안구의 하방위치로 안구운동 제한이나 복시, 안구함몰 등이 나타날 수 있다. CT 촬영이 필수적이며, 골절 범위가 작고 다른 증상이 없을 경우 경과 관찰만 시행하는 경우가 있으나 부종이 사라진 이후에도 안구 운동제한이나 복시가 나타나거나, 2mm 이상의 안구함몰이 보이는 경우 수술의 적응증이 된다.

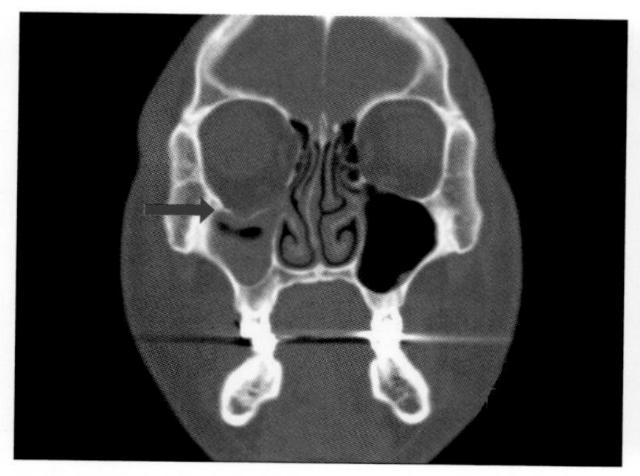

■■ **그림 11-8.** CT상에서 우측 안와저 골절을 관찰할 수 있다.

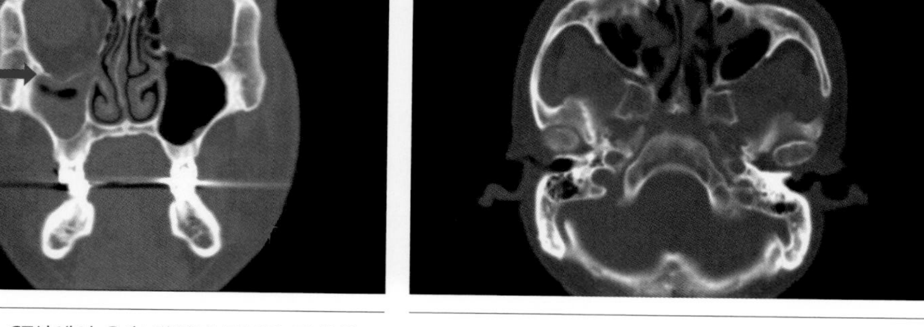

■■ **그림 11-9.** 비골골절(nasal bone fracture)

⑤ **비골골절(Nasal bone fracture)**

코는 안면부위에서 돌출된 구조물로 안면골 중 가장 흔하게 골절되는 부위이다. 많은 경우 중안모 골절과 동반되어 나타나는 경우가 많으며 비골 단독 골절도 매우 흔한 편이다(그림 11-9). 코의 함몰이나 비출혈, 코 주위의 열상이 있을 경우 비골 골절을 의심해야 하며, 비골골절을 적절히 치료하지 않으면 심미적 문제뿐만 아니라 비폐색, 비중격 천공 등의 합병증이 나타나기도 한다. 대부분의 비골골절은 비관혈적 정복술로 처치 가능하나 골절편의 변위가 크거나 비-안와-사골(nasal-orbital-ethmoidal) 복합 골절과 함께 나타나는 경우에는 관혈적 정복술이 요구된다.

2) 안면골 골절의 치료 전 준비

(1) 초기 평가와 처치

안면부 외상환자는 심각한 두부 손상을 동반하거나 타 신체부위의 손상을 다발성으로 가지고 있는 경우가 많으므로, 이와 관련된 생명 유지기관의 손상정도를 정확하게 평가하고 신속한 처치가 이루어져야 한다.

① **일차평가**

㉠ 기도확보와 경척주 보호(Airway & Cervical spine)

외상 환자의 초기 평가 시 최우선 순위는 환자의 기도를 확보하고 유지하는 것이다. 안면부 외상 환자는 구강내 혹은 안면부 출혈, 이물질 흡인, 위내용물 흡인이나 의식불명 환자의 혀의 위치 때문에 발생할 수 있다. 환자의 턱을 들어 올리거나(chin-lift) 하악골을 당김(jaw thrust)으로 혀를 올바르게 위치시키고 기도를 열어주어야 한다. 이 때 경척주의 손상이 없음을 확인하기 전까지 환자의 목을 과신장 혹은 과굴곡시키지 않도록 주의하고 필요 시 neck collar 등으로 경척주를 보호한다.

㉡ 호흡(Breathing)

만약 환자가 자발적으로 호흡하는데 어려움이 있다면 안면 마스크(face mask)를 이용해 산소를 공급하고, 호흡수와 산소포화도(oxygenation)을 평가하여 필요 시 기관 내 삽관을 통해 기도를 확보하고 적절한 산소를 공급할 수 있게 한다.

㉢ 순환 및 지혈(Circulation & Bleeding control)

외상 환자에서 심각한 출혈은 저혈량성 쇼크(hypovolemic shock)의 원인이 되며, 적절하지 못한 관류(perfusion)는 빠른 시간내에 주요 장기의 심각한 손상을 야기할 수 있다. 출혈로 인해 혈류량이 감소한 경우, 빨리 수액 요법을 실시하고 필요 시 수혈을 시행해야 한다. 안면부 출혈의 경우 일차적으로 압박을 통한 지혈을 시도하는 것이 좋으며, 비강 출혈이 심한 경우 비폐색법(nasal packing)을 통해 지혈을 시행한다. 비교적 크기가 큰 혈관 손상에 의한 출혈은 직접 결찰을 시행하고, 악골 골절에 의한 출혈은 임시로 치간 고정술(interdental wiring) 등을 시행하여 정복하면 지혈에 도움이 된다.

㉣ 신경과적 검사(Disability, Neurologic examination)

환자의 의식 상태나 동공반사를 평가하여 비정상적일 경우 응급으로 두부 전산화 단층 촬영(CT)가 필요하다.

② 이차평가

일차평가 및 처치가 완료된 후 놓칠 수 있는 타부위의 평가를 주관적·객관적 평가를 포함하여 시행한다.(두부 및 두개골, 흉부, 척수, 비뇨기계, 복부, 사지 등)

(2) 비관혈적 정복술을 위한 준비

주로 관혈적 정복술 전 외래에서 시행하며 기본적인 기구 외에 선부자(arch bar), 와이어 홀더(wire holder), 철사(wire) 혹은 앵커 스크류 시스템(anchor screw system) 등이 필요하다(그림 11-10, 11-11).

(3) 관혈적 정복술을 위한 준비

주로 수술방에서 전신마취하에 진행한다. 각 골절 치료에 필요한 견인기(retractor), 기자(elevator), 고정에 필요한 기구(plating 및 screw system 등)을 준비한다(그림 11-12, 11-13).

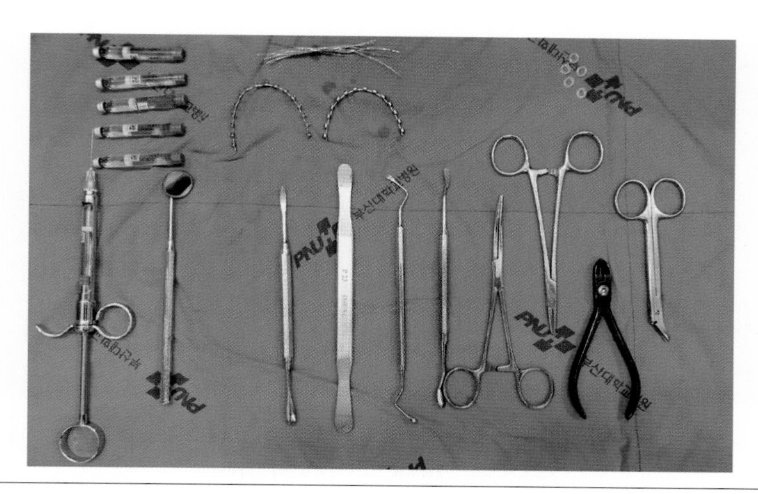

■■ **그림 11-10.** 비관혈적 정복술을 위한 상차림

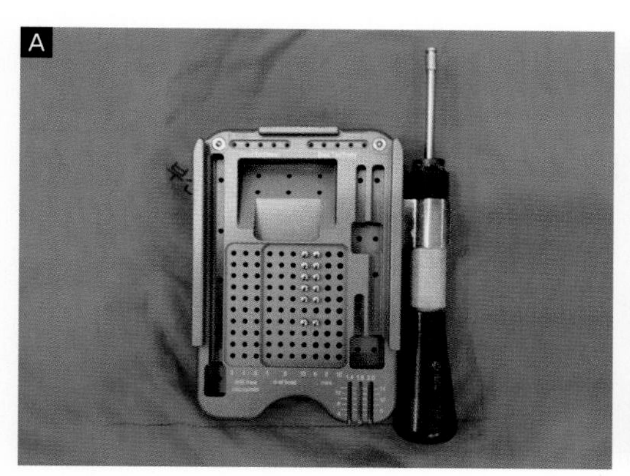

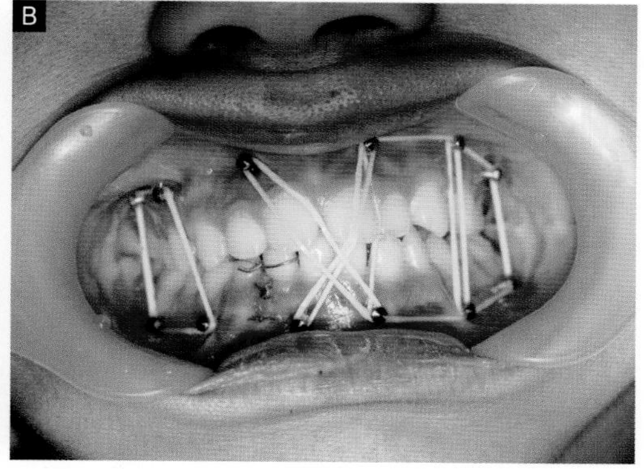

■■ **그림 11-11. A.** 앵커 스크류 시스템 **B.** 앵커 스크류 시스템을 사용한 악간 고정

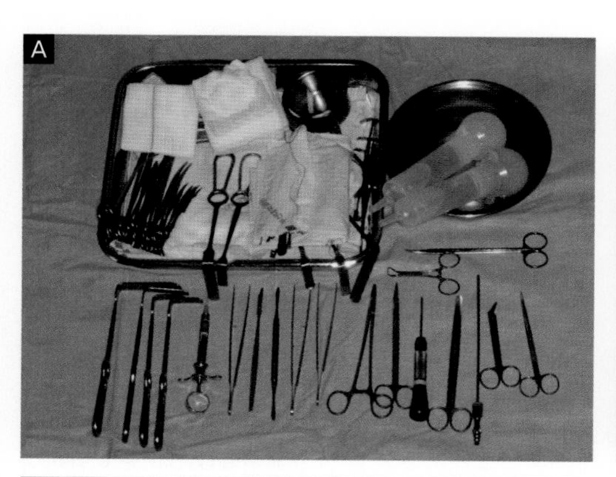

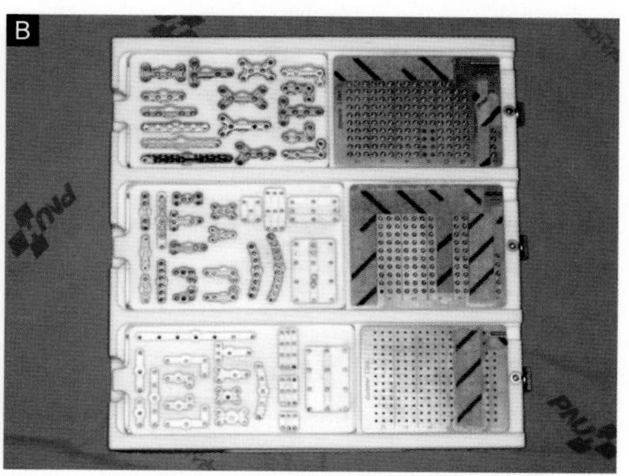

■■ **그림 11-12. A.** 관혈적 정복술을 위한 기본 상차림 **B.** 티타늄 금속판과 나사

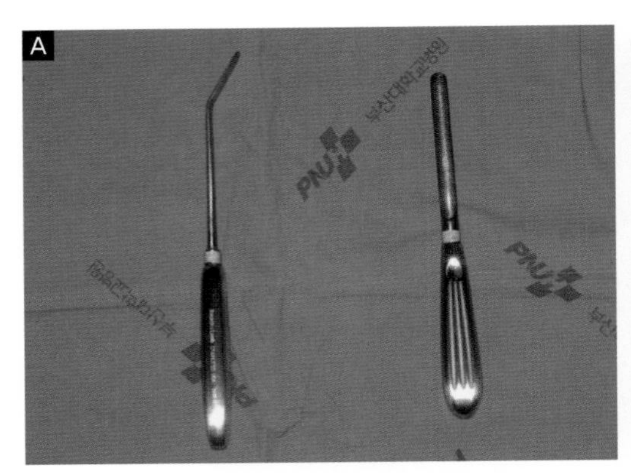

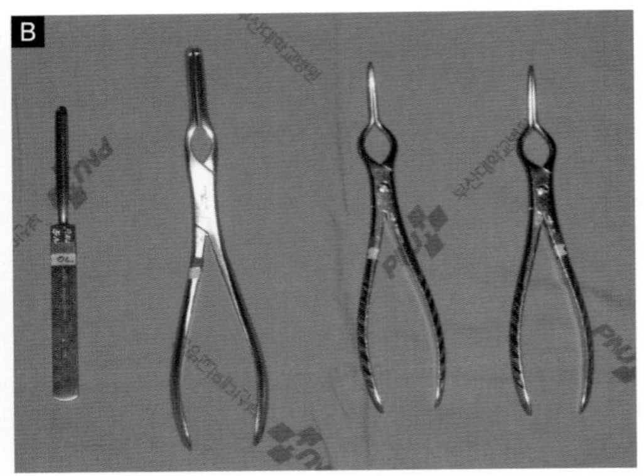

■■ **그림 11-13.** 정복술을 위한 기구. **A.** zygoma elevator(curved, straight) **B.** 비골(nasal bone) 정복을 위한 기구. 왼쪽부터 Boies nasal bone elevator, Asch forcep, Walsham forcep(Rt.& Lt.)

3) 안면골 골절의 치료

안면골 골절의 치료는 골절의 부위와 양상, 환자의 전신적 상태 및 다른 신체부위의 손상 등을 고려하여 선택해야 한다. 안면부의 특성상 기능적 회복뿐만 아니라 심미적 회복도 반드시 고려해야 한다.

(1) 비관혈적 정복술(Closed reduction)

골절부위를 외과적으로 노출시키지 않고 골절편을 원래 위치로 이동시키거나 치유하는 방법이다. 주로 비골 골절의 치료에 이용되며 변위가 심하지 않은 골절이나 소아에서 영구치배의

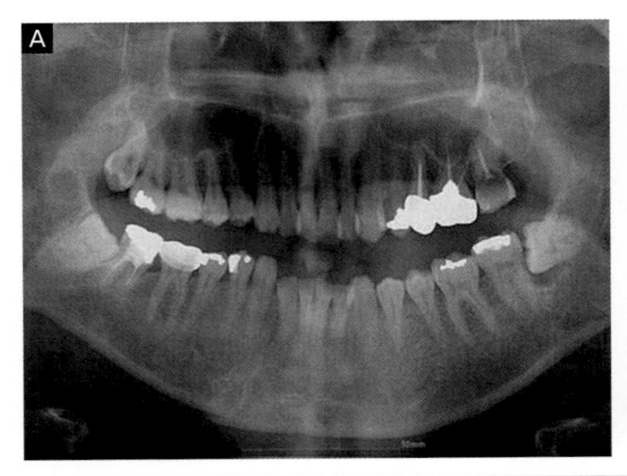

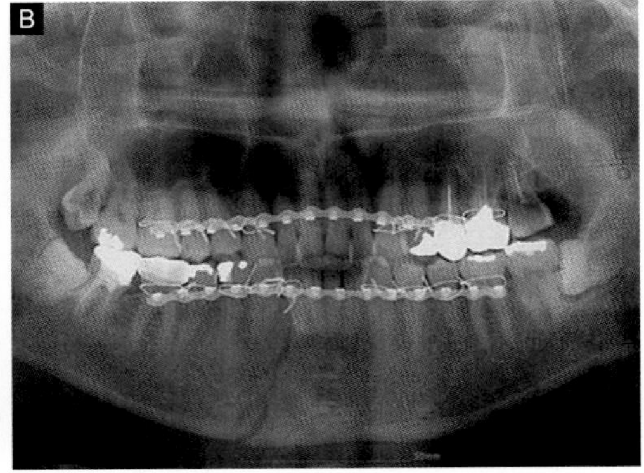

■■ **그림 11-14.** 하악 우측 측이부 및 좌측 우각부 골절에 대한 관혈적 정복술 시행 전 선부자(arch bar)를 이용하여 비관혈적 정복술을 시행한 상태. **A.** 시술 전 **B.** 시술 후

손상을 줄이기 위해, 관혈적 정복술을 시행하기 어려운 광범위한 분쇄골절이나 논란의 여지가 있지만 하악 과두 골절의 치료에 주로 이용된다. 악골에서는 골절편의 변위 및 부정유합 등을 막기 위해 상·하악의 치아를 교합시킨 상태에서 선부자(arch bar)나 screw 등을 이용하여 고무줄이나 와이어로 상·하악골을 고정하며, 약 2~6주간 악간 고정(intermaxillary fixation, IMF or maxillomandibular fixation, MMF)을 시행한다(그림 11-14).

(2) 관혈적 정복술(Open reduction)

골절부위를 외과적으로 노출시키고 원래 위치로 정복을 시행한 후 적절한 고정을 시행하는 방법이다(open reduction & internal fixation, ORIF). 필요 시 형태 재건을 위해 자가골이나 다공성 폴리에틸렌(medpor) 등을 이식하기도 한다. 골절편의 고정을 위한 티타늄 금속판과 금속나사(titanium plating & screw system)의 발달로 안면 골절에 대한 관혈적 정복술은 큰 발전을 이루었다. 주로 티타늄 고정판을 이용하지만 최근에는 차후에 제거할 필요가 없는 polylactic acid(PLA) 계열의 생체 흡수성 고정판(biodegradable plate)의 사용도 증가하고 있다(그림 11-15). 관혈적 정복술을 통해 악골을 좀 더 빨리 기능하게 하여 기도관리를 쉽게하고, 영양 공급이 용이하며, 환자의 만족도 및 일상으로의 복귀도 빨라질 수 있다. 골절 부위로의 접근은 외상 시 생긴 열상을 통해 이루어질 수도 있고, 심미적으로 수술 부위가 적게 보이고 신경 등 중요 구조물들의 손상을 최소화하는 다양한 절개법이 이용될 수 있다(그림 11-16).

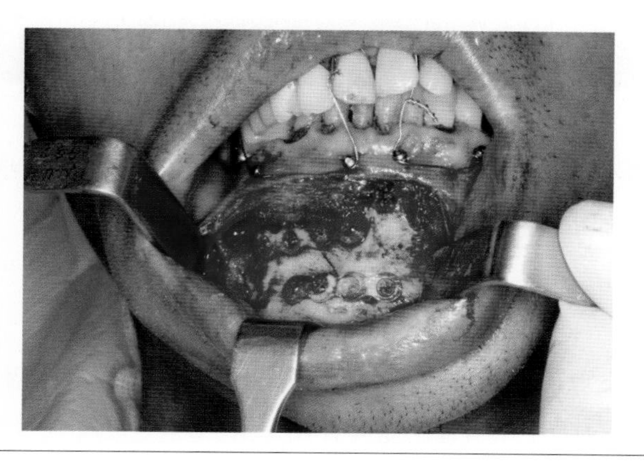

그림 11-15. 흡수성 소강판을 이용하여 하악 정중부 골절의 관혈적 정복술을 시행하는 사진

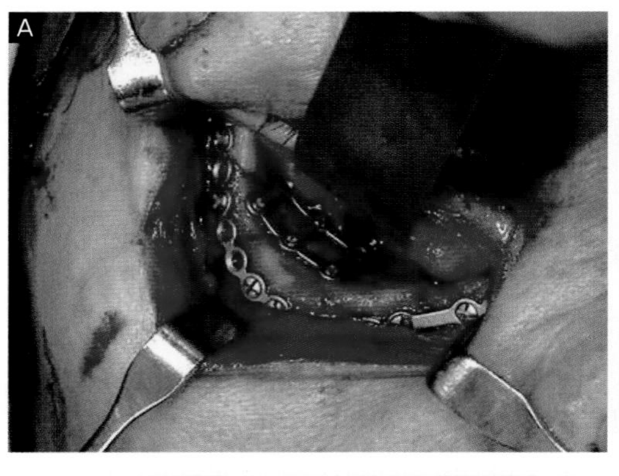

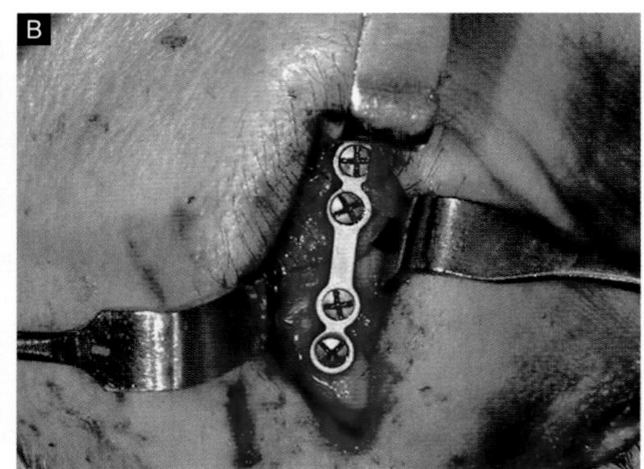

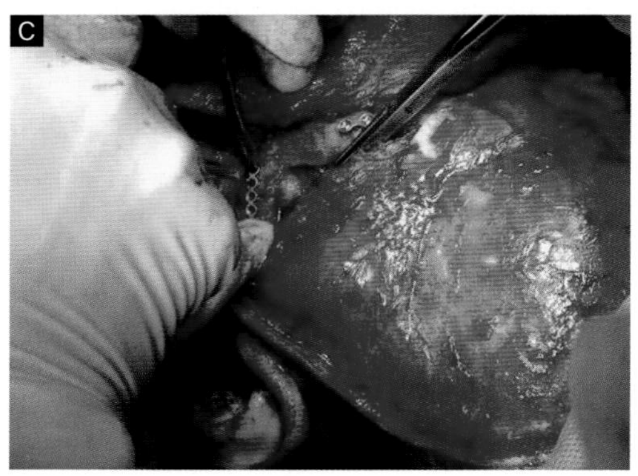

■■ **그림 11-16.** 안면골 골절의 관혈적 정복술을 위한 다양한 접근법. **A.** 섬모하 절개법(subciliary incision) **B.** 눈썹 절개법(eyebrow incision) **C.** 관상 절개법(bicoronal incision)

2 안면골 골절 후 합병증 및 처치

안면골 골절 시 환자의 전신상태나 여러 이유로 치료시기를 놓치거나 부적절한 치료를 시행한 경우 여러 가지 기능적·심미적 합병증을 유발할 수 있다.

(1) 감염

감염과 골수염은 가장 흔한 합병증이다. 항생제의 발달로 골절 후 감염의 비율은 크게 감소하였지만 환자의 전신상태와 부적절한 정복술과 고정, 골전선상의 파절치아 및 혈종, 종창으로 인해 감염이 발생할 수 있다. 적절한 항생제를 선택해야 하며 필요 시 절개 및 배농을 실시한다.

(2) 부정유합(Malunion)과 부정교합(Malocclusion)

부정유합은 골절이 적절한 위치로 정복되지 않은 상태로 유합되는 것을 의미한다. 이러한 부정유합이 악골의 유치악부에서 나타나는 경우 부정교합이 나타날 수 있다. 부정교합이 경미한 경우에는 선택적 치아삭제를 통한 교합조정으로 치료할 수도 있지만, 심한 경우 치열 교정이나 재골절 후 정상 위치로 정복 교정술을 시행하거나 악교정 수술을 시행하여 정상 교합을 회복시켜야 한다(그림 11-17). 이러한 부정유합이나 부정교합이 발생하지 않기 위해서는 골절에 대한 치유뿐만 아니라 교합과 악골의 기능에 대한 충분한 이해가 선행되어야 한다.

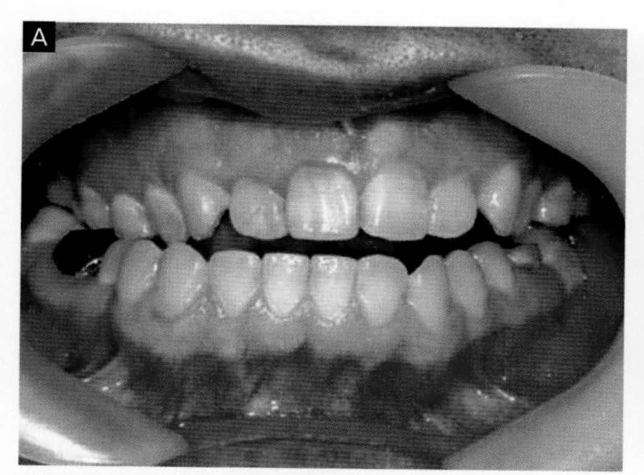

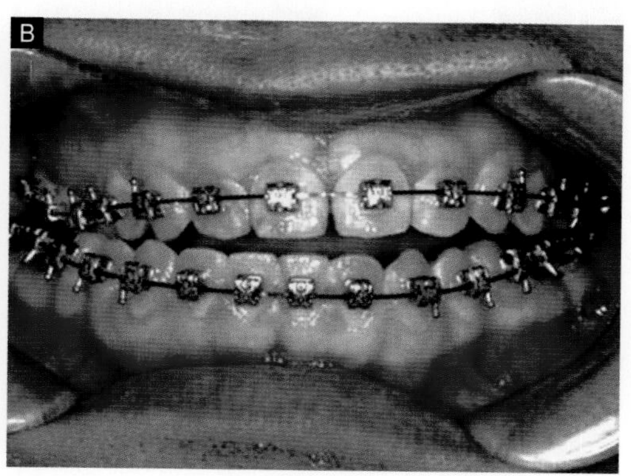

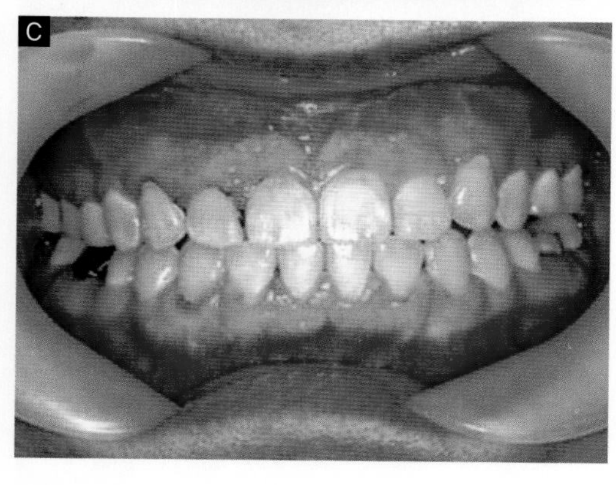

■■ **그림 11-17.** 교합에 대한 고려 없이 시행한 악골 골절에 대한 관혈적 정복술 후 발생한 부정교합의 치료 예. **A.** 수술 후 발생한 부정교합 **B.** 술전 교정 **C.** 악교정 수술로 교합을 회복한 모습

(3) 악관절 강직(TMJ ankylosis)

악관절 강직은 드물지만 하악과두의 골절의 치유 시 과두부가 두개골의 관절와에 유착되는 것을 의미한다. 과두 골절로 인한 관절내 출혈로 비정상적인 섬유화와 유착이 일반적인 원인이다. 적절한 치료를 하지 않으면 개구제한이 지속되며, 소아환자의 경우 성장 장애와 발육부전을 야기하게 된다. 악관절 강직은 악간 고정을 최소화하고 적극적인 개구운동으로 예방 가

능하다. 악관절 강직이 발생한 경우 과두 절제술이나 측두하악관절 성형술을 시행하거나 소아에서는 늑골 이식 등을 시행할 수 있다. 최근에는 과두 절제술 시 발생할 수 있는 개교합이나 하악 후퇴증 등을 예방하기 위해 인공관절 치환술 등을 시행하기도 한다(그림 11-18).

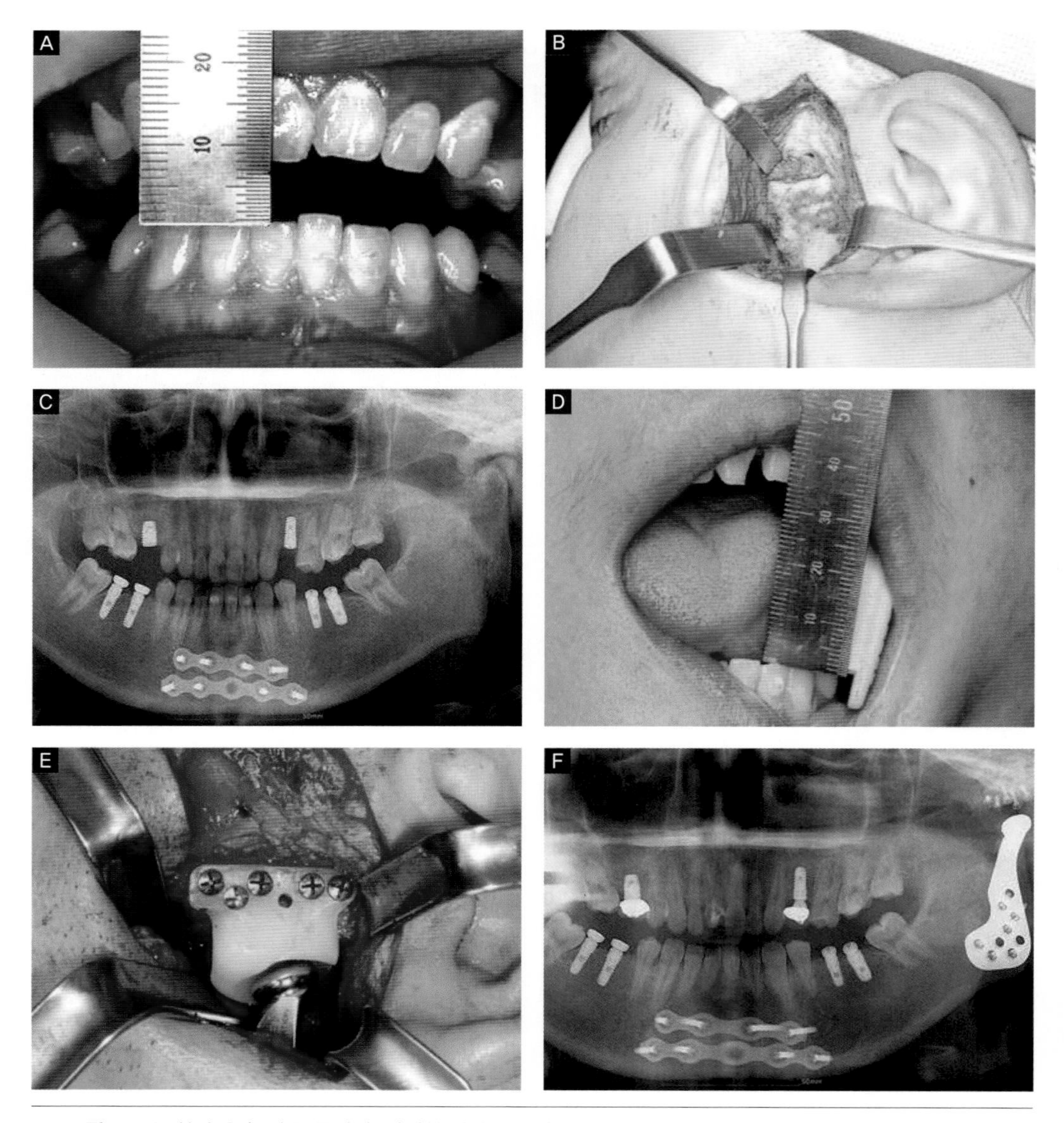

■■ **그림 11-18.** 하악 우측 과두 골절 후 발생한 악관절 강직의 치료. **A.** 악관절 강직으로 인한 개구량의 감소 **B.** 과두부가 두개골과 유합된 모습 **C.** 악관절 치환술 전 파노라마사진 **D.** 수술 후 개구량의 증가 **E.** 과두 절제 후 인공관절의 적용 **F.** 악관절 치환술 후 파노라마사진

(4) 안구함몰(Enophthalmos) 및 복시(Diplopia)

안와 골절이나 관골 골절에 대한 적절한 치료가 이루어지지 못하면 안구 용적의 변화 및 안와 구조물의 수축 등으로 안구 위치가 변하여 안구함몰과 같은 심미적 문제를 야기하거나 사물이 두 개로 보이는 복시가 나타날 수 있다(그림 11-19). 복시의 경우 일정기간 경과 후 회복되는 경우도 있으나 CT 검사 등을 통해 원인을 파악하고 외과적 접근을 통해 안와 형태의 재건이 필요한 경우도 있다.

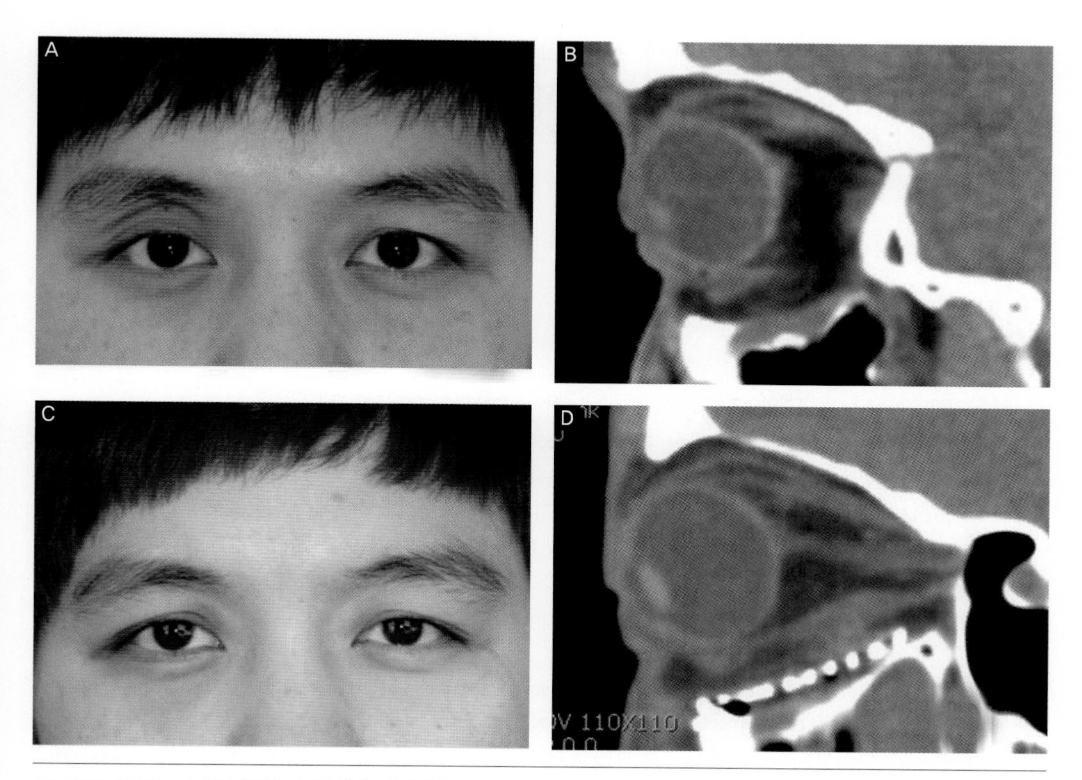

그림 11-19. 안와저 골절 후 발생한 안구함몰. **A.** 우측의 안구함몰 **B.** 우안의 증가된 안구 용적 **C.** 수술 후 개선된 안구함몰 **D.** 티타늄 강화 다공성 폴리 에틸렌을 이용한 안와의 재건

Summary

- 안면골의 골절은 골절선의 수, 골절 상태, 골절 원인, 골절 부위 등에 따라 분류가 가능하다.
- 비관혈적 정복술은 골절부위를 외과적으로 노출시키지 않고 골절편을 원래 위치로 이동시키거나 치유하는 방법이다.
- 관혈적 정복술은 골절부위를 외과적으로 노출시키고 원래 위치로 정복을 시행한 후 적절한 고정을 시행하는 방법이며 관혈적 정복술을 통해 악골을 좀 더 빨리 기능하게 하여 기도관리를 쉽게하고, 영양 공급이 용이하며, 환자의 만족도 및 일상으로의 복귀도 빨라질 수 있다.
- 안면골 골절 시 발생가능한 합병증으로는 감염이나, 부정교합 및 부정유합, 악관절 강직, 안구함몰 등이 있으며, 적절한 치료를 받지 못하면 심각한 기능적·심미적 문제를 야기할 수 있다.

참고문헌

1. 대한구강악안면외과학회: 구강악안면외과학 교과서 3rd edition, 의치학사, 2013, 210–286.
2. Fonseca RJ: Oral and Maxillofacial Trauma, 4th ed, St. Louis, Elsevier, 2013, 177–682.
3. Booth PW, Eppley BL, Schmelzeisen R: Maxillofacial Trauma and Esthetic Facial Reconstruction, 2nd ed, St. Louis, Elsevier, 2012. p147–288.
4. van den Bergh B, Heymans MW, Duvekot F, Forouzanfar T.: Treatment and complications of mandibular fractures: a 10–year analysis. J Craniomaxillofac Surg. ;40(4):e108–11.
5. Buehler JA, Tannyhill RJ 3rd.: Complications in the treatment of midfacial fractures. Oral Maxillofac Surg Clin North Am. 2003;15(2):195–212.
6. Roh YC, Lee ST, Guem DH, Chung IK, Shin SH: Treatment of temporomandibular joint disorder by alloplastic total temporomandibular joint replacement. J Korean Maxillofac Plast Reconstr Surg. 2013;35(6):412–420.
7. Lee JY, KIm YD, Shin SH, Kim UK, Chung IK, Hwang DS: Correction of the traumatic enophthalmos using titanium reinforced porous polyethylene. J Korean Maxillofac Plast Reconstr Surg. 2013;35(3):184–188.

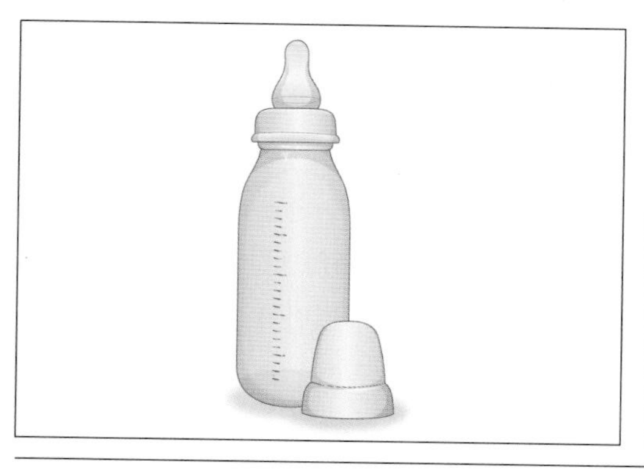
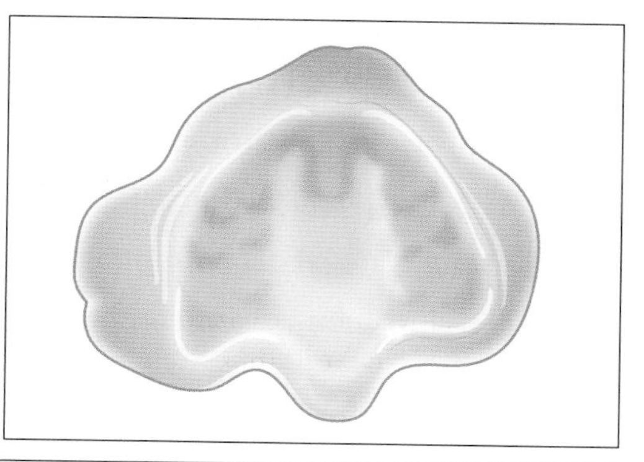

■■ 그림 12-2. 구순구개열 젖꼭지 및 호쯔 장치(Hotz plate). 구순구개열 환아의 수유 보조를 위한 도구로 구순구개열 젖꼭지 및 구개열 부위를 피개할 수 있는 호쯔 장치를 이용할 수 있다.

② 1~3개월: 비구순접합술 및 치은골막성형술

비구순접합술(nasolabial adhesion)은 구순유착술이라고도 하며, 완전 구순열에서 개열의 폭이 넓고 상순과 코 그리고 치조골편의 변형이 심할 경우 구순열 수술을 하기 전에 예비적으로 시행하는 술식이며, 치은골막성형술(gingivoperiosteoplasty)는 비구순접합술 시 구강내 치은, 골막의 개열을 연결함으로써 치조골편의 연속성을 부분적으로 해소하는 술식으로 비구순접합술과 함께 시행할 수 있다.

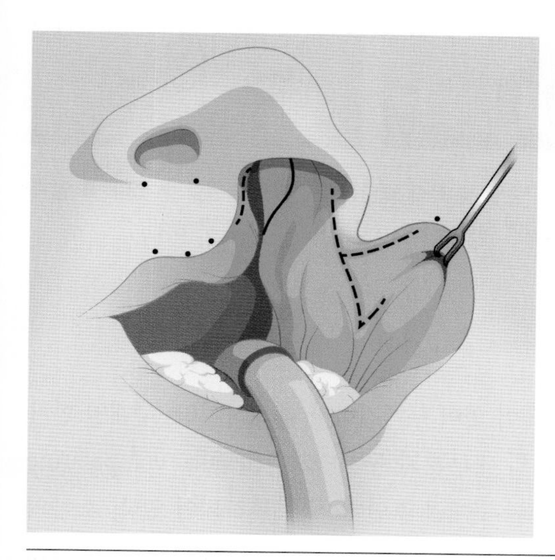
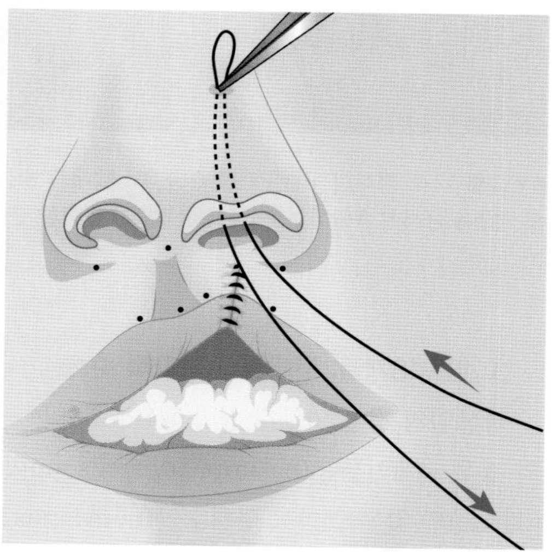

■■ 그림 12-3. 비구순접합술의 모식도

③ 3~5개월: 구순열의 외과적 수술

구순열의 수술시기에 대해서는 여러 가지 의견이 있으나, 구순열 수술은 전신마취를 필요로 하므로 환아의 안전과 성공적인 수술을 위해 나이는 출생 후 10주, 체중은 10파운드(약 4.5kg), 혈중 헤모글로빈 수치는 10g/dl 이상이 될 때까지 기다린 후 수술을 시행하는 것이 보통이다(10의 법칙). 과거로부터 다양한 수술법이 개발되어 이용되어 왔으나, 최근에는 Milard의 회전전진법(rotation-advancement technique)이나 변형된 회전전진법이 가장 많이 이용되고 있다.

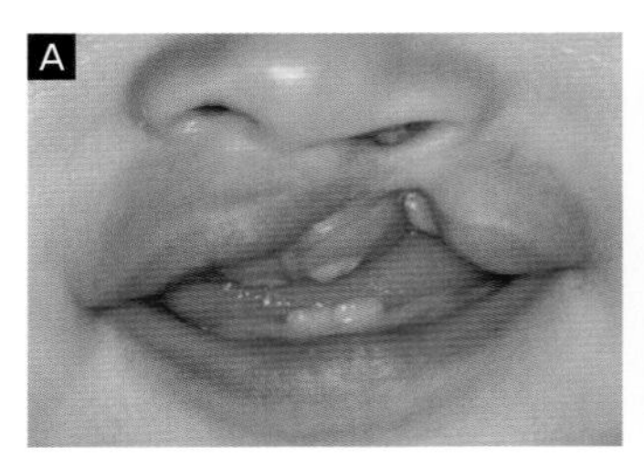

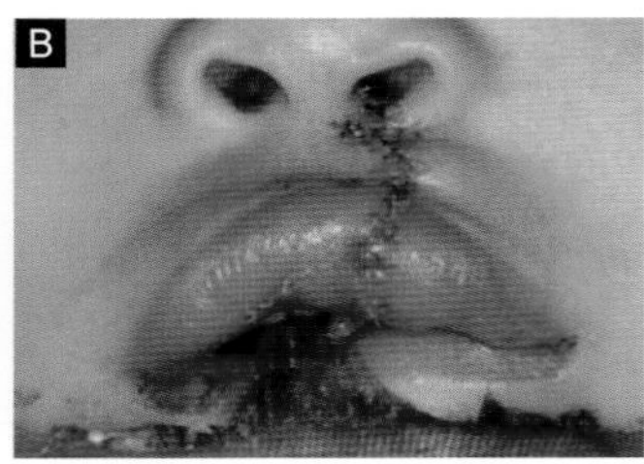

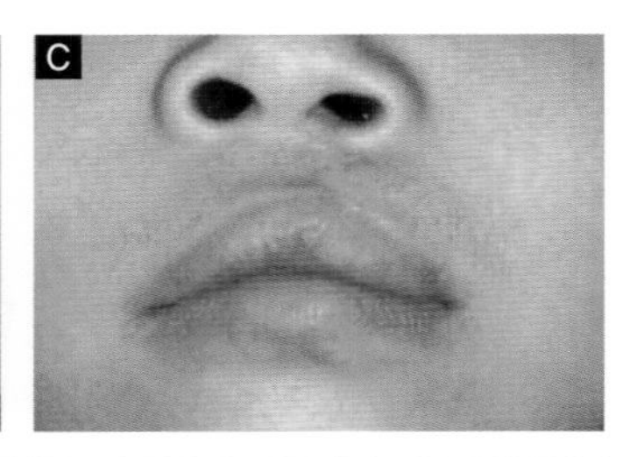

그림 12-4. 변형된 회전전진법 적용 예. **A.** 수술 전 편측성 불완전 구순열을 확인할 수 있다. **B.** 변형된 회전전진법으로 수술을 시행. **C.** 4년 경과 후 양호한 반흔양상과 대칭적인 성장양상을 확인할 수 있다.

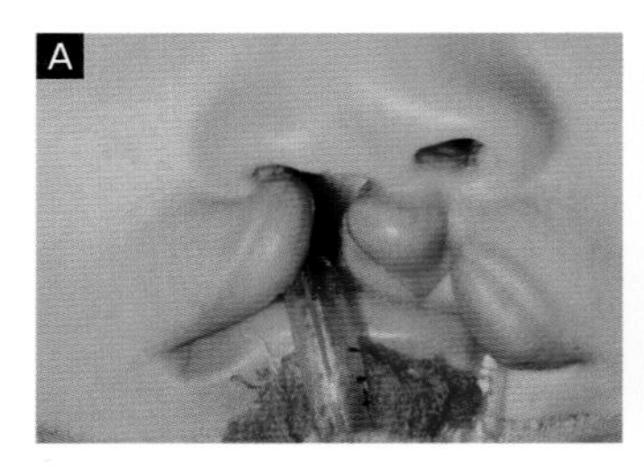

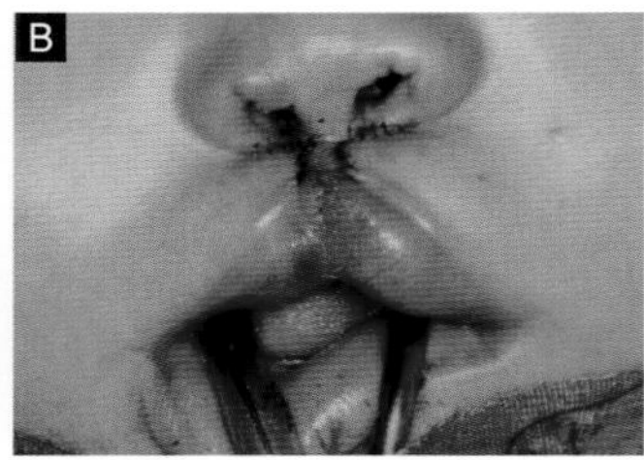

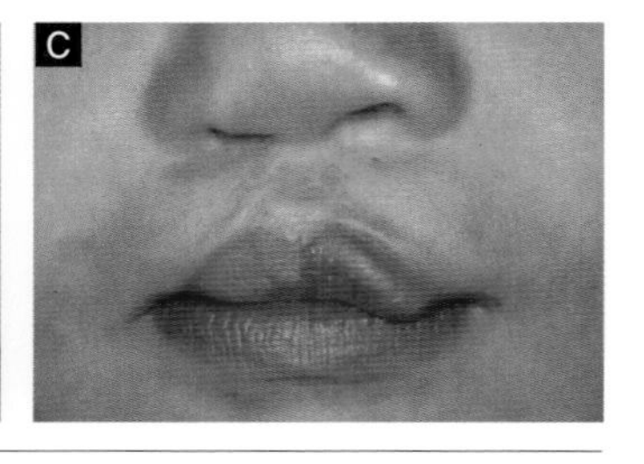

그림 12-5. 양측성 구순구개열 수술 예. **A.** 우측 완전 구순열 및 좌측 불완전 구순열을 확인할 수 있다. **B.** 양측의 개열을 동시에 수술하는 1단계 수술법으로 양측성 구순열에 대해 수술을 시행. **C.** 3년 경과 후 양상

④ 10~18개월: 구개열의 외과적 수술

정상인의 경우 연구개 전방 1/4 부위에는 근육이 없이 구개건막만 존재하지만, 구개열 환자의 경우 구개인두근(palatopharyngeus muscle)의 대부분과 구개범거근(levator veli palatine muscle)의 일부 그리고 구개수근(uvula muscle)이 구개골 후연에 직접 부착되어 있다. 소아의 언어발달은 생후 3~4개월 옹알이부터 시작하여 생후 12개월에는 첫단어 시기를 거치고 24개월 전후에는 어휘폭발기를 거치게 된다. 따라서, 정상적 언어발달을 유도하기 위해서는 12~18

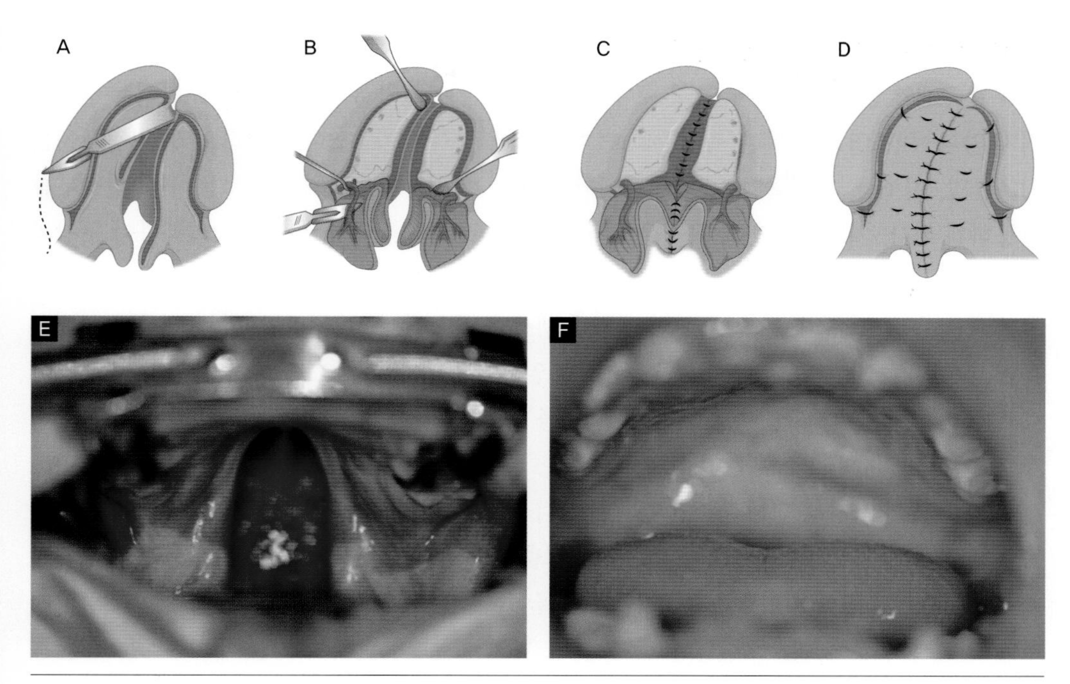

■■ **그림 12-6.** Two-flap palatoplasty법을 이용한 구개열 수술법 및 증례. **A.** 도안 및 절개 **B.** 박리 **C.** 비점막의 봉합 및 개열부 근육의 봉합 **D.** 구강점막의 봉합 **E.** 구개열 증례 **F.** 술후 1년 양상

개월 이전에 구개열 수술을 진행해야 한다. 또한, 성공적으로 구개열 수술이 완료된 이후에도 언어치료사에 의한 언어치료가 동반되어야 성공적인 결과를 가질 수 있다.

⑤ 4~6세: 발음개선을 위한 인두피판술, 입술-코의 이차 교정술

구개인두괄약(velopharyngeal sphincter)이 적절한 기능을 수행하지 못하는 경우를 구개인두기능부전(velopharyngeal incompetence)라 하며 비정상적 조음양상이 발생하므로 우선 발음보조장치(speech aids)를 이용한 치료를 진행하나 효과가 미비한 경우 인두피판술(pharyngeal flap operation)을 고려해야 한다. 인두피판술은 구개인두기능부전에 대한 최종적 치료 수단이며 수술 자체가 비가역적인 방법이므로 구강악안면외과 의사는 언어치료사와 협조하여 수술을 결정해야 한다.

구순열의 외과적 수술로 개열을 폐쇄한 후 성장하면서 입술-코의 변형이 가속화되어 4~6세에 관찰될 수 있다. 구강악안면외과 의사는 이 시기에 입술-코의 이차 교정술로 심미성을 회복시켜주어 취학 후 아동의 정상적인 학교생활, 원만한 대인관계 회복을 도모해야 한다.

⑥ 9~11세: 치조열에 대한 골이식술

구순구개열 환자에 있어서 입술, 구개뿐만 아니라 치조돌기 부위가 개열에 포함되는 경우가 적지 않다. 치조열은 대부분 측절치와 견치 사이에 생기며 치조열이 완전히 발생된 경우에는 치조골막, 치조골, 구개골막 등이 이환되어 위로는 비강과 통하고 후방으로는 구개 전방부를 관통하게 된다. 치조열 재건의 목적은 치궁(dental arch)의 생리적 연속성을 회복하여 구강과 치아위생이 유지되도록하고, 치궁, 전상악(premaxilla) 및 인접치의 안정화를 유도하며, 미맹출 영구치(주로 견치 또는 측절치)의 생리적 맹출을 돕고 추후 진행될 수 있는 임플란트 매식을 위한 공간을 확보하기 위함이다. 또한, 치조열부 구순과 코의 융기를 통해 코의 대칭성 향상에 도움이 되고, 치아 교정을 위한 공간을 만들 수 있으며, 구비누공 폐쇄를 통해 음식물의 비강 편입 및 과비음을 방지하는 데 도움이 된다.

치조열 재건 시기에 대해서는 논란이 많으나 너무 어린 나이에 시행할 경우 상악골 성장을 방해하고, 너무 늦은 나이에 시행할 경우 미맹출 영구치의 맹출을 유도할 수 없으므로 견치의 치근이 1/2~1/3 정도 형성되는 9~11세 경에 골이식을 하는 것이 추천되고 있으며, 각 환자의 상태에 따라 수술시기를 조절하는 것이 좋다. 치조열 골이식술의 이식골 채취부로는 장골능(iliac crest)이 가장 많이 추천된다.

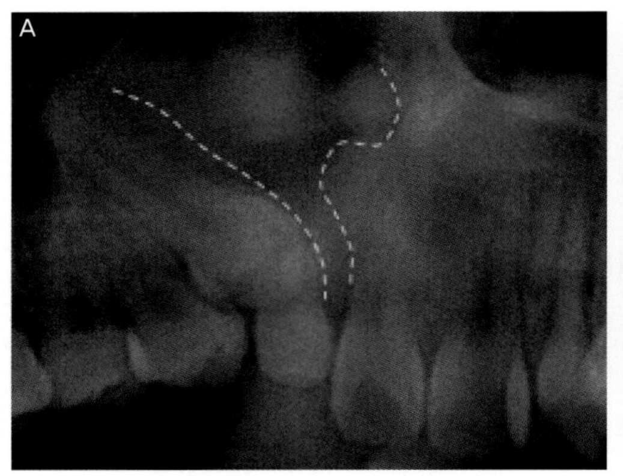

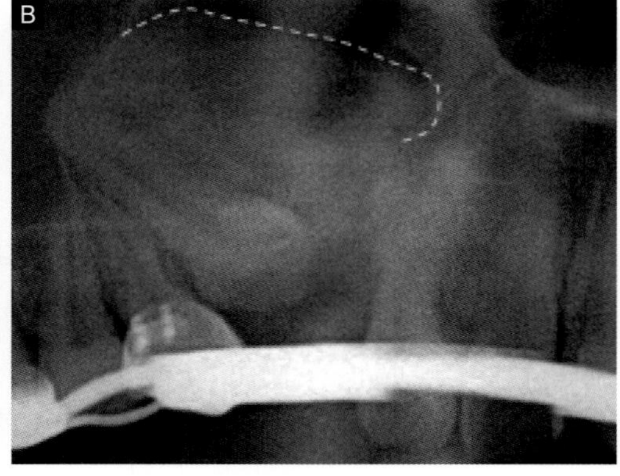

그림 12-7. 장골능 이식골을 이용한 치조열 골이식 술 증례. **A.** 상악 우측 치조열 **B.** 장골능 채취 자가골을 이용한 골이식술 시행

⑦ 17세 이후: 악교정 수술, 입술-코의 이차 교정술

구순구개열 환자의 경우 성장완료 후 경우에 따라 심한 상하악골의 부조화가 발생하는 경우가 있다. 정상적 악간관계 및 저작기능 회복, 심미적 안모의 회복을 위해서는 성장이 완료된

event)에서 골형태와 크기 변화를 관찰하여 개인의 성숙 정도를 평가하는 골성숙도, 이차성징의 발현에 의한 성적 성숙도(sexual maturity) 등이 사용되고 있다. 치령 또한 생물학적 연령 평가의 일부이다.

(2) 기형의 종류

(3) 정신적 요인

(4) 내적 성장 요인

5) 진단, 치료계획, 악교정 치료

(1) 악교정 수술 환자에 대한 진단

철저한 평가와 진단은 악교정수술 환자에 대한 전체적인 관리에 있어 가장 중요하다. 이 단계에서 기능적이나 심미 적으로 중요한 문제점들을 놓치게 되면 치료 후 합병증이나 바람직하지 못한 결과들이 초래될 수 있기 때문이다. 일반적으로 악교정수술 환자에 대한 평가는 다음의 네 가지로 나누어진다.

① 환자의 주소

수술 결과에 대한 환자의 최종적인 만족도는 결국 환자의 주요 관심사에 얼마만큼 충실하였는가에 따라 달라진다. 따라서 수술전 환자의 관심사를 파악하고 수술을 원하는 이유와 환자의 기대치를 미리 파악하여야 한다.

② 체계적인 임상검사

㉠ 환자의 내과적 문제는 치료계획에도 영향을 미치며 경우에 따라서는 환자의 생명을 위협하는 심각한 병발증을 초래할 수도 있다. 임상적 검사를 통하여 환자의 기도 문제, 결합조직 혹은 자가면역질환, 출혈성 소인 혹은 수술에 영향을 미칠 수 있는 타 병소의 존재 유무에 대하여 반드시 확인하여야 한다.

㉡ 임상적 신체 검사중 구강검사 시에는 다음과 같은 사항들을 관찰함으로써 치아골격성 그리고 연조직 구조물들에 대한 기능적, 심미적 문제점들을 확인할 수 있다.

- Angle 씨 교합관계
- 전치부 피개교합 또는 개교합
- 전치부 수평피개 또는 교차교합
- 치아의 건강도
- 치아 크기의 부조화
- 윌슨 곡선(curve of Wilson)

- 스피 곡선(curve of Spee)
- 치아의 총생 혹은 공간치열
- 결손된 치아, 우식 치아, 만기 잔존된 유치, 치료할 수 없을 정도의 병변을 가진 치아
- 중심교합과 중심위 간의 차이
- 수평적, 전후방적, 혹은 수직적 비대칭
- 혀의 해부학적 혹은 기능적 이상
- 저작 시의 어려움
- 기타 병소의 존재

③ 방사선, 화상분석

안모에 대한 임상사진은 최소한 ① 입술을 이완시킨 상태에서의 정면사진, ② 미소를 지었을 때의 정면사진, ③ 좌, 우측 45° 측모사진, ④ 좌, 우측 측모사진으로 6장이 필요하다. 진단 시 유용한 방사선 사진은 측방, 후전방 두부방사선계측사진, 파노라마사진, 그리고 구내 방사선 사진이다. 특히 측방 두부방사선계측사진은 진단에 있어 가장 기본이 되는 자료로 이를 통하여 악골의 전후방적인 위치, 치아의 경사도, 구순과 치아의 관계, 연조직의 형태를 평가하여야 한다. 후전방 두부방사선계측사진은 안모비대칭과 같이 상악골과 하악골의 측방 부조화를 진단하는데 유용한 자료이다.

④ 모델분석

치아 모델분석은 특히 수술 전후의 치열 교정과 연관된 진단과 치료 목적 수립에 있어 중요하다. 적절한 술전 교정 치료 목적을 설정하기 위하여 다음 사항들에 대한 분석을 시행한다.

- 치궁의 길이(arch length)
- 치아의 크기
- 치아의 위치
- 치궁의 폭 분석
- 스피곡선(curve of Spee)
- 견치와 구치의 위치
- 치열의 대칭성
- 윌슨 곡선(curve of Wilson)
- 결손치아, 병변에 심하게 이환된 치아, 보철 치료된 치아

이 순차적인 진단과정을 통해서 악교정 수술이 필요한 환자를 가려낼 수 있고 또한, 어떤 부가적인 술식이 필요한 지도 감별해 낼 수 있다. 그리고 언어, 청각, 정신과적, 신경학적, 안과적

그리고 내과적 평가를 위해 환자를 전문가에게 의뢰할 필요가 있는지를 판단할 수 있다.

(2) 악교정 수술을 위한 치료계획

치료계획을 세우기 전에 지금까지의 임상적, 방사선학적 그리고 모델 분석이나 회장 분석 등을 통해 밝혀진 문제점들을 통합, 정리한다. 이 문제 목록 혹은 진단 목록에는 골격적 부조화, 교합의 문제, 심미적 관심사, 악관절 병변이나 치아의 부분적인 문제 뿐 아니라 수술결과에 영향을 미칠 수 있는 전신적인 문제까지 모두 기록되어야 한다. 결국 치료계획이란이 문제 목록을 기초로 구체적으로 제시되어야 한다.

(3) 치료

① 상악골의 악교정 수술

㉠ Le Fort 골절단술

Le Fort 형 골절단술의 역사적 배경은 1901년 Rene Le Fort에 의해 기술된 상악의 3개의 외상에 의한 주 골절선이다. 그러나 위의 골절과 Le Fort 골절단술에 이용되는 외과적 골절선은 익돌판이 외과적 골절단술에서는 남아있는 것에서 차이가 있다. 두개안면수술에 이용되는 Le Fort 형의 골절단술은 안와의 위치, 부피 및 관골궁의 돌출도와 비기저부의 위치 및 전두비 각, 코의 길이 및 상악의 위치를 바꿀 수 있다.

㉡ 상악골 분절 골절단술

- 상악 전치부 분절 골절단술: 상악 전치부 분절 골절단술은 상악이 수평적으로 과성장했을 때 주로 사용하며 대개 구치부의 교합이 안정적이거나 하악 수술과 동반하였을 때 상악의 전체적인 교합면을 변화시키지 않을 때 사용할 수 있다. 대개 소구치의 발치공간을 골절단부로 삼아 양악 전돌증을 해소하거나 전치부 개교를 수정하기 위해 사용한다.

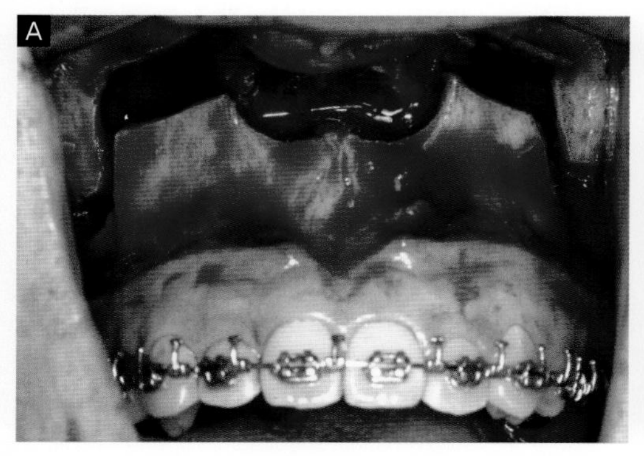

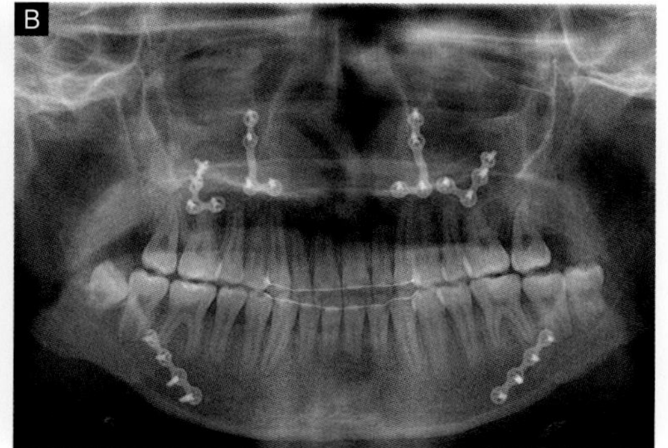

그림 12-11. A. LeFort I **B.** LeFort I + BSSRO fixation

- 상악 구치부 분절 골절단술: 악교정수술에서 상악 구치부 분절골절단술의 경우 거의 적응증이 없는 것이 사실이다. 개교합이나 횡적 확장이 필요시 Le Fort I형 골절단술이 더 쉽고 빠르며 예지성이 높다. 현재 구치부 분절술의 경우는 대개 보철전 처치의 일환으로 시행된다.

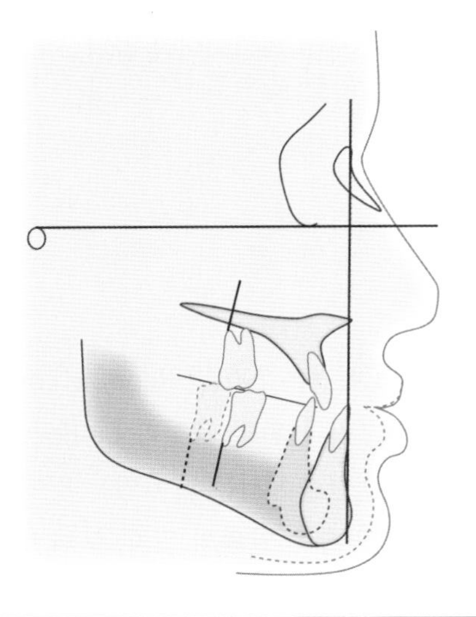

■■ **그림 12-12.** FH-Nasion-pogonion 기준을 이용한 하악후퇴술 가상선

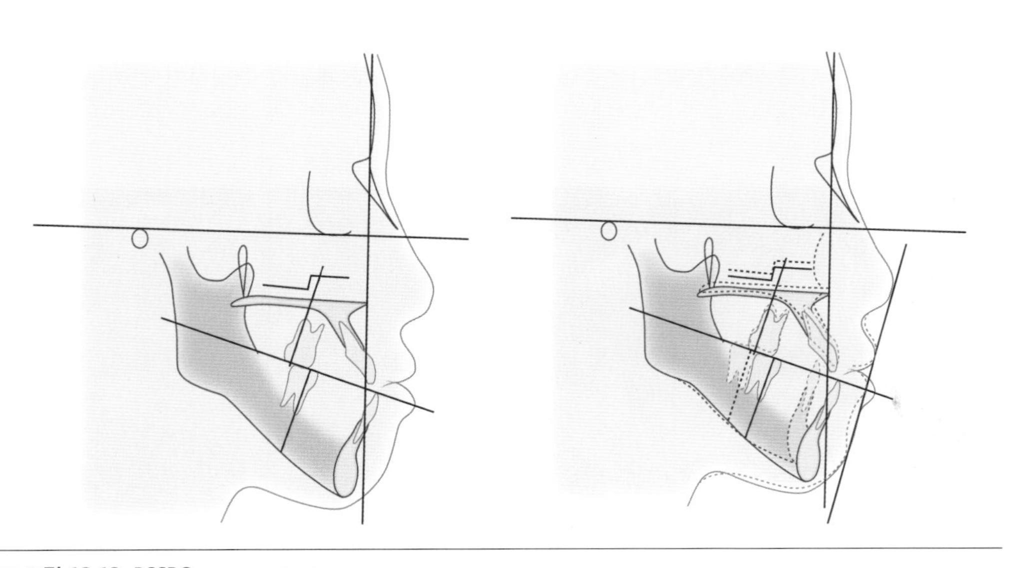

■■ **그림 12-13.** BSSRO paper surgery

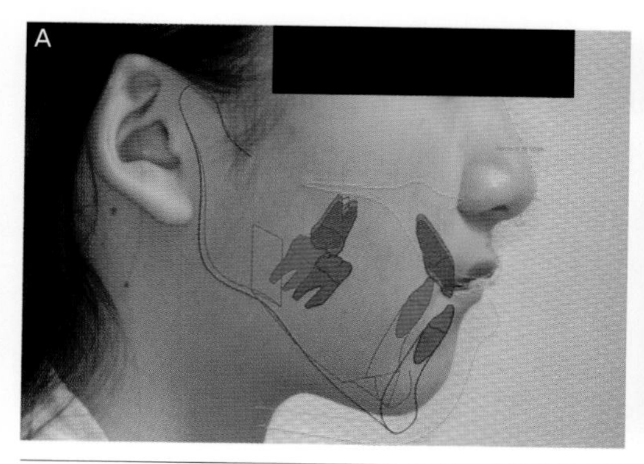

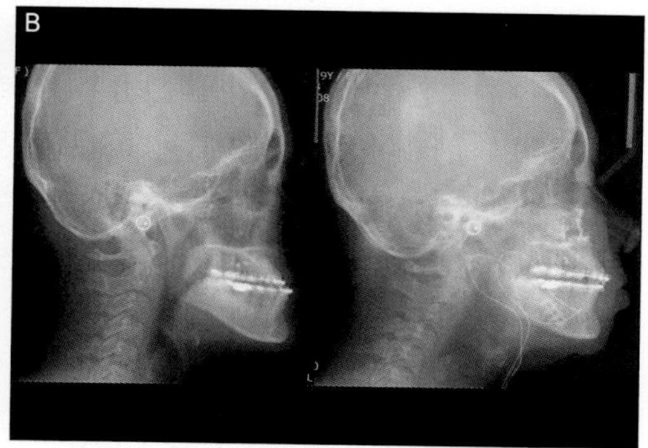

■■ **그림 12-14. A.** BSSRO **B.** BSSRO + LeFort I 술전 술후

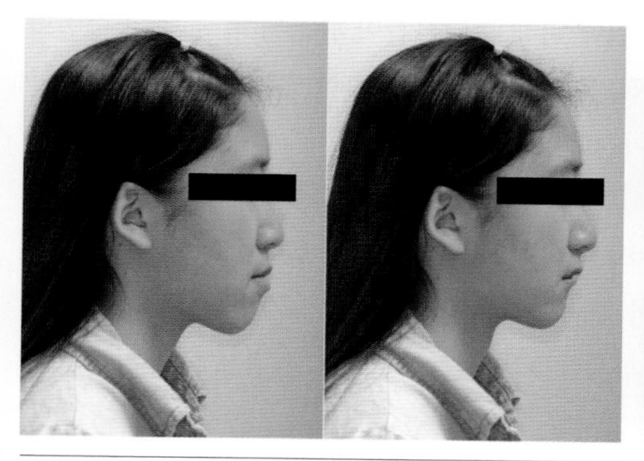

■■ **그림 12-15.** 술후 예상

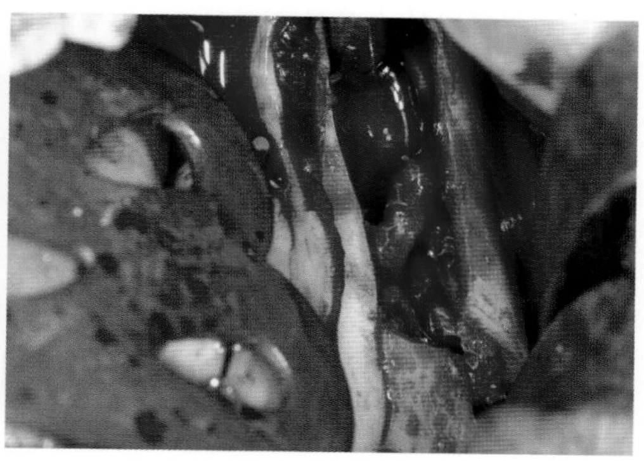

■■ **그림 12-16.** BSSRO

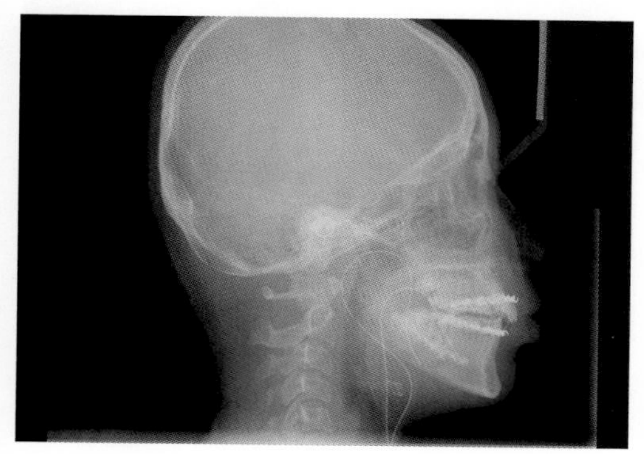

■■ **그림 12-17.** BSSRO 수술 직후 방사선 사진

② **하악골의 악교정술**: 하악지에 대한 수술

㉠ 하악골상행지 시상분할골절단술(Bilateral sagittal split ramus osteotomy, BSSRO)

하악골상행지 시상분할골절단술은 1957년 Trauner와 Obwegeser에 의해 처음 발표되었다. 이후 Dal pont 등에 의한 술식의 수정 및 변형이 있었고, 고정법의 변천과정을 거쳐 현재 하악골전돌증 및 후퇴증을 치료하는 대표적인 술식으로 자리 잡게 되었다. 이 술식의 기본적인 외과적 장점은 다음과 같다.

- 원심 치아지지 골편의 재위치 용이성
- 악골의 재위치 후 넓은 골편의 중첩으로 인한 골치유 촉진
- 측두하악관절부와 저작근 위치의 최소 변형

㉡ 구내 하악골상행지 수직골절단술(Intraoral vertical ramus osteotomy, IVRO)

하악골상행지 수직골절단술은 구내접근법을 이용함으로써 안면 흉터가 없고 안면신경의 하악분지의 손상의 위험이 없고, 구외접근법에 비해 수술시간이 감소된다. 구내 수술법의 골절단의 설계는 변형이 있어왔지만 기본적인 골절단은 S형 절흔에서부터 수직으로 하악지의 후방, 또는 하악각의 하연까지 이루어진다.

㉢ 구외 하악골상행지 수직골절단술

구강외접근법을 이용한 하악골상행지 수직골절단술은 하악골의 후방이동술을 위해 널리 사용되어왔던 술식이다. 견고고정법이 개발되기 이전에는 골의 치유를 위해 약 4~6주 정도의 악간고정이 시행되어 왔다. 피부 절개선으로 인한 반흔과 안면신경 하악분지의 손상 가능성이 있는 것이 이 술식의 단점이다.

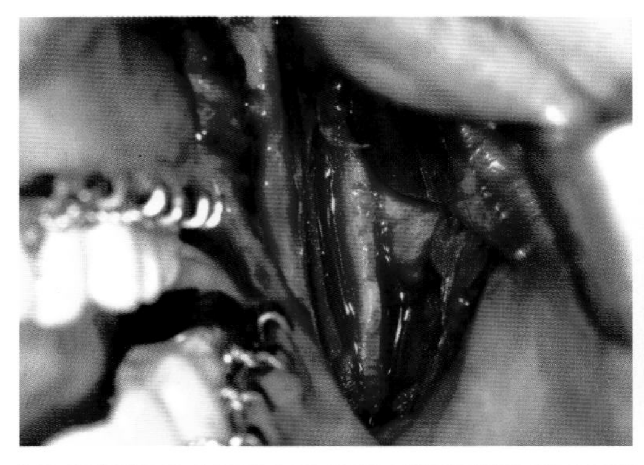

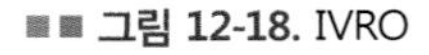

■■ **그림 12-18.** IVRO

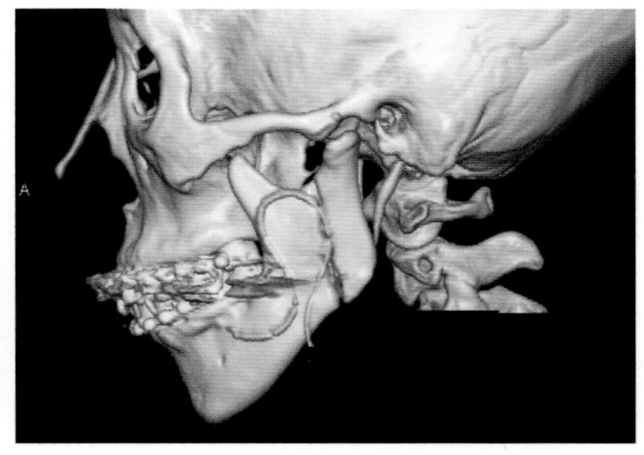

■■ **그림 12-19.** IVRO 수술 후

3 악안면 미용외과

안모윤곽미용수술(골변연부에 대한 수술)

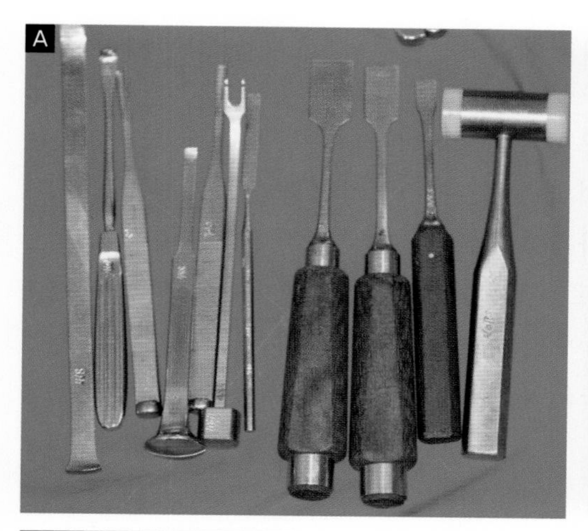
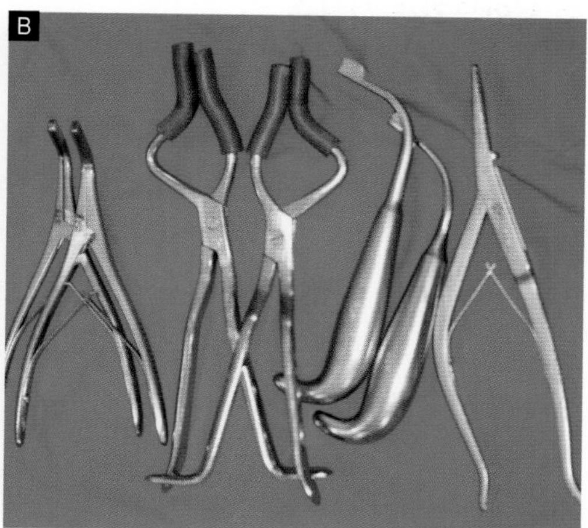

■■ 그림 12-20. 수술기구 **A.** Osteotome **B.** Seperator

1) 이부성형술

이부성형술은 하악골의 이부의 수직적, 횡적, 전후방적 위치를 외과적으로 변화시킴으로써 하악골의 비정상적인 형태를 교정하기 위해 사용되어 왔다.

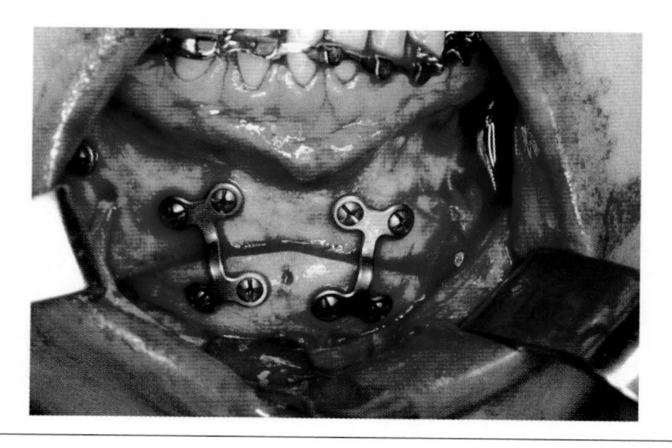

■■ 그림 12-21. Genioplasty

2) 하악하연수술

비교적 간단한 수술이지만 하악의 하연을 구강내 접근법으로 수술하기에 시야와 접근의 한계가 있다. 하악의 하연이 과다하게 발달되었거나 심한 안면 열성장 증례에서 하악 하연의 대칭성과 심미적인 하악 하연의 안모를 형성하기 위해 시행하는 수술이다.

3) 하악우각부 성형술

- 교근비대증의 정의: 교근비대증은 하악 우각부에서 만성적으로 교근이 커진 상태를 말한다. 대부분 무통성이며, 이로 인해 하안모가 넓어지고 비대칭이 발생하기도 하고 환자는 주로 심미적인 증진을 요구하게 된다. 특히 양측에 우각부위의 골융기와 교근비대증이 관찰될 때 환자는 장방형의 안모, 즉 소위 사각턱을 가지게 된다.
- 종류: 하악 우각부의 비대칭은 일반적으로 교합면의 경사를 동반하는 상악의 좌우 비대칭, 하악의 비대칭, 상하악의 복합 비대칭이 없는 순수한 하악 우각부만의 좌우 비대칭이 있으며, 편측성 또는 양측성 우각부 돌출은 교근비대 혹은 양성 교근비대증이라고 명명된다.

하악우각부 성형술의 종류

1. 하악골에 행하여지는 수술
   - 하악각 절제술
   - 하악골 후방부 피질골 절제술
2. 교근에 행하여지는 수술
   - 교근 부분 절제술
   - Botulinum toxin 주사
   - 고주파 수술기를 이용한 교근 축소술
3. 위 여러 술식의 혼용

(1) 하악각 절제술

이 방법은 가장 널리 시행되고 있는 수술방법으로, 얼굴 측면으로 각이 두드러져 있을 때 효과가 좋다. 구강내로만 접근하므로 안면부의 반흔을 피할 수 있으나 증례에 따라서는 하안면부의 폭을 줄이는 데는 비효율적이고 하악각의 각도를 심하게 증가시켜 오히려 부자연스러운 측면 모습을 초래할 수 있다.

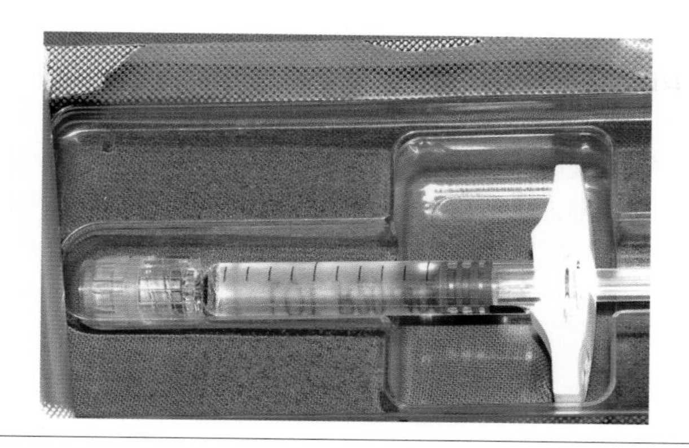

■■ **그림 12-24.** Filler

보툴리눔 독소는 상안면부, 즉 이마나 눈가 주름 등에서만 뛰어난 결과를 보여주므로 그 사용에 한계가 있다. 상안면부의 주름 개선으로 인해 중안면부와 하안면부에도 관심을 갖게 되어 필러가 등장하게 되었다. 필러는 나이가 들어 함몰되고, 탄력이 없는 피부에 사용하여 볼륨감을 주고, 보둘리눔 독소로 해결할 수 없는 깊은 주름이나 팔자주름(비순구, nasolabial fold) 등에 사용하여 우수한 효과를 보여준다. 젊어보이는 얼굴(youthful face)은 주름이 없는 얼굴뿐 아니라, 편평한 2차원적 얼굴이 아니고 3차원적으로 볼륨감이 있는 얼굴이므로 보툴리눔 독소와 함께 필러가 개발되어 고연령층 환자의 젊어보이고자 하는 본능을 어느 정도 해소시켜 줄 수 있게 되었다.

주름치료

- 미간주름
- 이마주름(forehead lines) 의 치료: 보툴리눔 독소와 필러를 이용한 이마주름 치료
- 까마귀발주름(Crow's feet) 의 치료
- 비순구주름(팔자주름): Nasolabial fold에 필러를 주입하기 전에는 구강내로 마취를 해야 하는데, 동통에 대한 역치가 낮거나 두려움이 많은 환자에게는 도포마취제를 먼저 사용하고, 그 후에 리도케인 주사를 하는 것이 좋다.
- 필러를 이용한 코성형술: 코는 얼굴의 중앙에 위치하면서 모양이나 형태에따라 외모에 상당한 영향을 주고있고 한국에서는 미용수술 중에서 쌍꺼풀수술 다음으로 코를 높여주는 융비술이 많이 시행되고 있다. 통상 융비술은 실리콘이나 코어텍스를 이용하여 영구적인성형수술을하고 있다.
- 입술증강술: 필러를 이용한 입술 증강술은 무엇보다 간편하고 수술효과가 즉시 나타나서 환자들의 만족도가 높은 술식이다. 다른 부위에 비하여 지속시간이 짧은 것이 단점으로 지적된다.

- 처진 입꼬리, 꼭두각시 주름(marionette Lines; marionette folds, drooping, labial commissure, drool groove, mouth frown): 흔히 marionette iines은 처진 입꼬리, 꼭두각시주름 정도로 불리는 것으로 이 주름은 입꼬리가 밑으로 처지면서 슬픈 표정이 되는 증상을 말하는데 대개 다른 사람들에게 부정적인 인상을 주게 된다. 이의 근본적인 치료는 하안면거상술(lower face-lift surgery)과 같은 수술법을 이용하거나 입구석(coner of the mouth)의 처짐은 2Units의 보톡스를 depressor anguli oris에 주사하면 입꼬리가 처짐을 어느 정도 개선할 수 있다.

② 지방흡입술, 자가지방이식술(Liposuction, Autogenous fat graft)

연조직 성형술 중에서 안면의 윤곽을 개선시켜 줄 수 있는 방법으로는 지방흡입술과 자가지방이식술이 있다. 지방조직이 얼굴 전체에 혹은 어느 특정 부위에 과다하게 축적된 경우엔 지방흡입술을 통해 개선시켜 줄 수 있으며, 노화에 따른 지방 조직의 위축과 과도한 주름은 자가지방이식술로 개선시켜 줄 수 있다. 최근에는 다양한 재료들을 주사 혹은 주입함으로써 이러한 술식들을 대체하고는 있지만, 현재까지도 악안면성형재건외과 영역에서는 많은 가치가 있는 술식들이다.

㉠ 지방흡입술

- 안면 지방흡입술
- 턱살 지방흡입술
- 경부 지방흡입술

㉡ 자가지방이식술

노화에 따른 안면 지방의 부피감소는 얼굴 주름을 두드러지게 하는 한 요인이다. 최근에 대두되고 있는 안면부 rejuvenation을 위한 방법으로는 필러가 선호되고 있지만, 재료 비용이 높다는 단점이 있다.

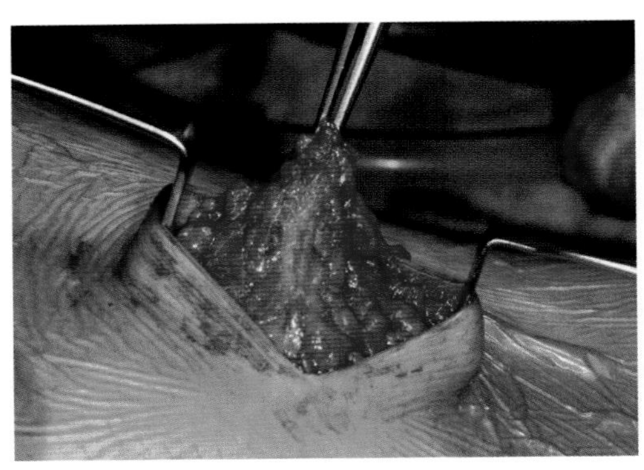

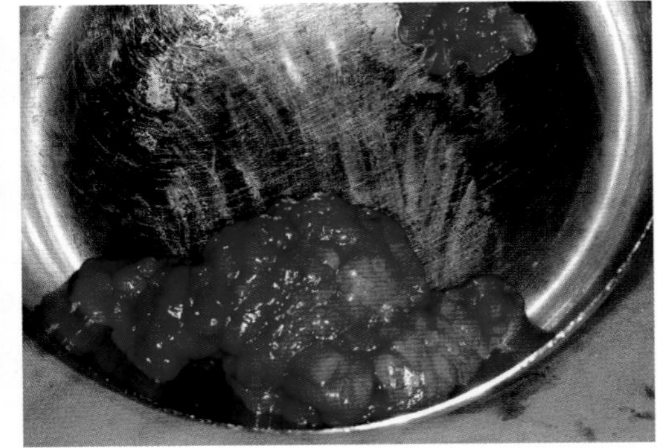

■■ **그림 12-25.** 자가지방이식

(3) 안검성형술

안검은 중년이 되면서 노화현상이 제일 먼저 발생하는 곳으로 보통 때는 잘 모르지만 약간 웃으면 눈가에 주름이 나타나고 특히, 아래 눈은 눈썹 밑으로 불룩하게 뭉쳐지면서 굵은 주름이 잡히게 된다. 이러한 생리적 현상의 해결과 쌍꺼풀의 빈도가 낮은 동양인에게 심미적 욕구 충족을 위해 안검 부위에 대한 성형술이 일찍이 시행되어 왔으며 특히 젊은 나이에서도 심미적으로 쌍꺼풀 수술이 많이 시행되고 있다.

(4) 비성형술

비성형술(rhinoplasty)은 미용 비성형술과 재건 비성형술(reconstructive rhinoplasty)로 나눌 수 있다 . 미용 비성형술은 심미적으로 아름답지 못한 코를 아름답게 하는 성형술로 여기에는 낮은 코를 세우는 융비술(augmentation rhinoplasty), 비정상적으로 큰 코를 작게 하는 축비술(reduction rhinoplasty), 그 외 비변형의 교정술과 같은 일차 비성형술과 이런 일차비성형술 때 남아 있는 문제점들을 수술하는 이차 비성형술(secondary rhinoplasty)이 있다.

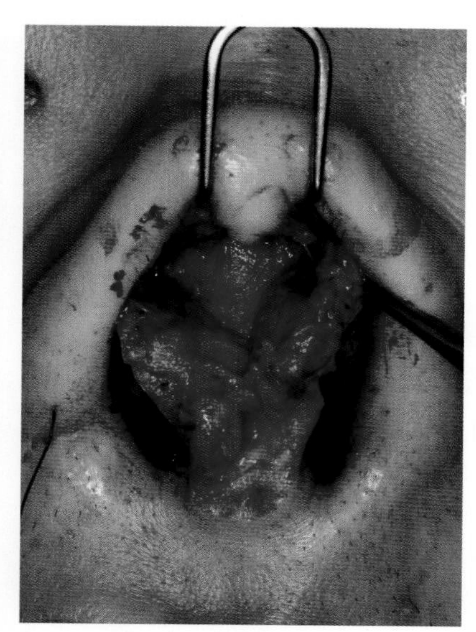

■■ 그림 12-26. Rhinoplasty

Summary

- 구순구개열은 입술과 입천정 부위의 피부, 근육, 점막 및 그 하부 골격 구조가 선천적으로 갈라진 기형 질환이다.
- 구순구개열은 선천성 기형 중 가장 흔하며 인종간 차이가 존재한다.
- 구순구개열의 발생원인은 크게 유전적 요인과 환경적 요인으로 분류된다.
- 구순열은 태생 4~6주경 상악돌기와 외측비돌기 융합부전으로 발생하며, 구개열은 태생 8~10주경 양측 외측구개선반 융합부전으로 발생한다.
- 구순구개열환자의 출생 후 먼저해야 할 일은 부모를 먼저 안심시키고, 아기가 일관적인 치료를 받으면 정상적인 생활을 할 수 있음을 설명해주고, 스킨쉽을 강조하는 일이다. 젖빨기 장애가 있을 때에는 호쯔장치를 장착해주고 구개열 아기용 특수젖꼭지를 사용하도록 권장한다.
- 구순구개열 치료과정에는 구강악안면외과뿐만 아니라 소아치과, 치과교정과, 치과보철과, 소아과, 이비인후과, 정신과, 언어치료사, 심리치료사 등의 전문가들의 협력치료 및 단계적 치료계획 수립이 필요하다.
- 구순구개열 치료 과정 중 구강악안면외과 의사의 역할을 구순구개열 부위를 외과적으로 수복하여 입술과 코의 모양을 바로 잡아주고 구개의 기능을 증진시키며, 정상적인 악골 관계가 될 수 있도록 필요한 술식을 적절한 시기에 행하는 것이다.
- 구순구개열환자에게는 1~3개월 비구순접합술 및 치은골막성형술, 3~5개월 구순열의 외과적 수술, 6개월부터 예방적 치과치료, 10~18개월에는 구개열의 외과적 수술, 15~18개월에는 언어치료사에 의한 언어 치료, 4~6세에는 필요한 경우 발음개선을 위한 인두피판술, 입술-코의 이차 교정술, 8~12세에는 치조열에 대한 골이식술, 17세 이후 필요한 경우 악교정 수술, 보철치료, 입술-코의 이차 교정술이 각각 필요하다.
- 악안면 기형의 진료는 그 원인적 요소와 보상적인 요소, 환자의 성장까지 다양한 요소가 포함되어야 하여 올바른 치료계획 수립과 포괄적인 치료가 필수적이다.
- 악안면 기형은 선천적 및 후천적인 원인으로 발생할 수 있다.
- 악안면 기형의 치료는 언어 및 저작과 같은 기능적인 문제에서 국한되어선 안되며 발육 이상으로 인한 심미적인 문제, 그리고 그로인해 파생될 수 있는 환자의 정신적인 문제까지도 포함하여야 한다.
- 환자의 정확한 진단을 위해서는 반드시 환자의 주소, 체계적인 임상 검사, 방사선 및 임상 사진 검사, 그리고 환자의 치아 모델의 분석이 필요하다.
- 환자의 자료 분석을 통하여 환자가 악교정 수술을 필요로 하는지, 그리고 다른 영역의 전문가에 대한 의뢰가 필요한지를 판단하여야 한다.
- 악교정 수술은 상악골과 하악골에서 LeFort 골절단술, 상악골 분절 골절단술, 하악골상행지 시상분할골절단술, 구내 하악골상행지 골절단술과 같은 술식이 사용될 수 있다.
- 악안면 기형환자의 치료에 심미성 증진을 위하여 하악각 절제술, 하악지 외측 피질골 절제술과 같은 골격적인 수술 뿐만 아니라 필러나 자가지방이식, 보툴리눔 독소와 같은 연조직 성형술식도 사용될 수 있다.

참고문헌

1. 대한구강악안면외과학회. 구강악안면외과학교과서. 제3판. 서울. 의치학사; 2013. P589-646.
2. 대한악안면성형재건외과학회. 악안면성형재건외과학. 제2판 서울. 의치학사. 2009. P152-235.
3. Baardach J, Morris HL. Multidisciplinary management of cleft lip and palate. Philadelphia, WB saunders; 1990. P1-805.
4. Daniel RK. Rhinoplasty an atlas of surgical technique. New York, Springer-Verlag Inc; 2002. P227-78.
5. Jackson IT, Fasching MC. Secondary deformities of cleft lip, nose, and cleft palate. In: McCarthy JG (ed): Plastic surgery. Vol 4, Philadelphia, WB saunders; 1990. P2771-877.
6. Millard DR Jr. Cleft craft. Vol I. The unilateral deformity. Boston, Little Brown; 1976. P3-772.
7. Millard DR Jr. Cleft craft. Vol II. Bilateral and rare deformities. Boston, Little Brown; 1977. P3-722.
8. Millard DR Jr. Cleft craft. Vol III. Alveolar and palatal deformities. Boston, Little Brown; 1980. P3-1161.
9. 박혜정, 정휘동, John Butler Mulliken, 정영수. 편측성 불완전 소구순열의 치료. 대한악안면성형재건외과학회지; 2013. 178-83.
10. 이규태, 임재석, 정휘동, 정영수. 회전-신전법의 Mulliken 변형을 이용한 편측 구순열 수술. 대한구순구개열학회지 2012. 21-28.
11. 정영수, 이규태, 정휘동, John Butler Mulliken. 편측 구순열비의 교정술: Rotational advancement 원칙에 근거한 Mulliken 의 방법. 대한악안면성형재건외과학회지 2012; 133-9.
12. Cho BC, Park JW, Baik BS. Correction of severe secondary cleft lip nasal deformity using a composite graft: Current approach and review. Ann Past Surg 2002;48:131.
13. Davis JS, Ritchie HP. Classification of congenital clefts of the lip and palate. JAMA 1922;79:1323.
14. Fraser GR, Calnan JS. Cleft lip and palate: seasonal incidence, birth weight, birth rank sex, site, etc. Arch Dis Child 1961;36:420.
15. Grayson BH, Santiago PE. Presurgical nasoalveolar molding in infants with cleft lip and palate. Cleft Palate Craniofac J 1999;36:486.
16. Hamlen M. Speech changes after pharyngeal flap surgery. Plast Reconstr Surg 1970;46:437.
17. Kernahan DA, Stark RB. A new classification for cleft lip and cleft palate. Past Reconstr Surg 1985;22:435.
18. Marsh JL. The evaluation and management of velopharyngeal dysfunction. Clin Plastic Surg 2004;31:261.
19. Salyer KE. Primary correction of the unilateral cleft lip nose: A 15 year experience. Plast Reconstr Surg 1986;77:558.
20. Salyer KE, Barcach J. Salyer and Bardach's atlas of craniofacial and cleft surgery. Vol II. Philadelphia. New York, Lippincott-Raven; 1988. P421-854.
21. Shih CW, Sykes JM. Correction of the cleft-lip nasal deformity. Fac Plast Surg 202;18:253.
22 대한구강악안면외과학회. 악안면성형재건외과학. 도서출판 의치학사. 2009. 139-151, 236-383
23. 대한구강악안면외과학회, 구강악안면외과학교과서. 도서출판 의치학사. 2005, 633-722
24. 전국치과대학교정학교수협의회. 치과교정학. 대한나래출판사. 389-408
25. Michael Miloro, G.E. Ghali, Peter Larsen, Peter Waite. CBS Publisher & Distributors. 2012, 995-1028, 1187-1409
26. Johan P. Reyneke, MChD, 레네카 교수의 악교정 수술학, 군자출판사, 2005, 13-92
27. Brad W. Neville, Douglas D. Damm, Carl M. Allen, Jerry E. Bouquot. Oral and Maxillofacial pathology. Saunders. 2009, 618, 635-340

턱관절장애

학습목표

1. 턱관절 해부학적 구조물을 설명할 수 있다.
2. 턱관절질환의 증상에 대하여 설명할 수 있다.
3. 턱관절장애의 분류를 이해한다.
4. 턱관절장애 치료 시 사용되는 치료에 대하여 이해한다.

턱관절장애(temporomandibular disorder, TMD)는 측두하악관절(이하 턱관절로 명명) 및 저작근과 관련이 있는 구조적이고 기능적인 장애를 의미하며 교합이상, 턱관절과 주위 근육의 상태, 정신적 및 전신적 상태 등 다양한 인자에 의해서 발병되는 것으로 알려져 있으며, 증상으로는 턱관절 부위의 동통, 하악운동제한, 관절잡음, 이통(earache), 두통, 안면동통 등 다양하게 나타난다. 턱관절장애는 측두하악관절장애, 측두하악장애로 표현되기도 한다. 턱관절장애를 이해하기 위해서는 해부학적 특징과 턱관절장애의 원인, 분류, 징후와 증상, 진단방법과 치료법에 대한 포괄적인 내용을 숙지해야 한다.

1 턱관절의 구조

턱관절장애를 이해하기 위해서는 턱관절의 구조를 잘 이해하고 있어야 한다. 턱관절은 하악을 두개골에 연결하면서 하악의 운동을 조절하는 중요한 관절로서 다른 관절과는 달리 좌우 관절이 연결되어 동시에 기능하는 양측성 관절이다. 하악과두의 관절면과 하악와는 연골로 덮여 있다. 연골로 된 관절원판에 의하여 상관절강과 하관절강으로 구분되고, 관절인대와 관절낭은 관절을 싸고 있으며 관절의 과잉운동 방지와 관절보호역할을 한다. 과두의 익돌근 소와

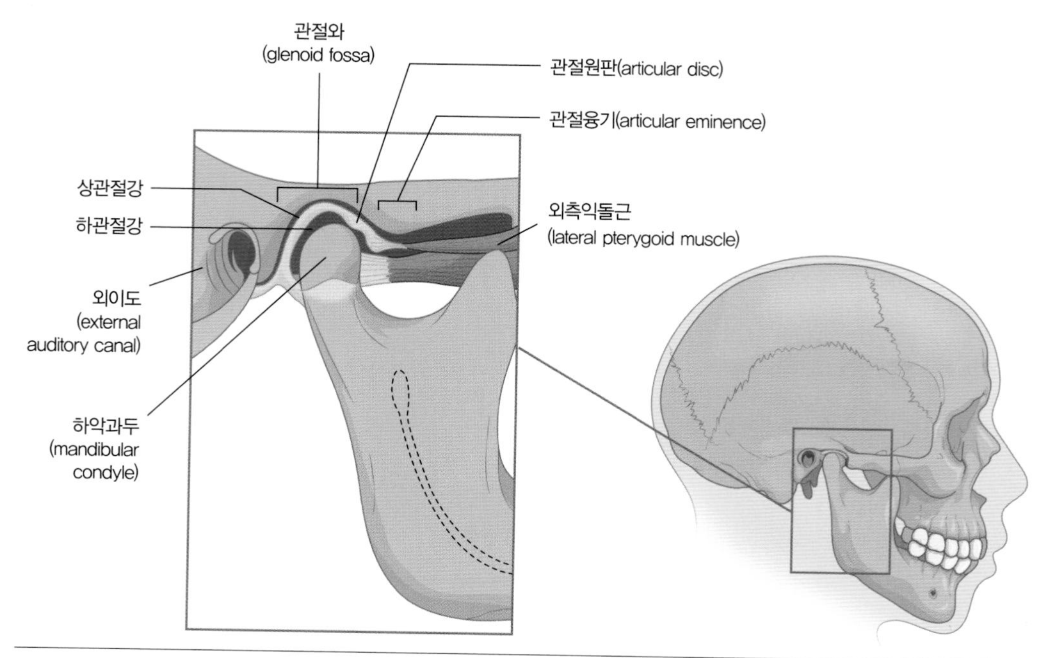

■■ **그림 13-1.** 턱관절 기본 구조

에 부착하는 외측익돌근을 포함하는 저작근과, 얼굴 근육, 목의 전방부 근육 등 많은 근육들이 턱관절의 기능에 관여한다(그림 13-1).

1) 관절원판

관절원판은 관절와와 과두 사이에 있으며 관절공간을 상하로 구분하고 있다. Rees(1954)에 따르면 원판은 다음 네 가지 부분으로 나누고(그림 13-2), 개구 운동 시에 정상적 하악과두와 관절원판의 관계는 그림 13-3에서와 같다.

① 전부(anterior band): 원판의 전방부로 두꺼운 부분

② 중앙부(intermediate band): 전부 후방의 얇은 부분

③ 후부(posterior band): 원판 후부의 두꺼운 부분

④ 원판후부 이중부위(bilaminar zone): 두 부분으로 나뉘어지는데, 상부는 관절와(glenoid fossa)의 후단에 부착되고 하부는 과두의 후부에 부착되어 있다.

3 진단

턱관절장애는 교합이상, 턱관절과 주위 근육의 상태, 정신적 및 전신적 상태 등 다양한 인자에 의해서 발병되기 때문에 진단을 하는 것은 쉽지 않다. 따라서 초진을 할 때 정확한 문진을 하여 질환의 원인과 관계가 있을만한 사항들을 검사하는 것이 필요하다. 문진은 질환의 개요를 파악하는데 매우 중요하기 때문에 이것만으로도 어느 정도 진단이 가능한 경우가 있다. 문진중에 특히 문제가 되는 것은 동통인데 강도, 성질 및 타 증상과의 관계 등을 주의깊게 검사해야 한다. 이러한 검사에 의해 타 질환과의 감별진단을 할 수 있고, Visual Analogue Scale(VAS)에 의해 주관적 동통을 표시하는 방법이 많이 사용된다.

문진에 이어서 타 질환을 검사할 때와 동일하게 시진, 촉진, 청진 등을 행하며 턱기능에 관한 검사로써 하악운동과 근활동의 기록 측정, X-선 검사[파노라마, 횡두개방사선촬영(transcranial view), 단층촬영(tomography)], 모형에 의한 치열과 교합의 검사 등을 하게 된다. 또한, 턱관절내에 기질적 변화가 의심되는 경우에는 CT, 턱관절골스캔(TMJ bone scan: 핵의학적 검사), MRI(magnetic resonance imaging), 진단적관절경술(diagnostic arthroscopy) 등을 이용해 골상태, 관절원판, 활막 그리고 주위 연조직의 상태를 평가한다.

1) 동통

턱관절 부위의 동통은 크게 관절결절, 하악와, 하악과두, 관절원판, 활막, 관절낭 등에 나타나는 관절성 동통과 저작근과 두경부 주위근육에 나타나는 근, 근막성 동통으로 대별된다. 동통의 호발부위는 턱관절 부위가 가장 많으며 다음으로 교근부위, 측두근부위 등의 순서이다.

2) 턱관절의 잡음 (그림 13-6)

관절잡음은 하악두, 관절원판, 관절낭, 관절인대 등의 구조물이 관절운동 중에 어떤 원인에 의해 마찰 또는 충돌 등의 현상을 일으키면서 발생된다. 턱관절 부위에 직접 또는 간접적인 자극, 구치부결손, 교합간섭 등의 요인이 하악과두와 하악와 그리고 관절원판과의 정상적인 관계를 깨뜨려 관절잡음을 일시적으로 발생하거나 변위된 관절원판과 하악과두가 충돌되면서 만성적으로 발생한다. 턱관절잡음은 "따각" 또는 "딱"하는 소리로 표현되는 단순관절음(clicking)과 "사각사각" 또는 "지익지익" 등의 소리로 표현되는 염발음(crepitus)으로 크게 분류되는데 단순관절음이 관절잡음 증례의 90% 이상을 차지하고 있다. 염발음은 대부분 관절면의 골관절염성 변화(osteoarthritic changes)와 연관성이 있다.

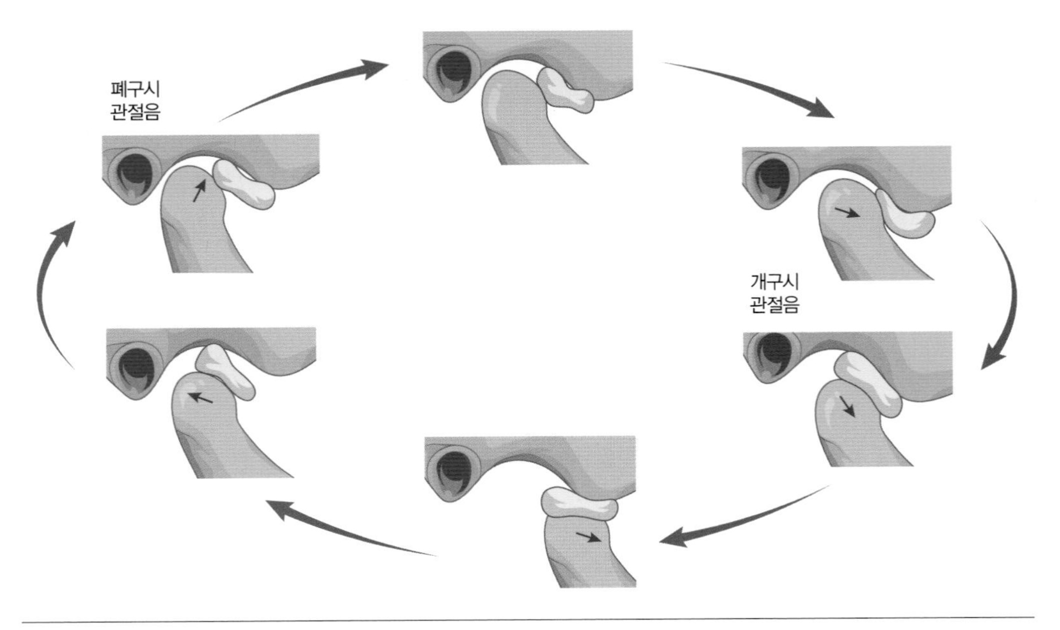

■■ **그림 13-6.** 관절음 발생 모식도

3) 악골기능장애

악골의 기능장애는 개구제한, 측방 및 전방운동장애, 개구 시 악골편위 등의 증상으로 나타날 수 있다. 과두걸림(closed lock)은 관절원판의 비복위성 전방변위 및 관절낭 병변으로 발생되는 턱관절 내장증의 한 상태이며, 관절원판에 의해 개구제한이 발생하게 된다(그림 13-7).

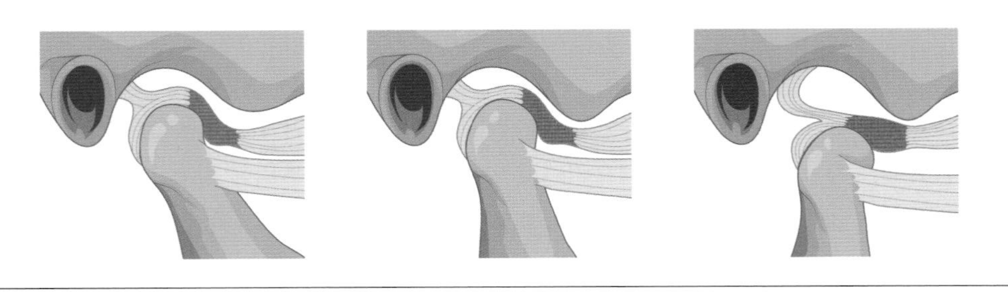

■■ **그림 13-7.** 과두걸림(closed lock)

4 턱관절장애의 치료

턱관절질환의 치료는 상담, 정신과적 치료, 심리치료, 약물치료, 장치치료, 물리치료 등의 보존적 치료와 턱관절내 주사요법, 턱관절 세정술, 턱관절 내시경적 치료 및 외과적 수술과 같은 침습적 치료로 대별할 수 있다. 그러나 일단 처음 시행되어야 할 치료는 정확하고 체계적인 진단을 통해 질환에 대한 세밀하고 충분한 상담과 증상을 완화시키기 위한 보존적 치료이다.

1) 보존적 치료(Conservative care)

(1) 상담(Counselling) 및 행동치료(Behavioral therapy)

턱관절질환에서 정신적 요인이 직간접적인 영향을 미치고 있는 것은 확연하다. 턱관절질환의 초기치료로, 상담(counselling)을 중심으로 한 심리치료 병행이 중요하며 환자의 개인 성향을 파악하고 신체적 측면을 치료하는 것이 바람직할 수 있다. 불량습관과 행동을 변화시키기 위한 시도는 턱관절장애 환자에 대한 전체적인 치료과정에서 중요한 부분을 차지한다. 상담은 간단한 질문표에 기록하고 문진하고, 의심되는 행동, 습관을 정리하면서 문제의 동작을 환자 스스로 깨닫도록 한다.

(2) 약물치료

동통치료를 위해 장기간 약물을 사용하는 것은 약물의 독성을 유발할 가능성이 있기 때문에 치료 장점과 안전성 여부를 면밀히 평가하여 단기간 사용하는 것이 추천된다. 비스테로이드성 소염진통제가 가장 많이 사용되고 항염증, 항부종 및 진통효과를 발휘한다.

삼환성 항우울제(tricyclic antidepressant)는 원래 우울증 치료제로 많이 사용되는 약물이지만 만성 동통, 신경성 두통 등의 완화를 목적으로 사용 시 효과가 탁월하다는 보고가 많으며 실제 임상에서 빈번히 사용되고 있다. 그외 부가적인 약제로 근이완제, 항불안제, 항히스타민 제재, hyaluronic acid, botulinum toxin, 스테로이드 제재가 있다. 국소마취제는 국소통증 조절, 감별진단, 관절강 펌핑(pumping) 시 사용할 수 있다.

(3) 물리치료

물리치료의 목표는 일차적으로 턱관절과 경추의 운동능력 및 기능을 회복하는데 있으며 나아가 기능장애를 유발할 수 있는 자세를 교정하고 하악에 부착된 근육들을 신장시키거나 근력을 증가시키고 혀의 안정위를 통한 구호흡 방지 등 올바른 운동 및 자가치료를 교육하는데 있다. 물리치료법에는 냉각요법, 온열요법, 이온삼투요법, 경피성 전기신경자극요법, 침술, 전기침자극요법 및 레이저 등이 있다.

(4) 교합치료(Occlusal therapy)

교합치료는 현존하는 교합상태가 턱관절의 구조를 적절하게 지지하지 못하거나, 불안정한 교합이 성공적인 초기치료 후에 발생하는 턱관절장애의 징후 및 증상의 악화와 직접 연관될 때 치료를 완료하기 위하여 필요할 수 있다. 교합조정, 수복치료, 악교정 수술을 동반하거나 동반하지 않는 교정치료를 포함한다.

(5) 교합장치(Occlusal appliance)

치료기전은 상하악간의 안정성을 증가시킴으로써 저작계의 하중을 분산시키고 턱관절장애의 증상과 징후를 감소시키는 효과가 있으며, 일시적 교합간섭 제거, 충격 흡수, 강한 위약효과(placebo effect), 수면 중 폐구근의 근전도 활성 감소, 수직 고경의 변화, 하악 과두-관절와 관계 변화, 정복성 관절원판 변위의 치료 효과를 얻을 수 있다. 임상에서 많이 사용되는 장치들은 교합 안정장치(stabilization appliances), 전방교합장치(anterior splint), 하악 재위치교합장치(mandibular repositioning splint), 전방 재위치교합장치(anterior repositioning splint, ARS), 교합거상 장치 등이 있다.

2) 외과적 치료

턱관절장애 환자에 대한 수술은 턱관절의 동통감소 및 기능 제한의 개선에 있어서 효과적인 방법이지만, 술식이 복잡하고 합병증의 가능성이 있다. 따라서 수술을 받음으로써 환자가 가질 수 있는 행동 및 정신사회적 기여요인이나 비외과적인 치료방법의 유용성 등을 충분히 고려하여 숙련된 외과의사가 선택적으로 시행해야 한다(표 13-1). 외과적 치료의 목적은 수술을 통해 턱관절내 턱관절원판 및 주변 조직에 가해지는 부하를 줄여주고(decompression) 턱관절

표 13-1. 외과적 치료의 종류

비관혈적 치료		관혈적 치료	
턱관절 세정술	턱관절경 수술	턱관절 성형술	• 관절원판 성형술 • 관절원판 절제술 • 골성형술 • 사이관절성형술
		양성종양 적출술	• 골연골종 • 활액 연골종증
		턱관절 재건술	• 자가조직 이식술 • 인공관절 치환술

내 변화된 해부학적 구조물을 원래 상태로 회복시켜 고유의 기능을 할 수 있도록 하는데 목적이 있다. 외과적 치료는 병소의 정도, 관절내의 해부학적 변화, 회복능력, 적절한 비외과적 치료의 성공여부, 관절병소가 유발될 수 있는 장애의 정도에 의해 결정된다. 수술 전후의 비외과적 처치는 전반적인 외과적 치료와 병행해야 한다.

외과적 치료는 턱관절의 관절강을 간단히 세척하는 관절강세척술(arthrocentesis)과 내시경을 이용하여 관절강 내를 관찰하며 관절강세척(lavage)과 유착분리술(lysis)을 시행하고 간단한 생검이나 소수술을 시행하는 턱관절경 수술(arthroscopic surgery), 관절원판의 변위를 재위치시키거나 관절원판의 부분절제 및 성형을 하는 턱관절원판 성형술(discoplasty), 심하게 변형되어 사용이 불가능한 관절원판을 제거하는 턱관절원판 절제술(discectomy), 관절원판의 재위치나 적출에 관계없이 교합면의 재형성이 필요하거나, 술후 합병증을 최소화하기 위한 관절융기절제술(eminectomy)이나 상과두절제술(high condylectomy)을 포함하는 턱관절성형술(arthroplasty) 등이 있다. 또한 골성 유착이 일어난 관절 부위의 골 조직을 제거하고, 재유착 방지를 위해 인접조직을 이식하거나, 인공매식물을 넣어주는 사이관절성형술(gap arthroplasty), 과두 돌기의 길이 및 기능을 재건해주기 위한 골신연술(distraction osteogenesis), 신생물이나 골성강직에 의해 턱관절의 구조가 심하게 변형되거나 파괴되어, 하악과두, 관절원판 및 하악와의 주요 구성요소를 자가골이나 대치물로 바꾸어 주는 턱관절 재건술(TMJ reconstruction)을 시행하는 경우도 있다.

위에 기술된 외과적 치료는 관절강 세척술만 국소마취에서 가능하고, 나머지는 모두 전신마취에서 가능하다. 관절강 세척술에 필요한 기구는 그림 13-8과 같다

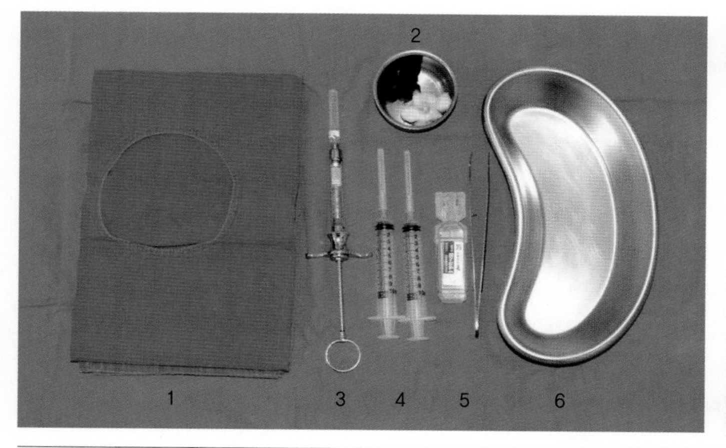

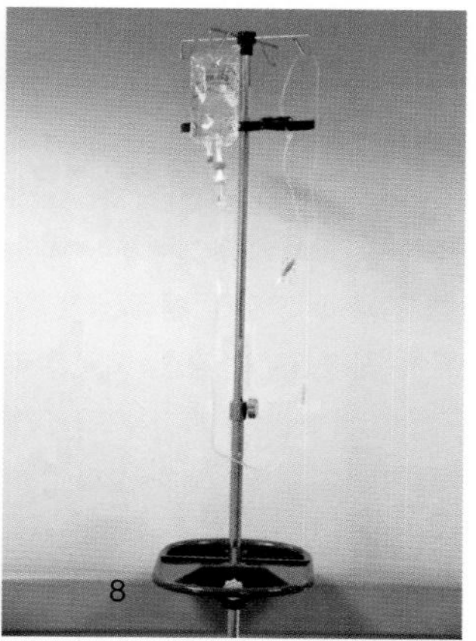

■■ **그림 13-8.** 관절강 세척술에 필요한 기구. 1. 수술용 방포, 2. 피부소독제, 3. 국소마취 주사, 4. 1회용 주사기 2개, 5. 주사용 생리적 식염수, 6. 핀셋, 7. 세척 후 배출된 식염수를 위한 용기, 8. 스탠드와 세척용 생리적 식염수(관절에 삽입된 바늘과 연결)

Summary

+ 턱관절의 구조

턱관절의 골구조는 하악와, 관절융기, 하악골의 과두돌기로 이루어지고, 연골로 된 관절원판이 하악와와 하악과두 사이에 위치하며 관절낭과 관절인대로 감싸져 있다.

+ 턱관절장애의 분류

턱관절내장증은 정복성과 비정복성 관절원판의 변위로 구분되며, 치과진료 시 과도한 개구나 장기간의 개구에 의하여 발생할 수 있어서 스케일링 등의 시술에 유의를 요한다. 그외 관절면의 구조적 부조화로 인한 유착, 턱관절탈구와 활막염과 관절염 등의 염증성 장애 및 섬유성 또는 골성 강직을 동반한 만성 하악운동장애가 중요 턱관절장애에 속한다.

+ 턱관절장애의 진단

진단은 문진, 시진, 촉진, 청진 등의 임상적 평가와 파노라마, CT, MRI 등의 방사선적 평가 등을 통하여 이루어지며, 임상평가에서는 동통, 관절잡음과 악골기능장애에 대한 평가가 중요하다.

+ 턱관절장애의 치료

보존적 치료는 상담과 행동치료, 약물치료, 물리치료, 교합치료 및 교합장치 치료 등이 있으며 외과적 치료로는 반침습적인 턱관절내 주사요법, 턱관절세정술, 턱관절 내시경 치료와 침습적인 턱관절 성형술, 종양적출술과 턱관절 재건술이 있다.

참고문헌

1. 김명국: 두경부임상해부학. 의치학사 1999.
2. Rees LA. The structure and function of the mandibular joint. Br Dent J. 1954;94:125-133.
3. Solberg WK: Temporomandibular joint syndrome. Semin Neurol. 1988;8:291-297.
4. Kim YK, Kim SG, Im JH, Yun PY. Clinical survey of the patients with temporomandibular joint disorders, using Research Diagnostic Criteria (Axis II) for TMD: Preliminary study. J Craniomaxillofac Surg. 2012;40:366-72.
5. Okeson JP:강안면동통: 평가, 진단과 치료를 위한 지침서, 3판 pp45-52 테센스출판. 1996.
6. 김영균, 김현태, 김인수: 턱관절 질환 환자에 대한 초기 치료의 효과: 상담 및 투약, 대한치과의사협회지. 38(6):549-557, 2000.
7. 김종원, 여환호: 턱관절외상의 진단과 치료. 나래출판사, 1996.
8. 김영균, 이용인: 치과치료와 턱관절장애의 연관성에 관한 연구. 대한치과의사협회지. 46:308, 2008.
9. 사단법인 대한턱관절연구회: 턱관절장애의 체계적인 임상치료. 나래출판사. 2005.
10. 사단법인 대한턱관절연구회 편역: 턱관절증. 나래출판사. 2004.
11. 신효근 역: 악관절세정의 실제와 응용. 군자출판사. 1995.
12. 정성창 외 공역: 턱관절장애와 교합. 군자출판사. 2001; 302-34.
13. 정훈 등: 최신턱관절학 I. 지성출판사. 1998.

구강악안면 영역의 동통 및 신경질환

학습목표

1. 동통의 정의 및 기전을 이해한다.
2. 악안면 동통의 원인, 증상 및 치료방법을 열거할 수 있어야 한다.
3. 구강악안면 영역의 신경마비 및 손상의 증상 및 치료방법을 알아야 한다.

1 동통의 정의 및 기전

동통(pain)이란 질병이나 손상에 수반되는 불쾌한 지각적, 정서적 경험의 주관적인 표현으로 신체에 가해진 유해자극(noxious stimulus)에 대한 위험신호를 전달하는 것으로써, 일상생활에서 부단히 발생되는 손상 자극으로부터 신체를 보호하기 위한 필수적인 신경활동이며 존재하고 있는 질병의 결정적인 증거로 나타나기도 한다.

동통의 지각단계는 말초 자극으로부터 뇌간의 두 개 주요 상행로를 통한 전달과정이다. 악안면 부위로부터의 동통이 지나가는 관문은 삼차신경 척수핵(미측소핵)에 위치된다고 알려져 있다. 삼차신경 척수핵(미측소핵)에서 비유해성 자극에 반응하는 굵은 신경섬유는 유해자극에 반응하는 뉴런 사이에 게재뉴런을 가지고 있어서 이 개재뉴런(interneuron)을 통해 유해성 구심성 신호 전달을 시냅스 전 억제 또는 시냅스 후 억제기전으로 차단시킴으로써 동통을 감소시킨다.

2 악안면 동통의 종류

1) 삼차신경통(Trigeminal neuralgia)

삼차신경통은 삼차신경에서 기인한 극심한 안면 통증을 보이는 신경병증이다. 인간이 경험할 수 있는 가장 심한 통증 중 하나로 간주되고 있다. 확실한 발생 원인들은 아직 불분명하다. 단시간 송곳으로 찌르는 듯한 통증이 발작성으로 수초에서 수 분간 지속되며 편측성으로 나타난다. 멈추고 나면 전혀 통증이 없으며 통증의 경로는 주로 삼차신경분포분위에 국한하여 발생하며 감각소실은 나타내지 않는다. 이 통증은 저작, 대화, 양치질이나 세안 등과 같은 일상적인 피부자극에 의해서 유발되기도 하며, 발작은 정형화되어 나타난다. 대부분 환자에서 수면 중에 통증 발작이 시작되는 경우는 드물며 수면 중에 통증이 발생하지 않는 것에 대한 메커니즘은 아직 밝혀지지 않았다.

대부분의 삼차신경통은 원인이 불분명하므로 완벽한 발생 원인의 제거는 어렵다. 따라서 거의 모든 치료법이 동통의 소멸을 위하여 약물요법, 신경차단요법, 외과적 수술요법 등을 시행하게 된다. Carbamazepine(Tegretol)을 투여하거나 일반적으로 경증인 경우 국소마취제에 의한 반복 차단으로 치유될 수 있으며, 중증의 경우 알코올을 이용한 신경차단이 이루어지는데 1~2년 내에 다시 재발하면 재차단을 시행하여야 하고 이 경우 부작용의 발생률이 점차 높아진다. 1975년 Hakanson의 보고 이래로 100% 글리세롤을 삼차신경절 부위에 주사하는 방법이 효과적으로 이용되고 있으며 장점으로는 완전마비가 일어나지 않는다는 것이다. 최근 감마나이프수술의 경험축적으로 입원이 필요없고, 수술 후 합병증이 거의 없는 매우 안전하고, 효과적인 삼차신경수술법이 개발되었으며, 최근 그 치료성적이 94%에 이르고 있다. 단 그 효과가 감마나이프 특성상 타 수술에 비해 늦게 나타나는 것으로 알려져 있다(약 4~6주).

2) 미주설인신경통(Vagoglossopharyngeal neuralgia)

원인은 불확실하나 가장 일반적으로 받아들여지고 있는 원인은 신경근 부위에서 후하소뇌동맥에 의한 압박설이다. 이외에 종물에 의한 압박이나 신경의 수초가 벗겨지는 탈수질환(demyelinating disease)등의 원인도 보고되고 있다. 제9뇌신경의 분포에 따라 찌르는 듯한 간헐적인 통증이 발생하는 것으로써 설인신경통은 삼차신경통과 동통의 성질과 비슷하나 발작성 동통이 연구개, 편도, 인두부 또는 혀의 기저부에서 일어나며 귀나 턱의 각 상경부 쪽으로 방사된다. 일반적으로 삼차신경통에 비하여 동통의 강도가 약하다.

치료는 삼차신경통에서와 같이 carbamazepine이나 phenytoin 등을 사용하고, 한두 시간의 통증경감을 위해서는 cocaine을 분무하기도 한다. 외과적으로 후두개와 설인신경 감압술이 상당히 효과적이며 국소마취제에 의한 설인신경 차단이 진단이나 예후판정의 목적으로 사용된다.

3) 후포진성 신경통(Post-herpetic neuralgia)

대상포진바이러스(Herpes zoster-varicella virus)에 의해 구강악안면 영역에서는 삼차신경절과 관련되어 나타난다. 50대 이상의 면역 기능 저하인 여성에서 호발한다. 접촉에 의한 작열감, 미각의 변화, 타액 및 눈물의 감소, 안면 표정근의 이상을 호소한다. 치료는 동통의 완화를 위한 비마약성 진통제나 항염증 약물로 한다.

4) 비특이성 안면신경통(Atypical facial neuralgia, AFN)

비전형 안면신경통이라는 이름은 삼차신경통이나 다른 신경통 등으로 분류할 수 없는 안면부위의 통증을 한꺼번에 넓게 표현하고 있는 것이다. 일반적으로 비전형 안면신경통은 삼차신경통과는 달리 편측성 또는 양측성으로 발생하고 젊은 성인에 많으며, 통증이 있는 부위의 지각소실이 있는 경우가 많고 안면의 통증을 일으키기 전에 행동 및 심리적 장애 병력을 갖고 있는 경우가 종종 있다. 특히 상악부위 발치 또는 임플란트 식립 후 특별한 문제점 없이 발생하는 경우가 있으며 원인을 찾기는 매우 어렵다.

적은 수의 환자에서 carbamazepine이나 diphenylhydantoin 등에 반응하는 경우가 있으며, 여기에 phenothiazine 등의 복합요법이 증상 완화에 도움이 된다. 수술적 치료로는 증상완화를 시킬 수 없다. 다만 미세혈관 감압술이나 삼차신경절에 직접적인 만성 전기 자극 등이 약간의 효과를 보였다는 보고가 있으나 비전형 안면신경통 환자에 대한 효과적인 외과적 치료법은 없다.

표 14-1. 악안면 동통의 종류

구분	호발 연령	성별 차이	발병 부위	동통	동통 시간
삼차신경통	50대 이상	남<여	제5뇌신경 분지	작열감, 찌르는 듯한 통증, 전기흐르는 듯한 통증	수초~수분
미주설인신경통	30대 이상	차이 없음	좌측	삼차신경 보다 덜 아픔, 작열감	수초~수분
후포진성 신경통	50대 이상	차이 없음	제5뇌신경 주행 부위 피부	지각 과민, 작열감	장시간에 걸쳐 만성적
비특이성 안면신경통	20~30대	차이 없음	안와 주위/협골부	둔통, 박동감	수분

5) 구내작열감증후군(Burning mouth syndrome)

국소적 자극인자, 영양실조, 호르몬의 변화, 내분비 질환, Candida albicans 감염, 구강 건조증, 신경 손상, 우울성 정신질환을 포함한 여러 가지 원인 요소들이 있다. 구내작열감증후군의 원인이 주로 생리적인 것에서 기인하는지 아니면 체성적인 장애에서 기인하는 것인지에 대한 논란이 계속 진행 중이다. 구내작열감증후군의 동통 양상은 임상적으로 말초신경에 직접적인 손상을 받은 후 나타나는 통증형태인 외상성 작열통의 작열감과 비슷한 양상을 보인다. 가장 호발하는 부위는 혀 끝과 혀의 측면부이다.

첫 번째 치료방식은 흡연, 전신적 약물을 비롯한 모든 가능한 국소적/전신적 요인들을 제거하고 가능한 기저 요인들을 치료하는 것이다. 두 번째 치료접근법은 환자에게 그의 증상이 실재하는 것이며 치명적인 것이 아니라는 것을 알려주어 안심시키는 것이다.

3 신경마비 및 손상

1) 삼차신경마비

악안면 영역의 삼차신경 손상은 안면부 감각이상, 개구장애, 미각소실 등이 나타나게 된다. 특히 하치조신경은 제3대구치 발거, 하악구치부 근관치료, 치아매식, 전달마취, 골절단술, 하악지 시상분할절단술, 낭종이나 악성종양제거술 등의 여러 가지 술식 중에도 발생가능하다. 설신경의 경우에는 제3대구치 발거, 설하선, 악하선제거, 구내에서 의원성 기구조작 실수, 종양제거, 하악지 시상분할절단술 등에 의해 손상받을 수 있다. 하안와신경은 Le Fort 골절단술, 안와골절치료, 중안모골절, Caldwell-Luc 수술 등에 의해 손상을 받을 수 있다.

안면부위의 감각신경 손상은 자발적인 회복을 대부분 기대할 수 있지만 감각이상이나 무감각 등의 불완전한 재생을 보일 수도 있다. 어떠한 경우에는 동통성 병리현상을 유발하기도 한다. 동통성 병리현상의 원인을 규명하며 감각신경 손상의 회복여부에 대한 평가를 통해 신경재생의 여부를 판단할 수 있어야 한다.

약물치료는 일반적으로 methylcobalamin(mecobalamin)과 같은 비타민 B제를 기본적으로 처방하며 경우에 따라 진통소염제, 스테로이드, 항불안제도 처방한다.

(1) 하치조신경(Inferior alveolar nerve)

하치조신경이 손상되거나 제거되면 동측 하순의 감각마비를 야기하게 되며, 특히 음식물을 마실 때 흘리는 것을 전혀 느끼지 못하게 된다. 만약 감각이 상실된 하순이 식사 시 계속해서 치아 사이에 끼이게 된다면 상처(pressure sore)가 발생하게 된다. 또한 하악신경은 골절선이 신경관 내로 주행하는 경우의 악골골절이 있는 경우에도 손상을 받게 된다. 그러나 대부분의 경우 탄성으로 인해서 신경은 완전히 절단되지 않고 신장, 좌상 또는 일시적인 감각소실을 동반한 부종성 압박만이 발생하게 된다. 심한 골절의 경우에는 신경이 절단될 수 있으며, 이 경우 영구적인 감각의 소실이 발생할 수 있다. 하악지치 발거시에도 하악신경이 손상을 받을 수 있다. 하악지치 발거 후에 하악신경 분포영역에 감각마비가 발생한 경우 발치를 시행한 치과의사는 신경이 완전히 손상되었는지 또는 그렇지 않은지를 확실히 알 수 없는 경우가 대부분이다. 만약 12개월 후에도 환자가 여전히 동통을 호소하고 발치와 주변에 압력을 가할 때 민감하게 되면 외과적 교정을 시행해야 한다. 몇몇 환자에서는 교정시 치조골에서 점막하방으로 축삭이 재생되어 야기된 점막하신경종을 뚜렷이 확인할 수 있다. 이 경우 만약 신경병변이 연관되어 있으면 하악관을 열어서 지치부위를 노출시키는데 이 때 두꺼워지고 반흔조직으로 둘러싸인 신경종을 흔히 접하게 되며 이로 인해 천자통이나 절통이 발생된다. 신경을 노출시킨 다음에는 미세수술로 신경박리술을 시행하여 신경다발의 손상정도를 확인한다. 만약 모든 신경다발이 손상되었다면 전체 반흔조직을 완전히 절제하고 결손부에 자가신경이식을 시행한다. 만약 신경다발이 부분적으로 절단되고 신경종이 형성되어 있다면 손상된 섬유와 신경종만 절제한 다음 신경다발을 재건한다.

기존에 구강악안면 영역에서 하치조신경 손상의 주원인으로 생각되었던 발치, 골절, 낭종 및 종양과 같은 질환 외에 치과 임플란트가 보편화 됨에 따라 치과 임플란트 시술이 신경 손상의 한 축을 차지하게 되었다. 치과 임플란트에 의한 손상은 대부분 하치조신경에 일어나나, 설신경에도 드물지 않게 일어난다. 치과 임플란트 시술에 의한 신경 손상의 원인으로는 골 형성을 위한 drilling 과정, 임플란트 식립에 의한 직접적 손상, 치조골의 위축에 의한 이신경의 해부학적 변화, 골이식 과정에서 골이식재의 신경 압박 등이 있다(그림 14-1). 이러한 손상은 대부분 의원성 손상으로 시술에 주의를 기울여야 한다. 손상이 일어났을 경우, 빠른 시간 내에 적

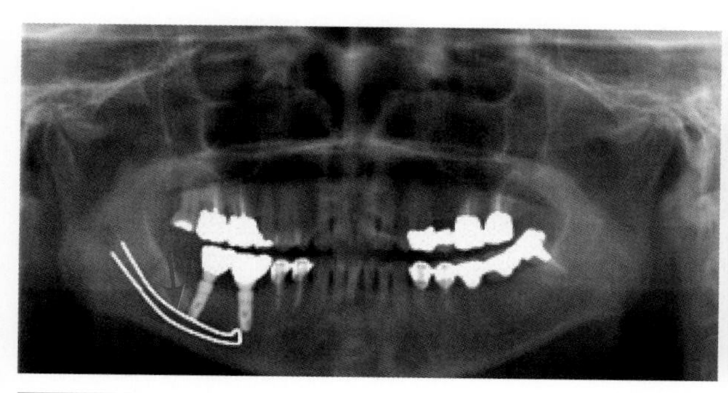

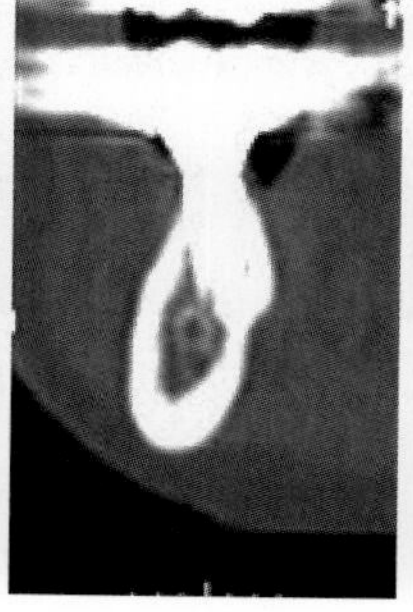

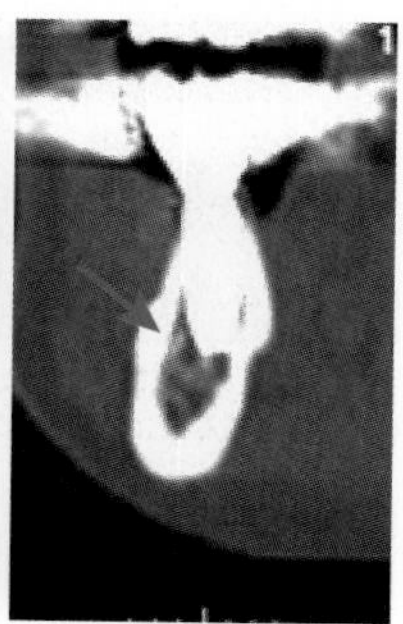

■■ **그림 14-1.** 하치조신경을 침범한 임플란트에 의한 신경손상

극적으로 투약 및 수술적 치료를 해야 좋은 치료 결과를 기대할 수 있으므로, 구강악안면외과 의사에게 의뢰하여 전문적인 치료를 받도록 한다. 치료방법의 원칙은 앞에서 언급한 하치조신경 및 설신경 손상과 같다. 임플란트 끝단의 신경 압박이 추측되는 경우에는 임플란트의 재위치 혹은 제거를 시행하여야 하며, 재위치 및 제거 후에도 무감각이 3개월 이상 지속되거나, 감각저하 혹은 통증이 4개월 이상 지속될 경우 미세수술을 이용한 신경봉합을 시행하여야 한다. 드릴링에 의해 혹은 임플란트에 의해 직접 하치조신경에 손상이 가해질 경우 신경종이 발생할 수 있고, 신경종은 신경성 통증을 유발하는 요소이므로 수술현미경 하에서 제거 후 신경 봉합 혹은 신경이식을 시행하여야 한다.

(2) 설신경(Lingual nerve)

설신경은 부주의한 하악지치 발거, 전달마취, 설하간극 농양 시 부주의한 절개 그리고 심지어는 하악 대구치 삭제(preparation)시 bur나 디스크에 의해서도 손상받을 수 있다(그림 14-2). 구강저와 하악지에 있는 종양이 설신경까지도 침범한 경우에는 설신경을 희생시켜야 한다. 기능장애로 인해 혀의 감각이 소실됨으로 교상이 야기되고 어떤 경우에는 미각의 변화도 초래하게 된다. 치과치료로 인해 설신경이 손상된 경우 치료는 하치조신경 손상 처치 시와 유사하다. 처음에 치료한 치과의사가 설신경이 절단되었다고 확신한다면, 신경은 장방향의 신축성으로 인해 신경말단부가 당겨져 자연적인 신경재생은 드물 것으로 추측할 수 있다. 이 경우 상처가 치유된 후 가능한 빨리, 즉 신경 손상이 발생한 후 약 4주 경에 설신경의 재건을 시행해야 한다.

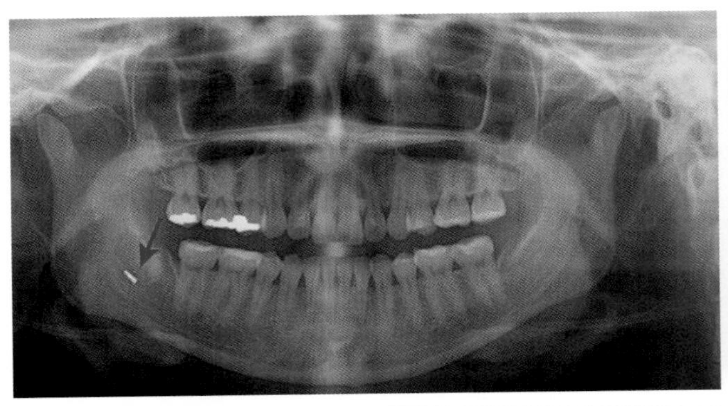
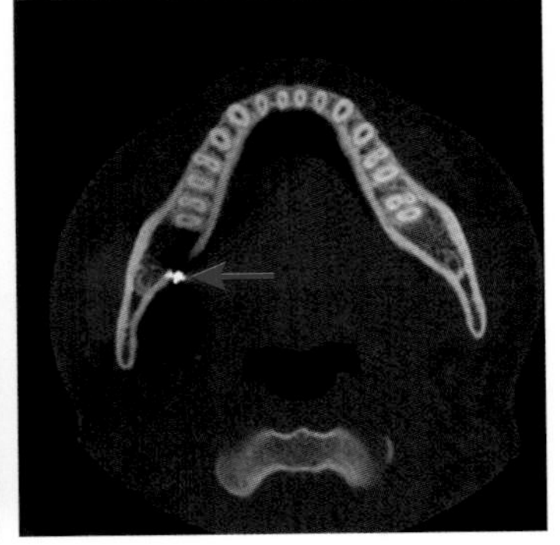

그림 14-2. 발치 시 bur의 파절에 의해 발생한 설신경 손상

2) 안면신경(Facial nerve) 마비 (그림 14-3)

(1) Bell's palsy

Bell's palsy란 원인이 될만한 질환이나 외상이 없어 갑자기 발생되는 말초성 안면신경마비를 말한다. 안면신경마비(facial palsy)의 원인에 대해서는 많은 요인들이 복합적으로 관련되며, 이들 가운데 치과에서 가장 주의를 요하는 것은 외상, 감염, 대사성 변화, 의원성 손상 등이다. 원인불명 환자 중에서 측두골 내 좁은 안면신경관(facial canal)과 안면신경의 직경차로 인해 신경이 압박되어 벨 마비가 발생된 가능성도 있다는 보고도 있다. 일반적으로 편측성으로 중년의 여성에서 많으며 봄과 가을에, 하루 중에서는 아침에 호발한다. 근육마비에 의하여 구각부가 쳐져서 침이 흐르고 눈에 눈물이 고이며, 눈을 감거나 윙크를 할 수 없어서 감염되기 쉽다. 원인을 찾아 치료에 임하는데 약물요법, 물리치료, 수술 등으로 치료된다.

(2) 외상성 안면신경 마비

외상성 안면신경 마비가 일어나는 경우는 대개 신경간 또는 개재 분지의 외상 그리고 이하선 주위 종양에 의해 야기된다. 안면신경마비의 심각한 결과 즉, 안모 변형, 표정근의 기능상실, 불충분한 안검폐쇄로 인한 각막손상의 위험, 발음이상, 식사장애 등으로 인해 안면신경의 재건은 매우 중요하다. 안면신경의 재건은 대이개신경이나 비복신경을 이용한 자가신경 이식을 사용한다. 이 두 신경의 장력과 분지정도는 안면신경이식에 매우 적합하며 절제된 안면신경의 말초단을 연결하는데 이상적이다. 대개 신경수복을 위해서는 신경간과 이하선 외측의 이환된

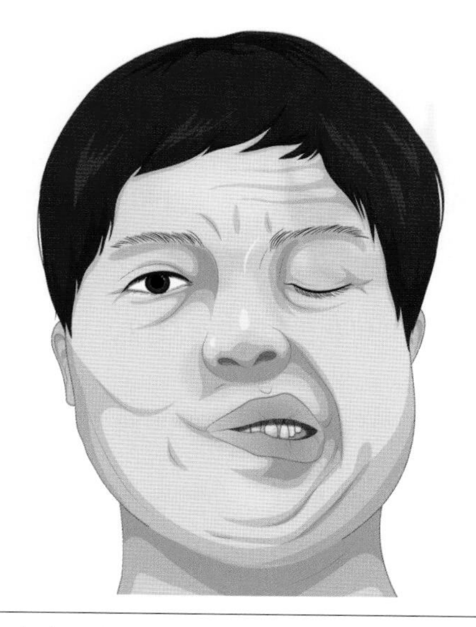

■■ **그림 14-3.** 우측안면신경 손상 시 증상

말초신경가지를 준비하고 표시하는 것부터 시작한다. 대개는 안면신경의 재건을 위해서 동시에 다른 수술팀이 한쪽 다리에서 비복신경을 채취한다. 안면신경의 완전한 재건을 해야 할 필요가 있는 경우에는 비복신경을 수술현미경하에서 분리하여 비슷한 크기를 가지는 3개의 분지를 형성한다. 신경재생이나 기능의 수복이 되지 않기 때문에 안면신경의 전두분지 재건은 시행하지 않는다. 즉, 눈, 상순, 그리고 하순으로 가는 3개의 가지만 재건한다. 이식될 신경을 3개의 신경다발로 나누는 것은 비교적 쉬운데, 현미경하에서 신경초를 분리시키고 미세가위를 이용하여 속간 결합조직을 제거함으로써 쉽게 신경다발을 분리시킬 수 있다. 현미경하에서 안면신경간을 비복신경간(sural nerve trunk) 문합하고 이식신경의 가지를 각각 안면신경의 작은 말초분지에 연결한다. 안면신경을 수술할 때에는 신경이식후에 창상을 잘 폐쇄시키는 것이 매우 중요하다. 이식신경은 가능한 수술창상으로부터 멀리 떨어져 있어야 하며 피부는 장력이 발생되지 않도록 봉합해야 한다.

Summary

✚ 동통의 정의

질병이나 손상에 수반되는 불쾌한 지각적·정서적 경험의 주관적인 표현으로 신체에 가해진 유해자극(noxious stimulus)에 대한 위험신호를 전달하는 것으로써 손상 자극으로부터 신체를 보호하기 위한 필수적인 신경활동이다.

✚ 안면 동통의 종류

✚ 신경마비 및 손상

① 삼차신경 마비
- 하치조신경 손상, 설신경 손상에 의한 것이 대부분이다.
- 전달마취, 발치, 임플란트 식립 등에 의해 유발되기 쉬우며 원인 및 손상정도에 대한 정확한 평가 후 보존적 술식이나 외과적 술식을 통해 회복을 도모해야 한다.

② 안면신경 마비
- Bell's palsy, 외상성 안면신경 마비가 있으며 외상, 감염, 대사성변화, 의원성 손상 등에 의한 경우가 많다.
- 근육마비에 의하여 구각부가 쳐져서 침이 흐르고 눈에 눈물이 고이며, 눈을 감거나 윙크를 할 수 없게 된다.
- 약물치료, 물리치료가 우선적으로 추천되며 외과적 술식이 필요한 경우 대이개신경이나 비복신경을 이용한 자가신경 이식을 사용한다.

참고문헌

1. 대한구강악안면외과학회 저 : 구강악안면외과학 교과서 3rd edition, 의치학사, 2013.
2. 강현경 외 : 최신구강악안면외과학, 대한나래출판사, 2012
3. Miloro 외 : Peterson's principle of oral and maxillofacial surgery, People's MedicalPub.House, 2013.
4. 김명국 : 두경부임상해부학, 의치학사, 1999.

낭과 종양

학습목표

1. 치성 낭과 비치성 낭을 구분할 수 있다.
2. 치근 낭을 설명할 수 있다.
3. 낭적출술과 조대술을 설명할 수 있다.
4. 치성 종양과 비치성 종양을 구분할 수 있다.
5. 양성종양과 악성종양을 구분하여 설명할 수 있다.
6. 구강암 병기의 분류 방법을 설명할 수 있다.

1 구강악안면 영역의 낭

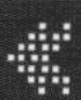

1) 낭의 정의

낭(cyst)이란 내강이 상피세포로 둘러싸여 있는 연조직 혹은 경조직 내의 주머니로, 액체 또는 반액체성 물질을 함유하는 병적인 조직을 말한다.

낭은 다음과 같은 특징을 가지고 있다.

- 구형 또는 타원형의 매끄러운 윤곽과 명확한 경계를 가지고 있는 경우가 대부분이다.
- 서서히 커지면서 인근의 조직(치아 등)을 밀어내는 현상을 보인다.
- 자각증상이 없고 무통성이며, 표면의 피부나 점막에 발적 궤양 등이 없다.
- 낭내 물질이 감염이 되면(2차 감염) 심한 통증을 야기할 수 있다.
- 양피지 같은 소리(crepitus)가 들리며 이는 낭을 둘러싸고 있는 골조직이 팽창과 함께 얇아져 있어 나타나는 것이다.

2) 낭의 발생 및 분류

악골은 인체 다른 부위들에 비하여 낭이 호발하는 부위이다. 치아 형성기에 골 내 또는 치배 형성기에 악골 돌기의 융합 부위를 따라 존재하는 상피조직으로 인하여 낭이 발생할 수 있으며, 악골돌기의 융합 중 구강상피의 함입으로 인해서도 발생할 수 있다. 구강악안면 영역의 낭은 기원에 따라 발육성 낭(developmental cyst), 염증성 낭(inflammatory cyst)으로 분류된다. 발육성 낭은 크게 치성 낭과 비치성 낭으로 나눌 수 있다. 치성 낭이 70% 이상을 차지하며 이는 법랑질 상피나 치배와 관련하여 악골내에 발생하는 것이다. 비치성 낭은 태생기에 구강상피가 골유합선 내부로 유합되거나 발생과정에서 잔존상피의 증식으로 발생한 것이다. 세계보건기구(WHO)에 의해 다음과 같이 분류한다.

(1) 낭의 분류

① 발육성 낭

㉠ 치성 낭

- 함치성 낭(dentigerous cyst)
  - 맹출성 낭(eruption cyst)
- 원시성 낭(primodial cyst)
- 치주 낭(periodontal cyst)
  - 측방치주 낭(lateral periodontal cyst)
  - 치근단 낭(periapical cyst)
- 각화낭성 치성종양(keratocystic odontogenic tumor, KCOT)
  - 기저세포모반증후군(basal cell nevus syndrome)
- 치은 낭(gingival cyst)
  - 신생아 치은 낭(gingival cyst of newborn)
  - 성인 치은 낭(gingival cyst of adult)
- 석회화 치성 낭(calcifying odontogenic cyst, gorlin cyst)

㉡ 악골의 비치성 낭

- 비구개(절치)관 낭(nasopalatine duct cyst, incisive canal cyst)
- 정중구개 낭(median palatal cyst)
- 구상상악 낭(globulomaxillary cyst)
- 정중하악 낭(median mandibular cyst)

㉢ 연조직 비치성 낭

- 비치조 낭(nasolabial cyst, nasoalveolar cyst)
- 갑상설관 낭(thyroglossal duct cyst)

• 새열 낭(branchial cyst, benign cervical lymphoepithelial cyst)
• 유표피 낭과 유피 낭(epidermal cyst and dermal cyst)

② 염증성 낭
㉠ 치근 낭(Radicular cyst)
• 치근단 낭(apical radicular cyst)
• 측방 낭(lateral cyst)
• 잔류 낭(residual cyst)
㉡ 치아주위 낭(Paradental cyst)

3) 낭의 진단 및 임상 소견

구강악안면 영역의 낭은 대부분 치성 기원으로, 주위조직의 파괴와 함께 악골의 흡수 및 팽창, 안모의 변형 및 병적 골절에까지 이르게 한다. 이로 인하여 기능적 및 심미적 결손이 발생하므로 낭의 조기 진단과 치료는 매우 중요하며, 개개의 낭의 특성을 잘 이해해야 한다.

(1) 발육성 낭(Developmental cyst)

① 치성 낭
㉠ 함치성 낭(Dentigerous cyst)

맹출이 안된 치아의 치관과 연관하여 나타나며, 주로 20~40대의 남자에서, 하악 제3대구치, 상악 견치와 제3대구치 및 하악 제2소구치 등에서 발생한다. 함치성 낭은 관련 치아의 치관을 낭 내에 포함시키는 것을 특징으로 하며, 일반적으로 무증상이나 낭이 커지거나 염증이 동반되면 종창과 동통을 나타낸다. 방사선상 미맹출 치아의 치관을 둘러싸는 경계가 명확한 방사선투과상을 보이며, 치관의 포함에 따라 치관 중심부 및 측방형, 주변부형 등으로 나뉘기도 한다(그림 15-1).

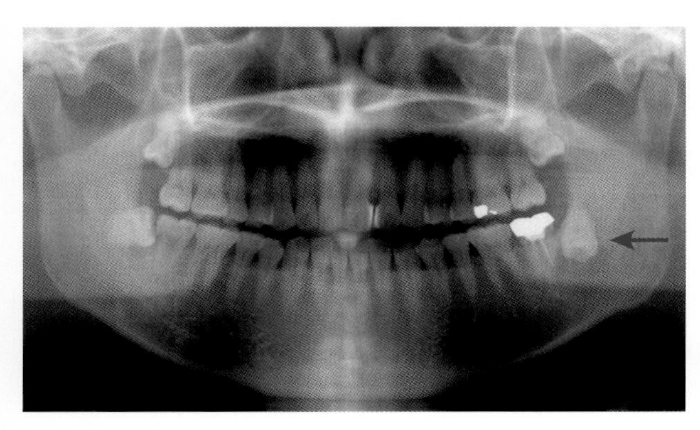

■■ **그림 15-1.** 하악 좌측 매복 사랑니 치관부에 발생한 함치성 낭(dentigerous cyst)

- 맹출성 낭(eruption cyst): 맹출 중인 치관 주위 연조직에 발생하는 낭으로서, 대부분의 경우 저작 등 정상적 교합압에 의해 터져서 없어지거나 그렇지 않은 경우 외과적으로 맹출 중인 치아의 치관을 노출시켜 맹출을 유도한다.

㉡ 원시성 낭(Primodial cyst)

치아 형성 전 치배나 법랑기의 상피에서 유래되기 때문에 치배를 침범하여 치아가 결여되고 악골에 낭으로 남게 된다. 단방 또는 다발성으로 나타나며, 가끔 과잉치배에서도 유래되어 치아와 무관하게 악골 내에 유리되어 나타나기도 하며, 다발성인 경우는 치제(dental lamina)에서 유래되어 낭을 형성한다. 주로 무치악부에서 발현하고, 발치의 병력은 없으며 발현 부위에 치아를 형성한 일이 없는 특징을 가지고 있다.

㉢ 치주 낭(Periodontal cyst)

치주에 발생되는 낭으로 치근 측면에 생기는 측방 치주 낭과 염증성으로 치근단에 생기는 치근단 낭이 있다.

- 측방 치주 낭(lateral periodontal cyst): 생활치의 치근의 측면에서 발생하는 것으로 하악 소구치 부위에서 흔하다.
- 치근단 낭(periapical cyst): 악골에서 가장 많이 발생하는 낭으로 치근단 농양이나 누관 형성으로 만성 배농도 나타날 수 있다. 염증이 확산될 경우 봉와직염(cellulitis) 내지는 골수염을 유발시킬 수 있다.

㉣ 각화낭성 치성종양(Keratocystic odontogenic tumor, KCOT)

치성 각화낭(odontogenic keratocyst)으로 알려져 있었으나 현재는 국제보건기구(World Health Organization, WHO)에 의해 각화낭성 치성종양(keratocystic odontogenic tumor, KCOT)으로 재분류되었다. 부전각화된(parakeratinized) 중층편평상피로 이장되어 있고 공격적이며 침윤적인 성향을 띠는 치성기원의 양성 단방성 또는 다방성 골내종양으로 정의하고 있다. WHO는 그것의 종양의 성향을 반영하여 각화낭성 치성종양으로 명명할 것을 추천하였으며 이 중 조직학적으로 정각화된(orthokeratinized) 경우는 각화낭성 치성종양에 포함하지 않는다고 하였다. 치판(dental lamina)이나 치판의 잔사 또는 구강상피 기저층에서 파생되어 발생되는 것으로 생각되며, 종양을 형성하는 원인 자극이 무엇인지는 알 수 없으나 염증은 아닌 것으로 알려져 있다. 이 병소의 발생연령층은 다양하지만 20~30대에 가장 많이 나타나며, 여성보다 남성에서 더 많이 발생한다. 상악보다 하악에서 더 많이 나타나며 그 중 하악골 우각부에서 상행지 또는 골체부로 확대되어 나타난다. 방사선학적으로 각화낭은 경계가 명확하고 평탄하거나 가리비 가장자리 같은 물결무늬(scalloped) 모양을 보이는 단방성 혹은 다방성의 방사선 투과성 병소로 나타나며, 종종 미맹출 치아와 연관이 있다. 다수의 각화낭에서는 결체조직내에 상피도가 포함되어 있거나 분리된 딸낭(daughter cyst)이 있는 경우도 있어 다른 낭보다 재발하는 경향이 높

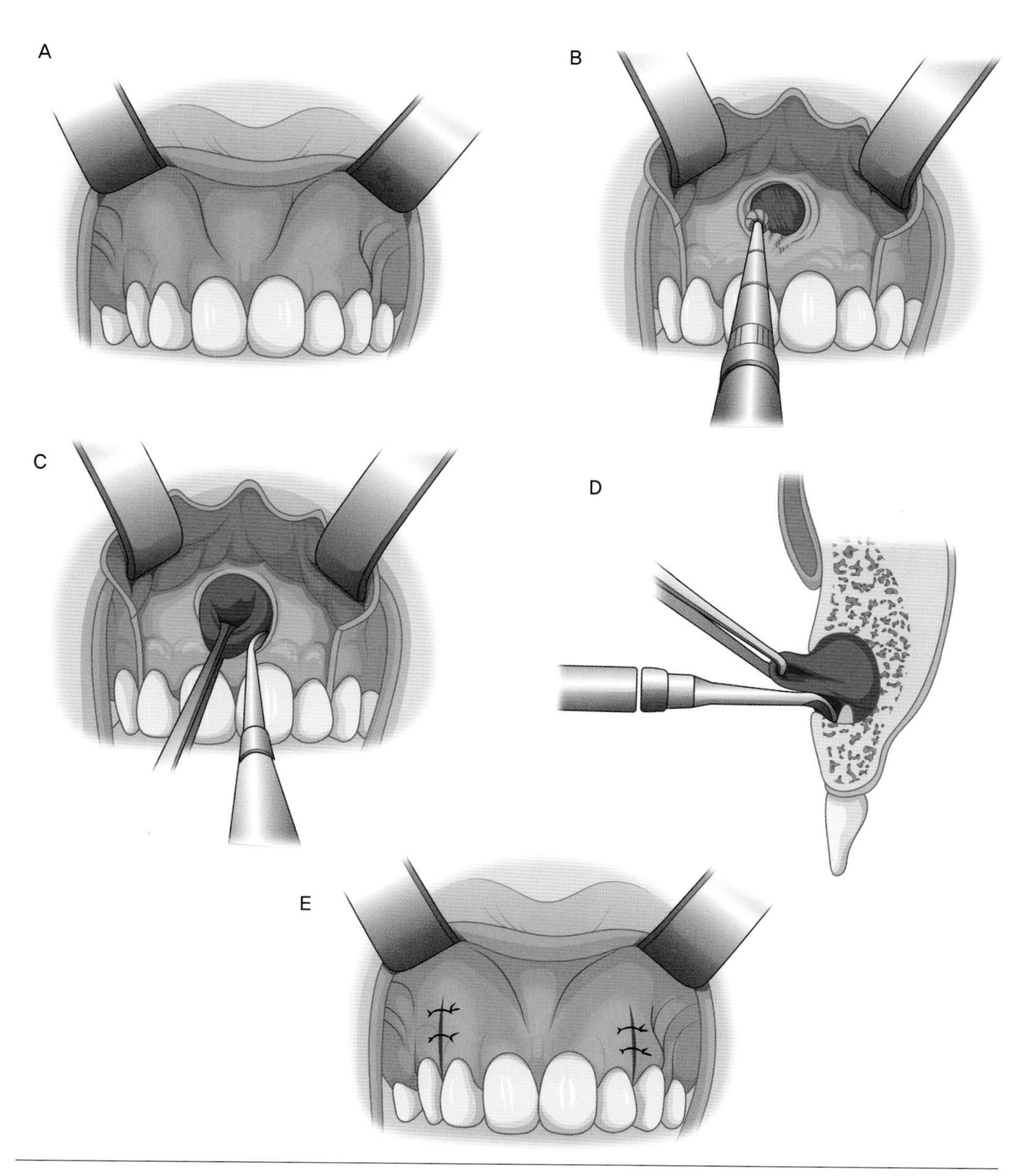

■■ **그림 15-5.** 낭적출술(enucleation)

적인 수술 후 드레싱이 요구되며 종양으로의 이행가능성과 재발가능성이 있다. 낭의 크기가 너무 크거나 인접 구조물의 손상이 우려되는 경우나 치아를 함유한 낭에서 원인 치아를 보존하여 맹출을 유도하기 위하여 시행되며, 개창을 형성하여 낭 내용물을 흡인하고 낭 내벽과 구강점막을 연결하는 술식이다. 개방된 낭강 내에 항생제를 도포한 거즈를 삽입하여 내강을 축

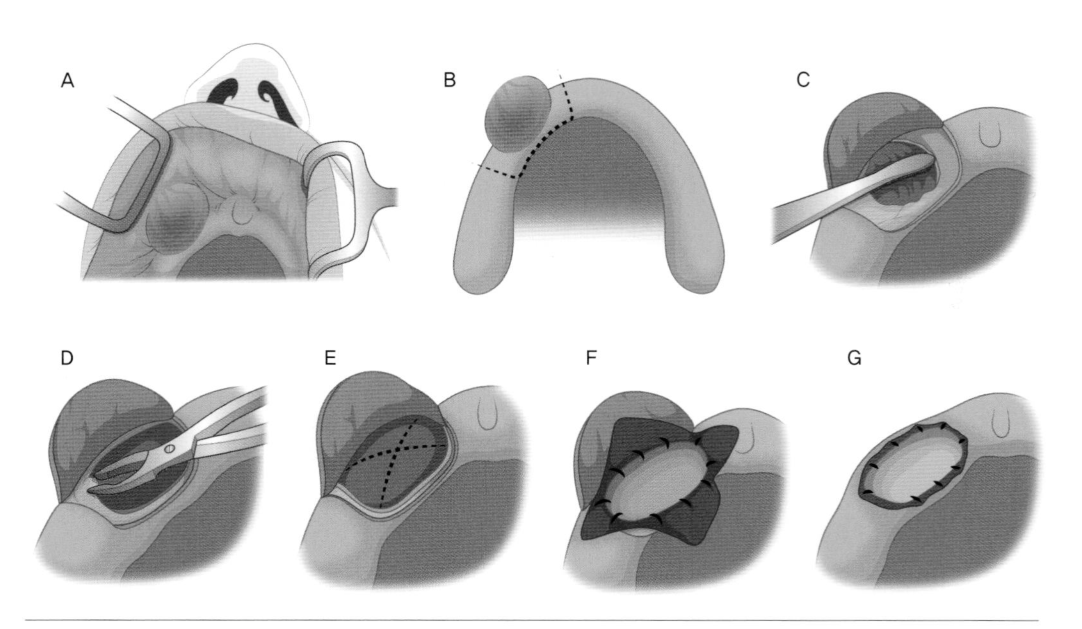

■■ **그림 15-6.** 조대술(marsupialization)

소시켜 나간다. 조대술을 시행할 경우 날카로운 골융기 등을 제거하고 입구를 크게 하는 것이 중요하다(그림 15-6).

(3) 조대술 후 적출술

이 방법은 조대술을 시행하여 낭의 크기가 작아진 경우 2차적으로 적출을 시행하는 방법이다. 이 술식은 적출술에 의한 조직 손상의 양이 크거나, 접근의 어려움 및 치아 맹출의 유도 가능성과 환자의 의학적 문제 및 병소의 크기에 의해 고려된다. 장점은 조대술 및 적출술에서와 같으나, 단점은 전체 병소의 병리학적 검사가 어려워진다.

5) 낭으로 인한 합병증

낭의 발생으로 인한 합병증은 낭의 팽창에 따른 인접 주위조직으로의 침범으로 인해 골조직이 얇아지면서 외력에 의한 하악골의 골절이 발생할 수 있으며(그림 15-7), 낭에 의한 공간 점유에 의해 상악동이 폐쇄될 수 있고, 2차적 감염에 의해 안면부 및 경부에 누공이 형성될 수 있다. 또한 하악에서 낭의 팽창에 따라 하악관이 압박을 받고, 이에 따라 입술 등의 편측성 감각마비가 유발될 수 있다. 낭의 조직은 인접한 해부학적 구조물들을 밀면서 성장하며 신경이나 혈관으로 침윤하면서 성장하지는 않는다. 따라서 낭에 의해 신경이나 혈관의 직접적인 손상은 거의 발생하지 않는다.

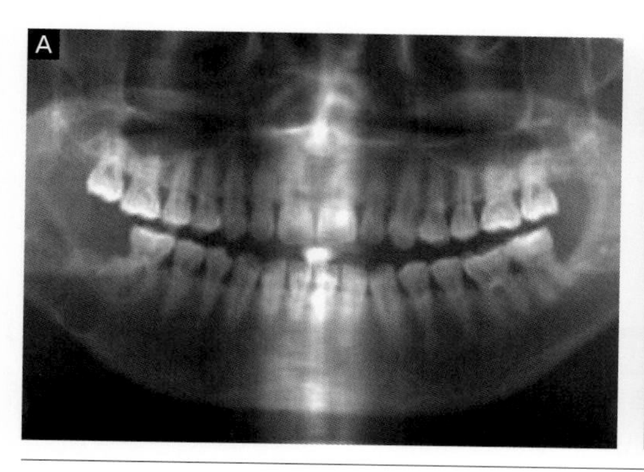

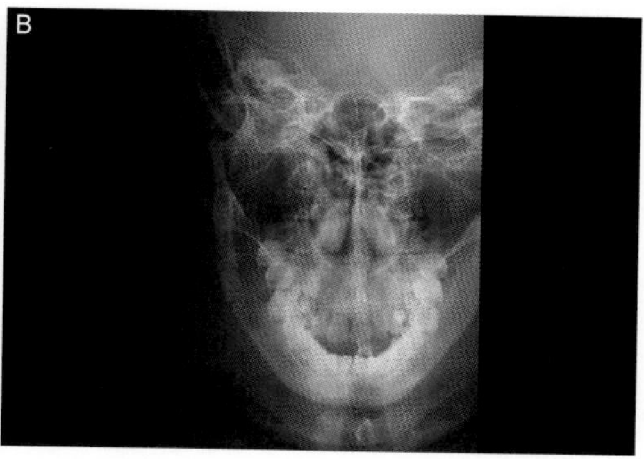

■■ **그림 15-7.** 하악 우측 구치부 낭제거 후 발생한 병적 골절(pathologic fracture)

2 구강악안면 영역의 양성종양 및 비종양성 악골 병소

1) 종양의 정의

종양(tumor)이란 세포가 제어력을 벗어나 세포 자체의 힘으로 자율 증식을 하는 이상 병변이다. 구강악안면 영역의 종양은 치성 종양과 비치성 종양으로 구분하며 치성 종양은 악골내로 함입된 치성상피가 치아형성이 완료된 후 잔존하여 발생한다.

2) 양성종양의 분류

구강악안면 영역의 종양은 치성 종양과 비치성 종양으로 분류된다(표 15-1).

표 15-1. 치성 종양과 비치성 종양의 분류

	치성 종양	비치성 종양
상피성	법랑아세포종, 석회화상피성 치성 종양 편평상피성 치성 종양	유두종, 모반
혼합성	법랑아세포 섬유종, 선양치성 종양, 석화화치성 낭, 법랑아세포성 섬유 치아종, 법랑아세포성 치아종, 복합치아종, 복잡 치아종	
간엽조직성	치성 섬유종, 치성 점액종, 양성 백악아세포종	섬유종, 유년기 화골성 섬유종, 주변성 거대육아세포종, 중심성 화골성 섬유종, 지방종, 혈관종, 림프관종, 신경초종, 신경섬유종증, 골종

3) 양성종양과 악성종양의 감별

양성종양과 악성종양은 그 치료방법 및 예후에 있어서 큰 차이를 보이므로, 임상적으로 감별하는 것이 매우 중요하다(표 15-2).

표 15-2 양성종양과 악성종양의 특징

	양성종양	악성종양
호발연령	전 연령층	고연령층
발육속도	완만	신속
발육양식	팽창성	침윤성
주위의 이상결절	없다	있다
유착	적다	많다
궤양형성	없다	많다
색조	일률적	다양
재발	적다	많다
전이	없다	있다
방사선 감수성	낮다	높은 것이 많다
항암제 감수성	낮다	높은 것이 많다
예후	양호	불량
전신적 영향	없다	크다

4) 구강내 양성종양의 종류와 특징

서서히 커지며 대개 피낭이 형성되어 있고, 인접 구조물을 밀어내면서 증식하고 전이되지 않는다.

(1) 법랑아세포종(Ameloblastoma)

상피성 치성 종양으로 치성 상피의 잔사를 포함한 양성이지만 국소적으로 침윤성을 가지는 다형성의 종양이다. 40~50대의 하악 구치부에 주로 발생한다. 증상은 악골의 팽창, 치아동요, 치아의 압박감을 들 수 있으며, 방사선학적으로는 다방성 또는 단방성의 방사선 투과상을 나타낸다. 드물게는 악성화하는 경향이 있다. 치료방법은 소파술, 적출술, 전기나 화학약품에 의한 소작법, 냉동외과수술 등을 시행하고 치료 계획을 세우기 전에 조직검사가 필수적이다(그림 15-8).

(2) 선양치성 종양(Adenomatoid odontogenic tumor)

도관과 유사한 구조를 가지는 치성 상피를 가지는 종양으로 천천히 성장하며 무통성 종창을 나타낸다. 10대 여자의 상악 전치부 특히 견치부위에서 호발한다.

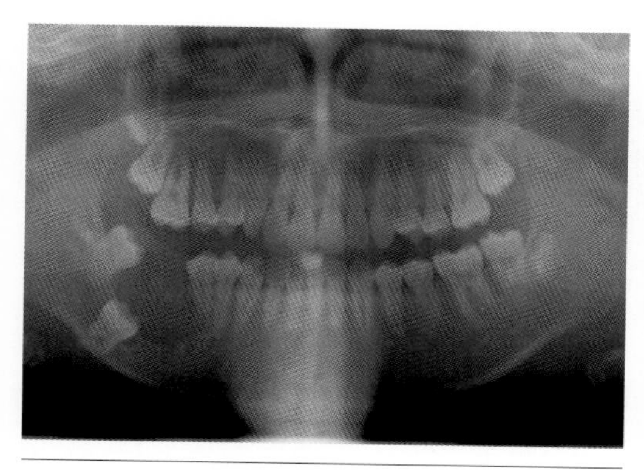

■■ 그림 15-8. 하악 우측 구치부에 발생한 법랑아세포종(ameloblastoma)

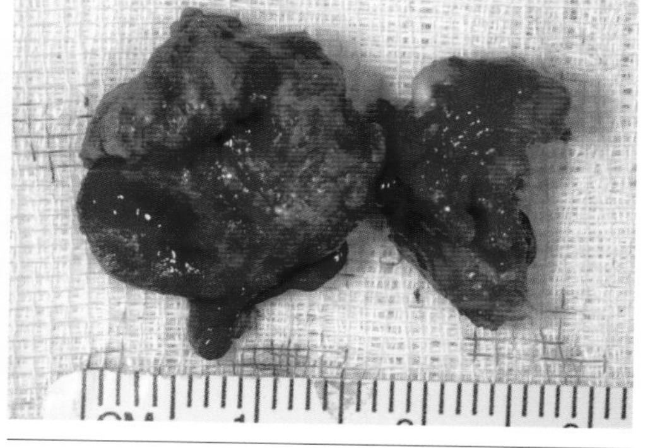

■■ 그림 15-9. 복잡 치아종(complex odontoma)

(3) 치아종(Odontoma)

① 복합치아종(Compound odontoma)

정상적인 치아와 유사하지는 않으나 정상치아처럼 법랑질, 상아질, 백악질 및 치수가 배열되어 있다. 병소는 주로 상악 전치부에 호발한다. 치료는 외과적 적출술이며 수술 후 재발은 되지 않으나 치아 모양의 구조물을 남기지 않도록 한다.

② 복잡 치아종(Complex odontoma)

모든 치아 성분이 나타나기는 하나 비정상적인 형태를 보인다. 병소는 주로 하악 구치부에 나타난다. 활발하게 자라는 시기는 치열이 발육하는 시기로 대개 10~20대에 발견된다. 작은 병소는 성인에서 우연히 발견되기도 한다(그림 15-9).

(4) 양성 백악아세포종(Benign cementoblastoma)

백악질과 유사한 조직을 형성하는 것이 특징이며, 대부분 20~30대 남성의 하악 소구치부에 호발한다. 외과적으로 적출하기 용이하며 관련된 치아는 발치한다.

(5) 유두종(Papilloma)

편평상피에서 유래된 양성종양으로 구강내에 많이 나타난다. 남녀 어느 연령층에나 발생할 수 있으며, 혀, 입술, 협점막, 치은, 구개부에 발생한다. 점막 표면에 부착된 작은 양배추꽃 모양으로 대개 한 군데 나타나지만 다발성인 경우도 있다. 피부에 나타나는 유두종은 바이러스성이지만 구강 유두종은 바이러스성과는 무관하여 종양의 기저부를 포함해서 절제해내면 재발되지 않으며 악성으로 이행되는 경우는 없다.

(6) 섬유종(Fibroma)

구강내에서 가장 빈발하는 양성 연조직 종양으로 30~50대에 빈발하며 치은, 협점막, 입술 및 구개부에 표면이 돌출되어 있어 자극을 받아 궤양과 염증을 수반하기도 한다. 외과적으로 절제하며 재발되지 않는다.

(7) 골종(Osteoma)

치밀골 및 해면골이 증식되는 양성종양으로 잘 경계된 방사선 불투과성의 종물로 무통성이며 임상증상 없이 서서히 증식한다. 종물이 커지면 악골의 종창과 안모변형을 유발하기도 한다.

5) 비종양성 악골 병소

(1) 단순성 골낭(외상성 골낭)(Simple bone cyst, Traumatic bone cyst)

상피가 없는 얇은 결체조직으로 이장된 원인불명의 골내 낭으로 20대의 하악골 정중부와 골체부에 가장 많이 나타난다. 방사선학적으로 경계가 분명한 단방성 방사선 투과성 병소로 나타나며 변연은 소구치와 대구치의 치근 사이를 따라 부채꼴 모양을 이룬다(그림 15-10).

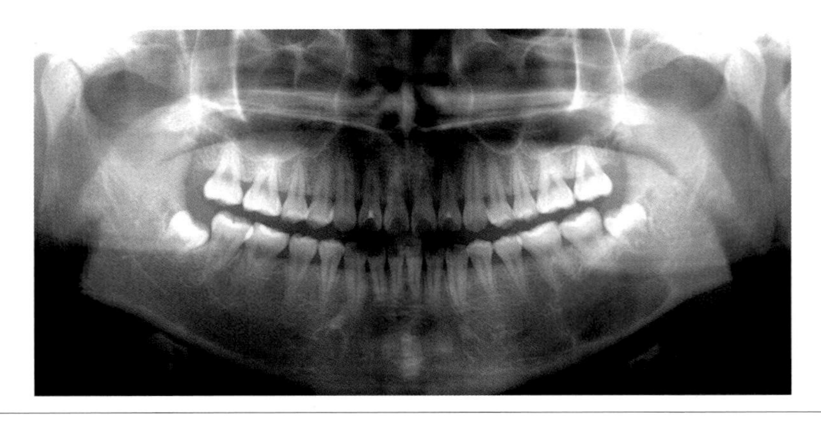

그림 15-10. 단순성 골낭(simple bone cyst)

(2) 골융기(Torus)

상·하악의 표면에 생기는 일종의 외골증이다. 상악에서는 구개정중부와 구치부측에 호발하고 하악에서는 소구치 설측에 주로 호발한다. 골융기는 증상은 없으므로 보철물의 제작 및 장착에 방해가 될 때 제거한다.

6) 양성종양의 진단 방법

(1) 전신건강 상태의 평가

고혈압 및 당뇨병 등의 유무, 구강질환에 의해 나타나는 전신질환 등의 건강 상태를 평가하는 것은 외과적 치료를 결정하는 중요한 요인이다.

(2) 병소와 관련된 병력의 청취 및 임상검사

병소의 지속 기간, 크기와 특성, 연관된 증상, 전신적 증상의 유무 등을 환자를 통해 청취해야 한다. 이를 바탕으로 의사는 색깔, 촉감, 박동성 검사, 주위 임파절 검사 등도 시행해야 한다.

(3) 방사선학적 검사

골 내에 위치하는 병소를 관찰하기 위해서는 반드시 방사선학적 검사가 시행되어야 한다. 방사선 사진에 나타나는 병소의 특징을 관찰하고 필요 시에는 조영제를 이용한 촬영, 컴퓨터 단층촬영(CT), 자기공명영상(MRI) 등을 이용하여 자세한 정보를 얻어야 한다.

(4) 검사실 검사

대사성 질환, 다발성 골수종과 같은 전신질환에 나타나는 구강질환은 혈청 단백질 검사 등이 필요하다.

(5) 생검(Biopsy)

생검이란 치료 전 확진을 얻기 위해 병소의 일부를 외과적으로 떼어 내어 조직검사를 시행하는 것으로, 수술의 방법 및 범위 등을 설정하기 위해 시행하는 검사이다. 생검의 종류는 다음과 같다.

① 세포 검사(Exfoliative cytology)

자궁경부암 검사 등에 이용되는 방법으로 면봉이나 설압자 등을 대고 문질러 세포를 채취한 후 현미경 하에서 검사하는 방법이나 구강 영역에서는 정확성이 떨어져 시행되지 않는다.

② 흡인 생검(Aspiration biopsy)

주사기 등을 이용하여 조직 내의 내용물을 흡인하여 내용물을 확인하거나 세포의 구조를 관찰하는 방법이다.

③ 절개 생검(Incisional biopsy)

정상 조직을 포함하여 병소 조직의 특징적이거나 대표적인 부분 일부를 떼어 내어 검사하는 방법이다.

④ 절제 생검(Excisional biopsy)

진단 및 치료를 목적으로 병소의 전부를 떼어 내어 검사하는 방법으로, 병소의 크기가 비교적 작은 양성종양에서 시행한다.

⑤ 기타 방법

기타 방법으로는 골조직을 검사하는 trephine punch biopsy(트레핀 버를 이용하여 골내 구멍을 내서 조직의 일부를 채취하는 생검법), exploration biopsy 등이 시행된다.

7) 양성종양의 치료

악골 종양은 외과적으로 치료한다. 이러한 외과적 치료는 종양의 크기 및 특성을 고려하여 시행하며 치아종, 법랑아세포성섬유종, 백악아세포종 같은 공격성이 낮은 대부분의 악골종양

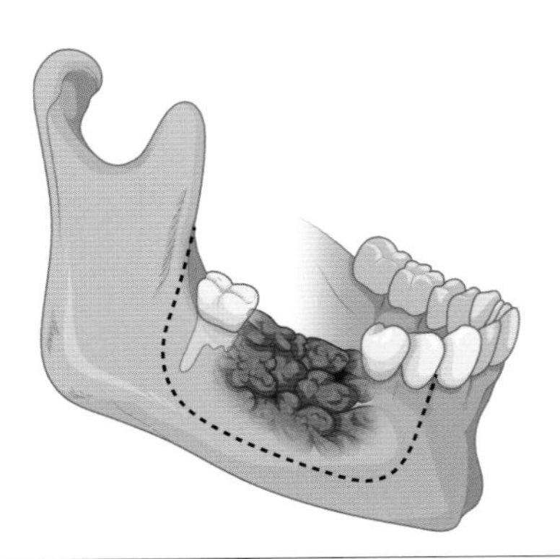

■■ 그림 15-11. 하악골 변연 절제술(marginal mandibulectomy)

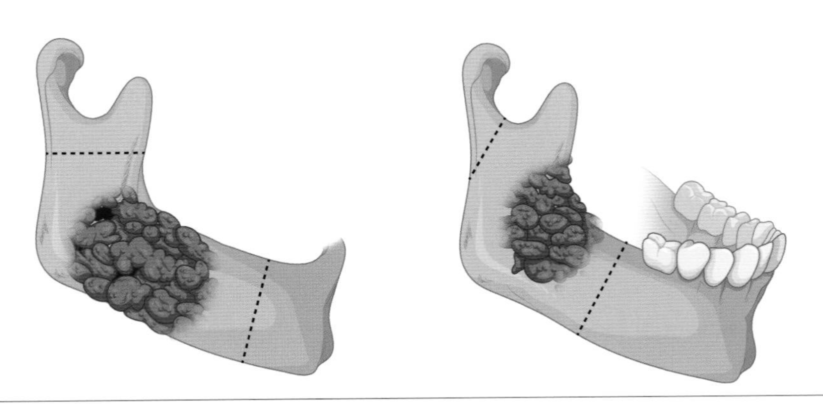

■■ 그림 15-12. 하악골 부분 절제술(segmental mandibulectomy)

은 적출술(enucleation) 또는 소파술(curettage)을 병행하여 치료하며 법랑아세포종, 치성 점액종, 석회화 상피성 치성 종양과 편평치성 종양, 법랑모세포성 치아종 등과 같은 공격성이 높은 악골종양은 주변의 골조직을 적절히 포함하여 변연절제(marginal resection) 또는 부분절제(segmental resection)를 시행한다(그림 15-11, 15-12). 구강점막의 표층에 생긴 섬유종, 유두종 등의 연조직 병소는 대개 양성이며 절제생검법을 이용하여 치료한다.

3 구강악안면 영역의 악성종양

1) 구강악안면 영역의 악성종양

구강악안면 영역의 악성종양은 다른 조직으로부터 유래되기도 하며 전이에 의해 발생하기도 한다. 세계보건기구(WHO)의 분류에 따르면 구강암은 구강 및 인두부에 발생하는 악성종양 전부를 통칭하는 것으로 입술, 대타액선, 혀, 상하악 치은, 주위 치주점막조직, 구강저, 구개, 협점막, 치은 전정부, 구후 삼각부, 편도, 구강인두, 비인두, 하인두, 기타 표시 안 된 구강인두부에 발생하는 악성종양을 말한다. 따라서 구강암에 대한 해부학적 위치, 저작, 발음, 연하 기능 및 심미적인 면을 이해하고 있어야 한다.

2) 악성종양의 발생 원인 및 전암병소

구강암은 인체에 발생하는 전체 암의 4~5%를 차지하며, 이중 편평세포암이 95%를 차지한다. 암의 발생에는 여러 요인이 관여하며, 음주와 흡연이 대표적 요인이다. 또한 화학적 및 물리적 요인, 감염 등에 의한 생물학적 요인, 내분비적 및 유전적 요인에 의해 발생한다.

구강에서 흔히 발생하는 구강편평세포암은 구강점막상피에서 유래되며, 구강점막의 정상상피가 다양한 발암성 자극에 의하여 세포의 이형성 변화를 보인 후 편평세포암으로 진행하게 된다. 구강 전암 병소와 구강암은 밀접한 관계가 있다. 전암병소란 편평세포암으로 전환 가능성이 있는 구강점막의 특이한 병적 조건을 말하는 것으로 구강백반증(leukoplakia), 홍반증(erythroplakia) 및 상피내암(carcinoma in situ) 등이 있으며 이 중 악성도가 가장 높은 것은 상피내암이다(그림 15-13). 구강암은 초기에도 비교적 감별이 가능하며, 확진을 위한 생검의 시행, 환자의 생활습관, 전신적인 건강 상태 및 암 발생 위험군 환자의 검진 등으로도 진단이 가능하다. 전신적 발암 요인으로는 알코올중독, 간경화, 철분결핍성 빈혈, 매독 등의 질환이 구강점막의 암성 변화를 발생시키고, 국소적 발암요인인 반복된 외상, 음주 및 흡연, 일사성 구

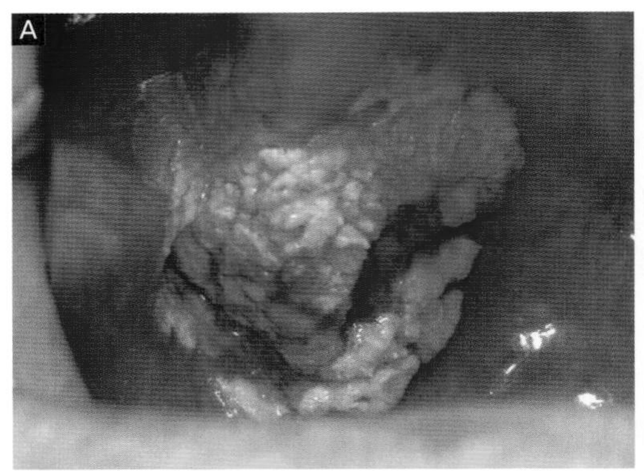

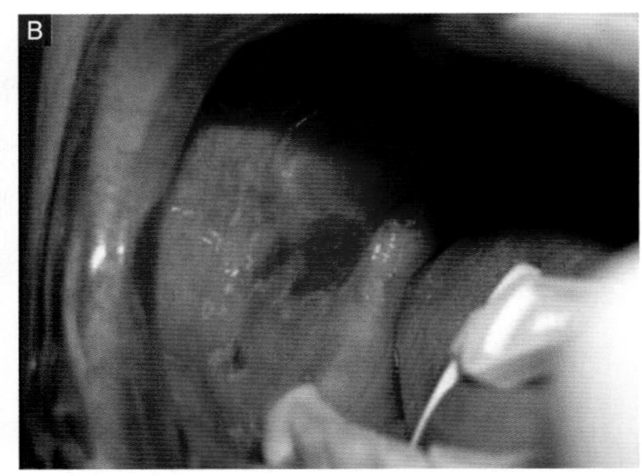

그림 15-13. A. 협점막에 생긴 구강백반증(leukoplakia) **B.** 구강홍반증(erythroplakia)

순염 등이 구강점막의 암성 변화를 초래하는 요인이 된다. 그러므로 구강 전암 병소의 조기 발견과 적절한 치료는 구강암으로의 전환을 예방하고, 이에 따라 심미적 손상 및 기능적 결손과 경제적 부담을 덜어주며 사회로의 복귀를 빠르게 하므로 이의 예방 및 조기 발견은 매우 중요하다.

3) 악성종양의 분류

구강암의 분류는 기본적으로 병리조직학적 진단에 의한다. 대부분이 구강암종(carcinoma)이며 육종(sarcoma) 및 비상피성 악성종양으로 분류하며, 육종과 암종은 기원, 호발 연령, 전이, 성장 속도 및 궤양 여부 등으로 감별한다. 육종의 경우는 전이 계통이 림프관보다는 혈행성을 통해 전이되고, 성장 속도가 빠르고, 보통 궤양을 형성하지 않는다.

(1) 상피세포 기원의 악성종양

① 편평세포암(Squamous cell carcinoma)

구강암의 대부분을 차지하는 암종으로, 편평상피로 구성된 구강점막 상피세포에서 유래하여 결체조직으로 침투하는 특성을 지니고 있다. 주로 구순, 협점막, 상하악 치은, 구강저와 혀 등에 호발하며, 세포의 분화도에 따라 악성도를 구분한다. 조직학적으로 세포의 분화도에 따라 (1) 고분화형(well differentiated type)과 (2) 저분화형(poorly differentiated type)으로 구분하는데, 저분화형일수록 악성도가 높다. 점막의 궤양은 분화구 모양으로 변연부가 융기되고 경결감과 심한 구취를 유발한다. 암종이 위치하는 부위에 따라 구순암, 치은암, 구강저암, 협점막암, 구개암, 설암 및 상악동암 등으로 구분한다(그림 15-14).

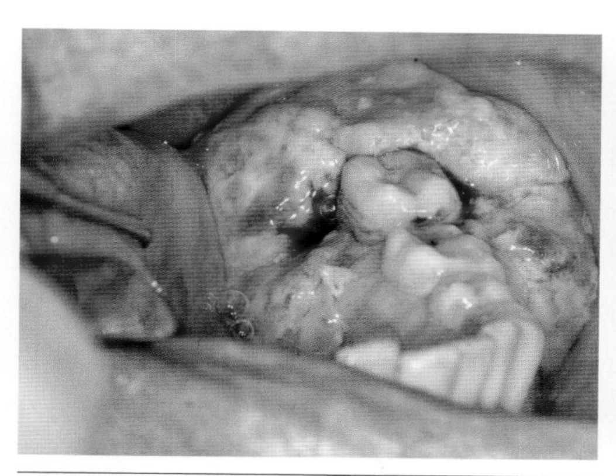

■■ 그림 15-14. 하악 구치부에 발생한 편평세포암(squamous cell carcinoma)

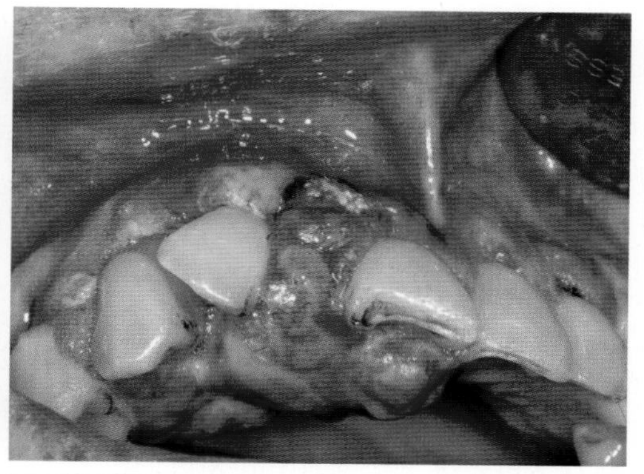

■■ 그림 15-15. 상악 전치부에 발생한 악성흑색종(malignant melanoma)

② **우췌성 암종**(Verrucous carcinoma)

편평세포암의 일종으로 성장이 늦고, 조직학적으로 분화도가 높으며, 60대에서 호발하며, 협점막, 치은 및 치조에서 잘 발생한다(그림 15-15).

③ **악성흑색종**(Malignant melanoma)

멜라닌 색소세포에서 유래하는 악성종양으로 50대의 남자에서 호발한다. 진한 흑색을 띠며 궤양을 형성하기도 한다(그림 15-15).

④ **기저세포암**(Basal cell carcinoma)

하순, 하안검 등 외부에 노출된 피부에 발생하며 동양인에게는 드물다.

(2) 결체조직성 기원의 악성종양

① **섬유육종**(Fibrosarcoma)

구강에서 발생하는 육종 중 가장 흔하며 협부, 상악동, 인후 및 구개, 구순, 상하악의 골막 등에서 발생한다. 방사선 치료는 효과가 없으며 병소의 종창과 함께 경계가 불명확하다.

② **연골육종**(Chondrosarcoma)

상악동에서 잘 발생하며, 초기부터 발생하는 원발성 육종과 양성 연골종이 연골육종으로 이행되는 속발성으로 구분된다. 하악보다는 상악에서 호발하며, 하악에서 발생 시 하악 과두부, 하악관절강 내에서 발생한다. 방사선 조사는 효과가 없으며 외과적으로 절제한다.

③ 골육종(Osteogenic sarcoma)

골모세포에서 발생하며, 악성도가 높으나, 드물게 발생한다. 골형성형(osteoblastic type)과 골용해형(osteolytic type)으로 분류하며, 주로 20대의 하악에서 발생한다. 악골에서 발생 시 종창과 안모변형을 일으키며 지각마비 및 동통 등을 보인다.

④ 다발성 골수종(Multiple myeloma)

골수세포에서 유래하는 악성종양으로, 형질세포(plasma cell)의 모양과 유사한 세포들의 증식으로 발생한다. 동통과 종창 및 광범위한 골파괴와 병적 골절을 유발한다. 40~70대의 남자에서 호발하며 하악에서 빈발한다.

⑤ 악성림프종(Malignant lymphoma)

림프조직에서 발생하는 악성종양으로 호지킨(Hodgkin)병과 비호지킨병(non-Hodgkin lymphoma)으로 구분한다. Non-Hodgkin lynphoma는 어린아이에서 악골의 양측성으로 증식하여 악골의 파괴를 일으키며 전체로 확산된다. Epstein-Barr virus에 의해 발생한다는 가설이 제기되기도 하였다. Hodgkin병은 젊은 층 및 50대에서 빈발하며 경부임파절 및 림프양조직에 이환된다.

⑦ 기타 육종들

유잉육종(Ewing's sarcoma)은 혈관이나 림프관의 내피내막에서 발생하며, 동통과 부종 및 악기능장애를 초래하고 20세 이하에서 발생한다.

(3) 근조직 기원의 악성종양

평활근육종은 평활근에서 유래되며, 구강의 협부, 구강저 등에서 호발한다. 횡문근육종은 횡문근에서 유래하며 구강에서는 드물다.

(4) 신경조직 기원의 악성종양

신경모세포종(neuroblastoma)은 후신경(olfactory nerve)에서 유래하는 것으로 추정되며, 비강이나 비인두에서 발생하여 상악동 침범 시 상악 치조부의 동통을 수반하는 종창을 발생시킨다.

(5) 구강 전이성 종양

유선암, 폐암, 신장암, 갑상선암, 전립선암, 직장암 등에서 전이하여 발생한다. 구강으로 전이 시 치아의 동요와 하악신경을 압박하여 구순이나 협부의 지각마비를 초래한다.

4) 구강암의 병기 평가

악성종양의 생태 및 전이는 TNM 분류에 의한다. T는 종양의 크기, N은 림프절로의 전이, M은 원격 전이를 의미한다. 병기는 종양의 크기, 국소림프절 침범, 원격전이에 의해 결정되며 1기에서 4기로 구분된다. 즉 병기 1, 2기를 초기 구강암이라 하고 3, 4기를 진행된 구강암이라 한다(표 15-3).

표 15-3 구강암의 stage 분류(TNM staging)

stage group	T stage	N stage	M stage
0	Tis	N0	M0
I	T1	N0	M0
II	T2	N0	M0
III	T3	N0	M0
	T1	N1	M0
	T2	N1	M0
	T3	N1	M0
IV A	T4a	N0	M0
	T4a	N1	M0
	T1	N2	M0
	T2	N2	M0
	T3	N2	M0
	T4a	N2	M0
IV B	T4b	Any N	M0
	Any T	N3	M0
IV C	Any T	Any N	M1

5) 구강암의 치료

(1) 치료계획

구강암의 치료는 외과적으로 종물을 절제하거나 방사선 조사로 종물을 감소시키는 방사선 요법과 항암화학요법 등을 이용한다. 단독 요법은 앞의 방법 중 한 가지를 이용하여 치료하는 것이며, 복합 요법은 위의 치료법중 2가지 이상을 병용하여 치료하는 것이다. 일반적으로 초기 구강암에서는 수술 또는 방사선 요법이 이용되고 진행된 구강암에서는 복합요법을 이용한다. 치료 후 5년 생존율을 보면 평균적으로 1기의 경우 70~80% 이상, 2기는 50~70%, 3기는 30~50%, 4기는 20~30%이다.

(2) 수술요법

암조직을 외과적으로 절제해내는 방법은 구강암 치료에 가장 많이 이용되는 방법이다. 초기 구강암일 경우 완치율이 높지만 어느 정도 진행된 경우 원발 병소 수술도 복잡할 뿐만 아니라 경부림프절청소술(neck dissection)을 동시에 해야 한다(그림 15-16).

근래에는 수술법의 발달로 인접조직을 이전시키거나, 미세혈관수술(microvascular surgery) 등으로 수술 후 야기될 수 있는 형태이상이나, 기능 결함 등을 최소화하고 있다(그림 15-17). 또 수술 후 야기된 결손부는 악안면보철(maxillofacial prosthesis) 등의 방법으로 심미적 문제를 해결하기도 한다.

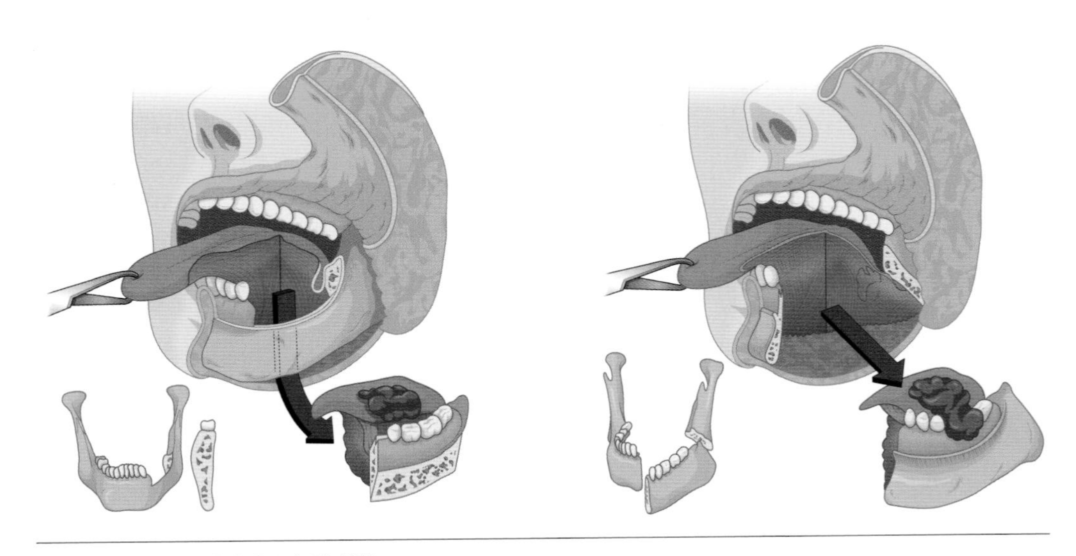

■■ **그림 15-16.** 구강암의 수술적 처치

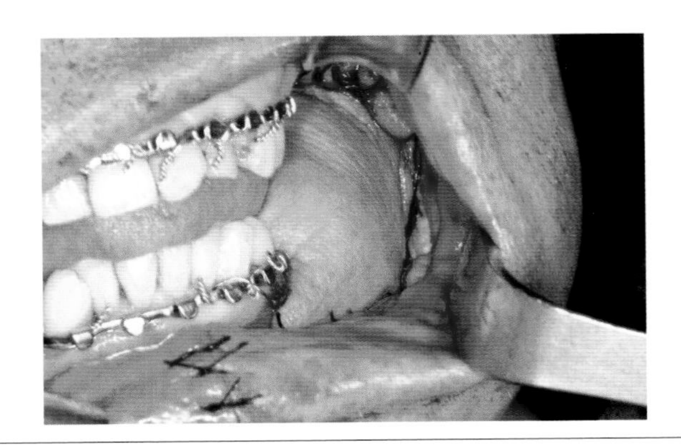

■■ **그림 15-17.** 구강암 절제수술 후 전완부 피판(forearm flap)을 이용하여 재건

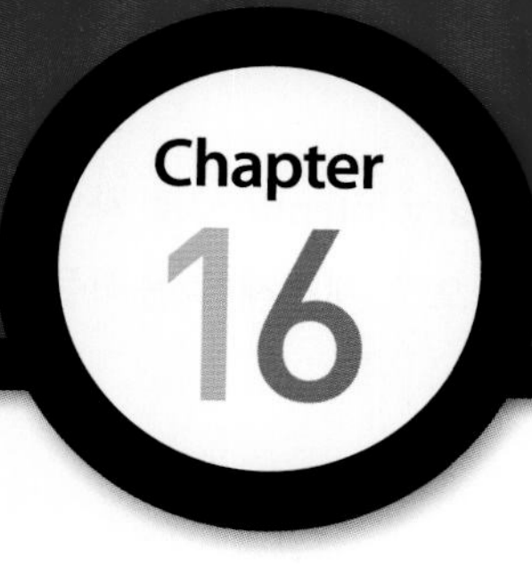

Chapter 16 구강악안면 결손의 재건

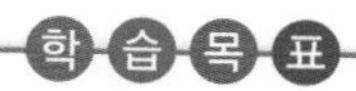

1. 구강악안면 재건술의 기본개념 및 방법, 다양한 이식재의 종류를 설명할 수 있다.

구강악안면의 결손은 심한 치주염 또는 골수염 등의 감염, 외상, 낭이나 양성, 악성종양조직의 제거 후 그리고 선천적 원인에 의해 발생한다. 따라서 구강악안면 결손 재건의 목적은 이러한 결손부를 다양한 방법과 이식재로써 수복하여 궁극적으로는 저작기능의 회복 및 심미적 안면형태의 회복 등을 꾀하는데 있다.

1 구강악안면 재건 시의 고려사항

1) 기능

(1) 혀(Tongue)

혀의 일부분 또는 주위 점막조직을 제거한 후에도 혀의 운동에 장애가 생기지 않도록 하며, 완전절제 시에는 연하(swallowing)가 가능하도록 혀 전체의 부피를 대체할 수 있는 재건술을 해주어야 한다. 이러한 재건술을 시행하지 않거나 실패할 경우 음식물이 폐로 들어가는 흡인(aspiration)이나 연하장애가 발생한다.

(2) 하악골(Mandibular bone)

하악골의 전방궁(anterior arch)은 입술이 밀폐될 수 있도록 도와주며 하순을 지지하는 역할을 한다. 심미적으로도 아주 중요하며, 전방궁 결손 시 특징적인 안모변형을 Andy Gump 기형이라 한다. 따라서 결손 시 재건은 필수적이며 기능을 완전히 회복시켜 주어야 한다.

(3) 구개(Palate)

경구개 점막결손은 국소 전위피판을 이용하거 이차상피화(secondary intention)로 자연치유를 유도하며, 골결손은 비강과 구강의 분리를 위해 가능한 연조직으로 재건해야 음식물의 역류와 비음을 방지할 수 있다(그림 16-1).

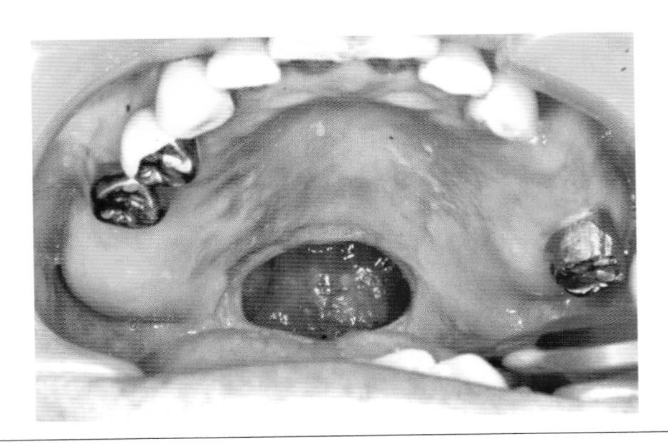

■■ **그림 16-1.** 구개의 종양 제거 후 발생한 결손부. 음식물의 역류와 비음이 초래되었다.

(4) 입술(Lip)

구강내 병소가 입술에 근접한 경우, 술후 입술의 밀폐가 가능하도록 재건한다.

2) 외관(Cosmetics)

① 대칭적인 안모
② 안면피부나 구강점막과 유사한 두께와 성질을 가진 공여부 선택
③ 안모와 조화되는 피부의 색깔 및 질감 수복
④ 피부가 모근을 포함해야하는지 여부 고려
⑤ 구강점막 재건 시 미각이나 감각, 타액분비와 같은 분비기능 필요성 여부

3) 재건시기

(1) 즉시재건

수술과 동시에 재건하는 방법으로 결손부의 정확한 크기와 부피를 측정할 수 있어 재건이 매우 정확하고 용이하여 추천되는 방법이다.

① **임의형(Random flap)**

전진피판(advancement flap), 회전피판(rotational flap), 삽입피판(interpositional flap) (그림 16-5, 16-6)

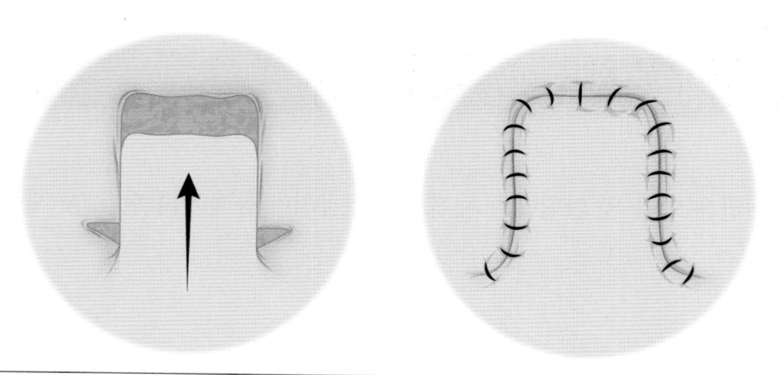

■■ **그림 16-5.** 전진피판의 모식도

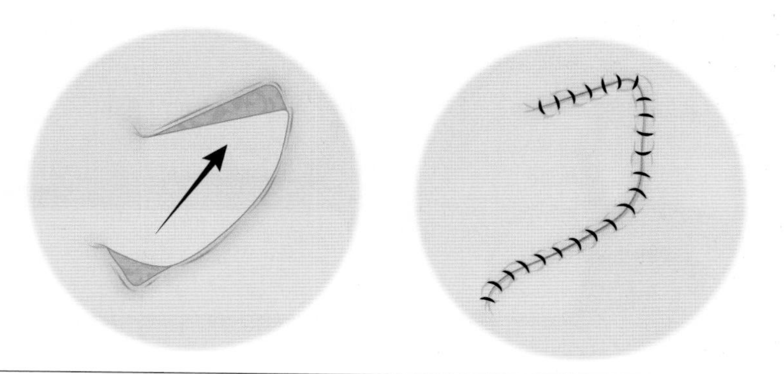

■■ **그림 16-6.** 회전피판의 모식도

② **유축형(Axial flap)**

조직판에 혈류를 공급하는 비교적 큰 혈관을 따라 만들어지는 조직판

3) 원격피판(Distant flap)

병소로부터 멀리 떨어진 부위의 조직을 이동시키거나 혈관을 함께 채취, 병소부 혈관과 문합하여 재건하는 방법이다.

① 직접피판(direct flap)
② 관상피판(tubed flap)
③ 미세혈관문합 유리피판(microvascular free flap)

5 악안면 경조직 재건

경조직의 재건은 악골 및 안면골의 재건으로 인공치아 등을 이용한 기능 재건을 포함한다 (표 16-1, 16-2)

1) 자가골 이식

(1) 유리골 이식(그림 16-7, 16-8)

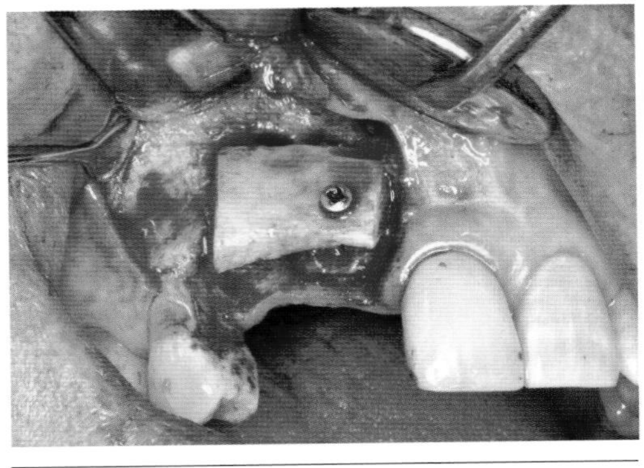

■■ **그림 16-7.** 상악전치부 골결손 부위에 임플란트를 위한 자가골 이식술을 시행한 모습

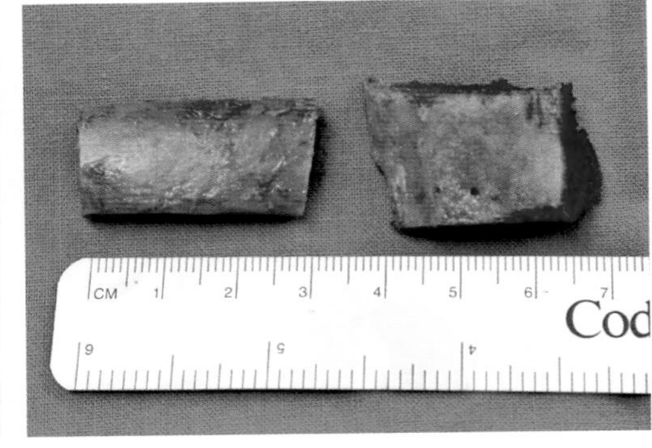

■■ **그림 16-8.** 부족한 치조골의 수직고경을 증대시키기 위해 채취한 늑골(좌)과 장골(우)

(2) 혈행 함유 골이식

① 유경피판 골이식(그림 16-9)
② 미세혈관 함유 골이식(그림 16-10)

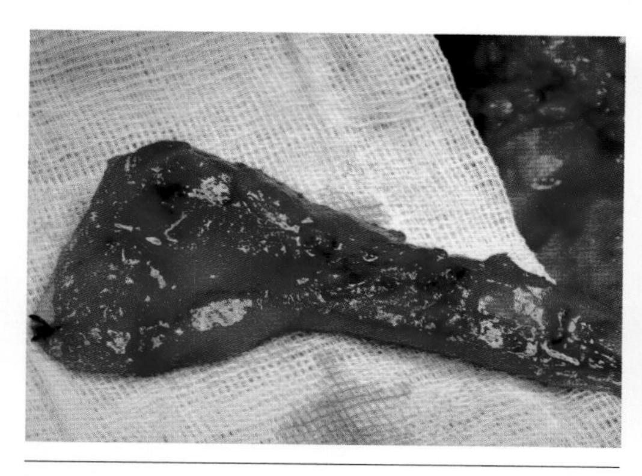

■■ **그림 16-9.** 두개골 일부에 혈관을 포함한 근육부를 부착시켜 채취한 모습

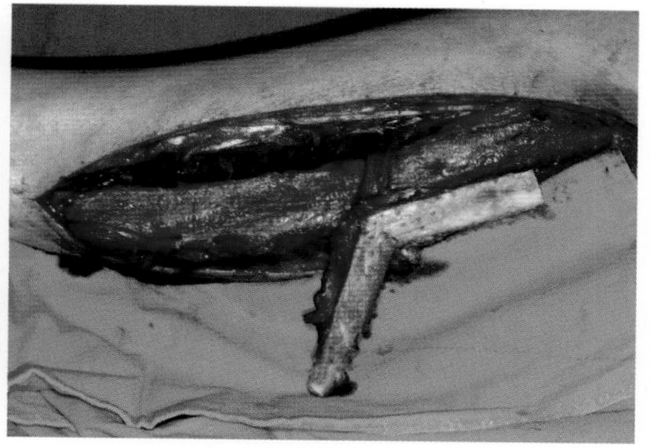

■■ **그림 16-10.** 구강암 수술 후 환자의 비골에서 혈관과 함께 골을 채취하여 하악골과 유사한 모습으로 만든 다음, 경부의 혈관에 현미경하 미세문합하여 하악골을 재건할 수 있다.

2) 동종골 이식

가루(powder) 또는 덩어리(block) 형태로 이용된다.

3) 이종골 이식

가루(powder) 또는 덩어리(block) 형태로 이용된다(그림 16-11).

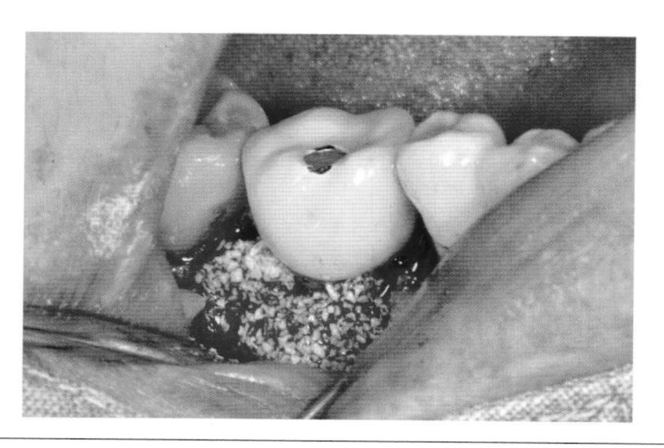

■■ **그림 16-11.** 임플란트 주위 골결손 부위에 이식된 Bio-Oss®(송아지 뼈에서 채취한 무기골)

4) 골 대체물

① 금속판(그림 16-12, 16-13)

② 수산화인회석 등 골 대체물

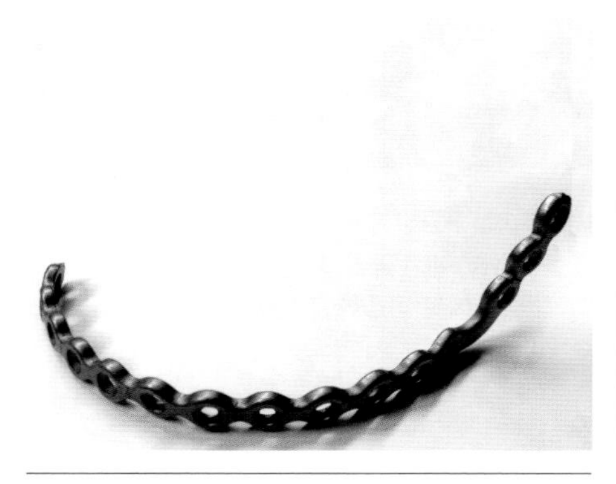

■■ **그림 16-12.** 하악골의 재건에 사용되는 재건판(또는 금속판이라고도 한다)

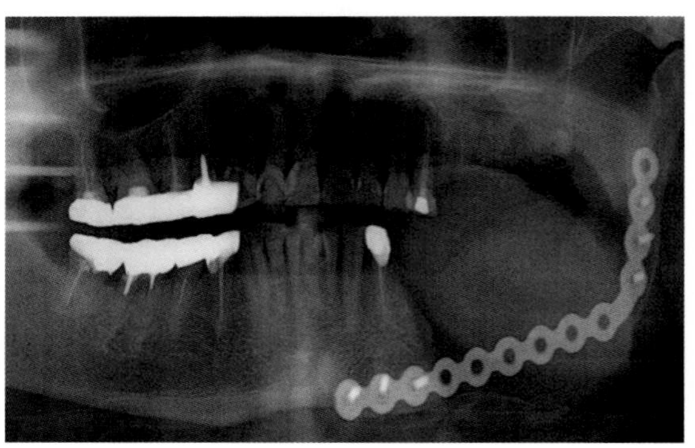

■■ **그림 16-13.** 실제 하악골의 임시재건에 금속판이 사용된 모습

6 골신장술(Distraction osteogenesis)

절단된 양측 골편 사이 가골(Callus)이 형성되는 동안 골편을 서서히 이동시켜 골편 사이에 골이 신생됨으로써 뼈의 길이와 부피를 증대시키는 골신장술(distraction osteogenesis)의 개념은 1905년 Codivilla가 대퇴골의 연장을 보고함으로써 처음으로 기술되었고, 이후 1950년대 Illizarov의 실험 및 임상적 연구를 바탕으로 방법과 개념이 정립되었다. 골신장술은 골절단, 잠복기, 신장, 경화의 4단계로 이루어진다.

1) 골신장술의 악안면 영역의 적응

① 하악골의 전 골체부의 수복을 포함한 광범위한 하악 골체 결손의 수복

② 위축된 상하악 치조융기의 치료

③ 상악 구개열의 치료

④ 임플란트 시술 시 치조골 폭 또는 높이 증가

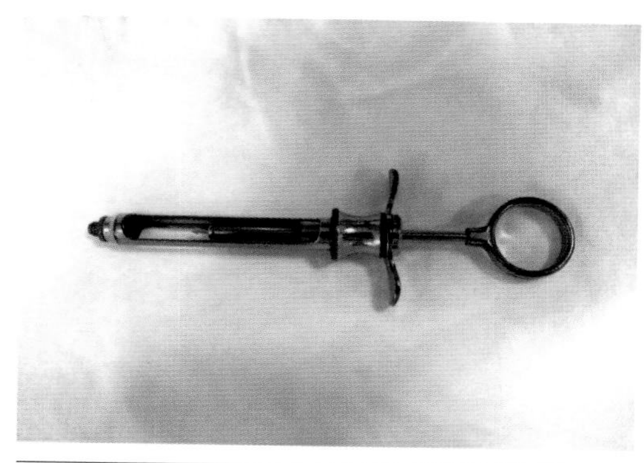

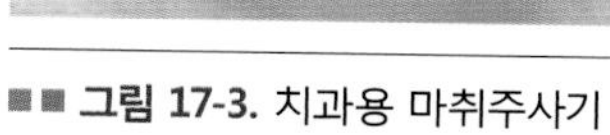

■■ **그림 17-3.** 치과용 마취주사기

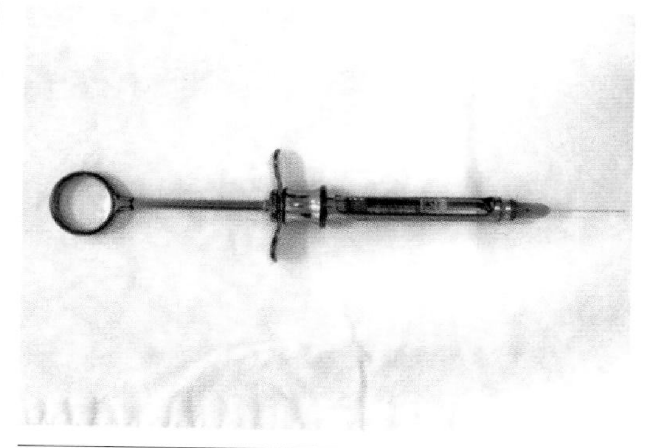

■■ **그림 17-4.** 주사침과 국소마취제 용기가 장착된 치과용 마취주사기

(6) 치과용 일회 주사침(Dental needle)

치과용 마취주사기와 마찬가지로 특별히 고안되었으며, 금속으로 된 주사침 부위와 주사기와 결합되는 플라스틱 부분으로 되어있다(그림 17-5). 주사침은 통상적으로 게이지(gauge)로 굵기를 나타내는데 치과용 국소마취용으로는 주로 25게이지, 27게이지, 30게이지 주사침이 사용된다. 주사침의 게이지가 커질수록 내경은 감소하여 굵기가 얇아지게 된다(표 17-3). 따라서 게이지가 클수록 주사 시 환자가 느끼는 동통은 감소하는 경향이 있다. 하지만 그만큼 주사침이 파절되거나 휘어질 가능성이 커지므로 전달마취처럼 조직 깊숙이 마취해야 하는 경우에는 작은 게이지의 주사침을 사용하는 것이 안전하다.

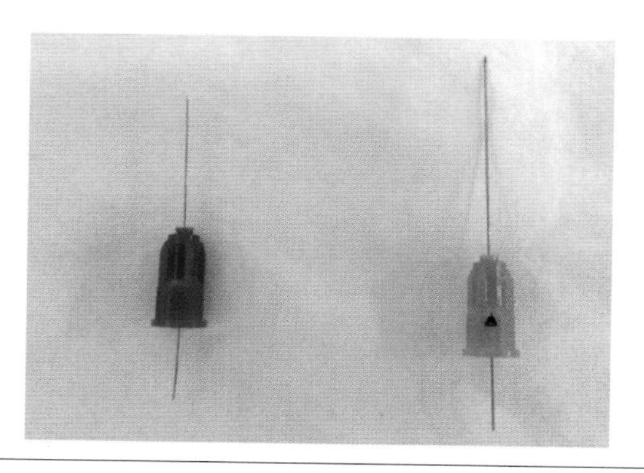

■■ **그림 17-5.** 치과용 일회 주사침. **A.** 27게이지 주사침 **B.** 25게이지 주사침

표 17-3. 게이지와 주사침 내구경의 관계

게이지(gauge)	내구경(diameter)
25	0.45mm
27	0.40mm
30	0.30mm

2) 국소마취의 종류

치과 국소마취는 구강악안면 영역에 분포하는 신경 가지의 명칭 또는 그 마취 범위에 따라 도포마취법, 침윤마취법, 전달마취법으로 구분된다.

(1) 도포마취법(Topical anesthesia)

도포마취법은 침윤마취나 전달마취의 보조수단으로 주로 사용되며, 주사침 자입점 부위 구강점막에 도포마취제를 도포하여 자입 시 통증을 줄여준다(그림 17-6). 도포마취의 적용범위는 다음과 같다.

① 침윤마취와 전달마취 시 주사침에 의한 통증 완화
소아 환자에게 효과적인 마취법

② 얕은 절개 등 점막표면의 외과적 처치

③ 구강궤양 환자의 통증 완화

④ 인상채득이나 엑스레이 필름 삽입 시 점막통증 완화

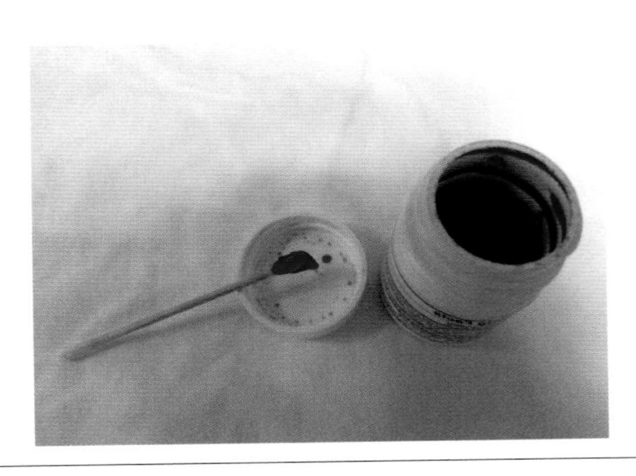

■■ 그림 17-6. 젤형 도포마취제

(2) 침윤마취법(Infiltration anesthesia)

침윤마취법은 치과치료 시 가장 많이 사용되는 국소마취법으로 치료할 치아 또는 점막 부위에 직접 주사침을 자입하여 마취시키는 방법이다(그림 17-7). 상대적으로 마취방법이 간단하고 마취되는 시간이 적게 걸린다는 장점이 있으나, 전달마취법과 비교하여 마취되는 범위가 작아 넓은 부위의 마취 시 여러 번 주사침을 자입해야 하는 단점이 있다. 침윤마취법은 주사되는 부위에 따라 다음과 같이 분류된다.

① 점막하주사법(submucosal injection)
② 골막주위주사법(paraperiosteal injection)
③ 골막하주사법(subperiosteal injection)
④ 골내주사법(intraosseous injection)
⑤ 치조골간 중격내 주사법(interseptal injection)
⑥ 치근막내주사법(intraligamental injection)
⑦ 치간유두주사법(interpapillary injection)
⑧ 치수내주사법(intrapulpal injection)

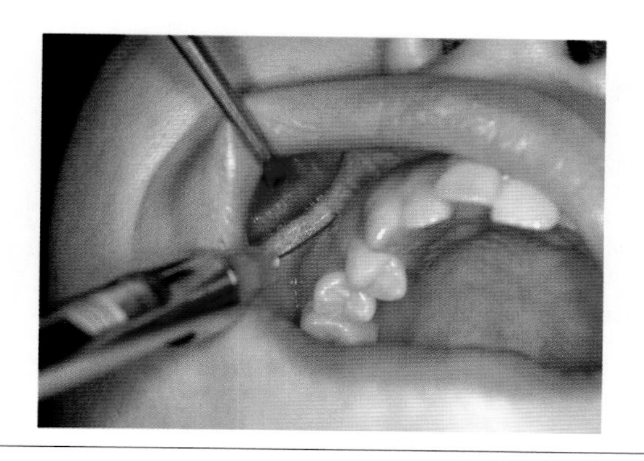

■■ 그림 17-7. 침윤마취법

(3) 전달마취법(Block anesthesia)

전달마취법은 구강악안면 영역에 분포하는 주신경에 마취액을 투여하여 그 신경이 지배하는 말초부위 영역을 모두 마취시키는 방법이다. 한 번의 주사침 자입으로 넓은 부위의 마취가 가능하며 침윤마취보다 깊은 마취를 얻을 수 있다. 하지만, 마취방법이 상대적으로 어렵고 마취 지속시간이 길어 환자의 불편감이 오래갈 수 있다는 단점이 있다. 전달마취법은 크게 상악과 하악의 전달마취법으로 나뉘며 다시 그 부위에서 마취되는 주신경의 명칭에 따라 다음과 같이 분류된다.

① 상악 전달마취법

- 전상치조신경전달마취법(anterior superior alveolar nerve block anesthesia): 상악 전치와 협측 점막 마취(그림 17-8)
- 중상치조신경전달마취법(middle superior alveolar nerve block anesthesia): 상악 소구치와 협측 점막 마취(그림 17-9)
- 후상치조신경전달마취법(posterior superior alveolar nerve block anesthesia): 상악 대구치와 협측 점막 마취(그림 17-10)
- 안와하신경전달마취법(infraorbital nerve block anesthesia): 상순 및 협측 점막 마취(그림 17-11)
- 비구개신경전달마취법(nasopalatine nerve block anesthesia): 상악 전치부 구개점막 마취(그림 17-12)

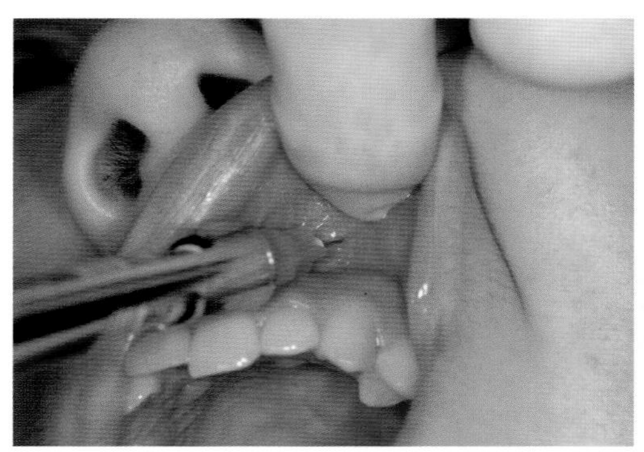

■■ **그림 17-8.** 전상치조신경전달마취법

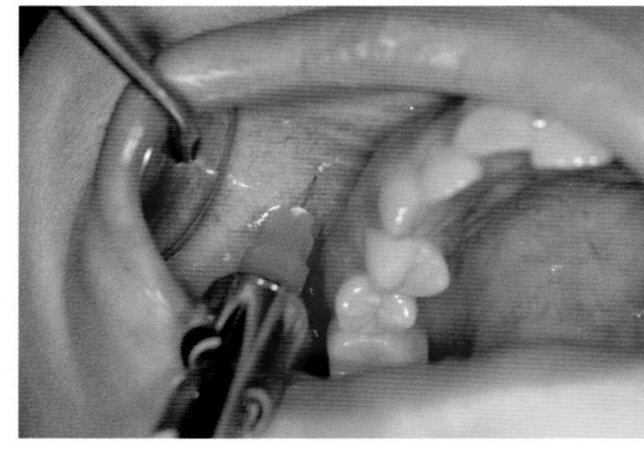

■■ **그림 17-9.** 중상치조신경전달마취법

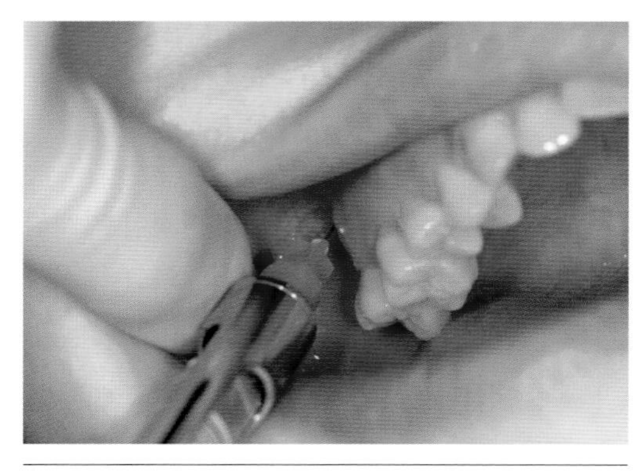

■■ **그림 17-10.** 후상치조신경전달마취법

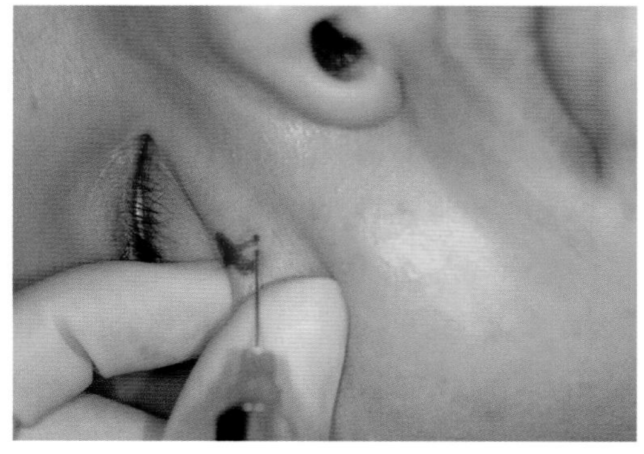

■■ **그림 17-11.** 안와하신경전달마취법

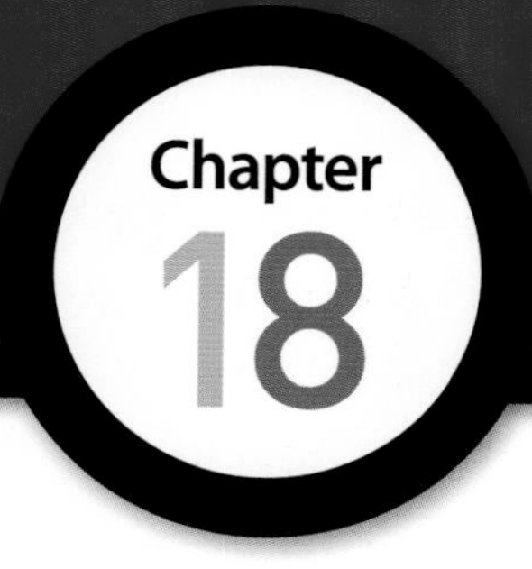

치과마취와 관련된 응급상황 및 합병증

학습목표

1. 치과 마취 시 일어날 수 있는 응급상황에 대하여 알고 있어야 하며 이에 대한 대처법에 대하여 숙지해야 한다.
2. 치과 마취 시 일어날 수 있는 합병증에 대하여 이해하고 각각에 대하여 대처법을 설명할 수 있어야 한다.

1 응급상황과 대처

치과진료 도중 과도한 스트레스나 공포감 그리고 통증은 간혹 환자의 뇌 혈류 장애를 일으킬 수 있으며, 그에 의한 일시적인 의식 소실 또는 사지 근긴장의 소실로 인해 환자가 쓰러지는 경우가 발생하기도 한다.

쇼크(shock)란 유효순환혈액량의 감소에 의해 진행성 말초순환장애가 일어나는 것으로써 조직의 산소 결핍에 의해 대사장애를 일으키고 결과적으로 세포사로 진행되는 것을 말한다. 쇼크에는 몇 가지 원인이 있으나 치과 외래에서 자주 보는 것은 동통성 쇼크와 지나친 긴장 등에 의한 과환기 증후군이 있다. 이외에도 출혈이나 알러지 등에 의한 쇼크도 있으나 치과에서 일반적으로 만나는 것이 아니므로 이곳에서는 동통성 쇼크와 과환기 증후군에 대해서 다룬다.

심폐소생술은 호흡이 정지되어 있거나 심장이 정지되어 있는 환자를 응급의 방법을 통해서 환자의 호흡과 심장의 박동을 회복시키는 것을 말한다. 치과 외래에서 환자가 실신을 하고 의식을 잃어버리는 경우는 매우 드문 경우이지만, 심폐소생술은 단지 치과진료실에서만 필요한 것이 아니라 일상생활에서도 응급상황에 처한 사람을 만나게 되면 한사람의 생명을 살리는데 중요한 기여를 하므로 이 술식을 익혀 두는 것이 필요하다. 이 장에서는 이에 대한 원리와 간단한 술식을 알아보도록 한다.

1) 동통성 쇼크

환자가 불안과 긴장을 하고 있는 상태에서 주사기의 자입이나 시술 중의 통증은 동통성 쇼크를 일으킬 수 있다.

(1) 술전 검사

환자의 전신상태를 미리 파악하여 이상이 있는 경우에는 필요한 과의 진료를 받도록 유도하고, 환자의 기왕증이나 안면상태 호흡과 맥박 등을 미리 관찰하고 환자의 사물이나 질문에 대한 반응을 세심하게 살펴준다.

(2) 예방법

① 평소에 응급처치법을 훈련해 둔다.
② 응급처치에 필요한 기구와 약제를 항상 점검해 두고 사용법을 익혀둔다.
③ 불안, 공포심이 강한 환자에게는 술전 투약이나 소기 진정법 또는 정맥내 진정법 등을 고려한다.

2) 과환기 증후군

(1) 증상

갑작스러운 과호흡(30~70분) 상태가 되며 손가락이 마비되고 호흡곤란을 호소하며 두통, 현훈, 사진의 경련, 심혈관계 질환 등이 나타난다. 또한 환자의 정서 불안이 심해지면서 호흡운동이 항진되고 증상이 악화되는 악순환이 일어난다. 혈중의 이산화탄소(PCO_2) 분압이 저하되며 발작은 30~60분 가량 지속된다.

(2) 성차

여성이 남성의 2배 가량 많다.

(3) 발작유인

불안, 공포, 흥분, 긴장 등의 정신적 유인과 심한 피로나 동통 등의 신체적 유인이 있다.

(4) 처치

일단 치과 처치를 중단하고 환자를 편한 체위로 눕힌 다음 구강내의 이물질을 제거하고 환자를 진정시킨다. 과환기 환자에서는 이산화탄소가 부족해지기 때문에 종이봉투나 손을 이용한 재호흡법(자신이 내 쉰 호흡을 다시 마시는 방법)을 사용한다. 이때 저산소증에 빠지지 않도록 주의를 해야 하며 호흡을 서서히 하도록 환자를 유도해야 한다. 또한 필요 시 정신안정제를 투여한다.

3) 심정지가 의심되는 환자를 발견하였을 때의 조치

(1) 의식상태 확인 및 응급치료 체계 호출

쓰러져 있는 환자 발견했을 때는 환자를 가볍게 두드리거나 흔들어 보면서 환자의 반응을 관찰하고, 환자가 의식이 없으면 응급정보센터로 즉시 전화한 후 다시 환자의 상태를 관찰한다. 환자의 호흡과 맥박을 확인하고 심폐소생술을 시행하기 위해 환자를 편평하고 바닥이 단단한 곳에 앙와위(supine position)로 눕혀야 한다.

(2) 기도 유지와 호흡 확인

환자의 호흡음과 공기의 흐름 그리고 흉곽의 움직임을 파악한다. 기도가 폐쇄된 환자는 흉곽이 움직이더라도 공기의 유입이 되지 않기 때문에 반드시 공기의 흐름이 있는지를 확인해야 한다. 자발적인 호흡이 있는 환자의 경우에는 옆으로 눕히는 회복자세를 취해준다.

(3) 심정지의 확인

심정지가 있으면 맥이 뛰지 않는데 맥박을 확인하기 위해 경동맥이나 요골동맥 등을 이용하여 맥박의 유무를 확인한다.

4) 소생법

환자가 이상이 발생한 경우 우선은 생징후(vital sign)를 중심으로 체크를 해 나간다.

(1) 호흡상태

호흡 수와 자발성 호흡의 유무 그리고 청색증의 유무 등을 확인한다.

(2) 맥박

맥박의 긴장도, 맥박수 그리고 리듬 등을 확인하도록 한다.

(3) 의식수준

개구, 혀내밀기, 손잡기, 의사소통 여부 등을 관찰하도록 한다.
소생법의 기본은 CAB법을 따르도록 한다.

① C(Circulation): 심장 마사지(cardiac massage)

② A(Airway): 기도확보

③ B(Breathing): 인공호흡

새로운 AHA ECC 성인 생존의 고리에서 링크는 다음의 역할을 수행한다.

1. 심정지의 신속한 파악 및 응급구조 체계 가동
2. 흉부압박을 강조하는 조기 심폐소생술
3. 신속한 제세동
4. 효과적인 전문 심폐소생술
5. 심정지 후 처치 통합

■■ **그림 18-1.** AHA ECC(emergency cardiovascular care) 성인 생존의 고리

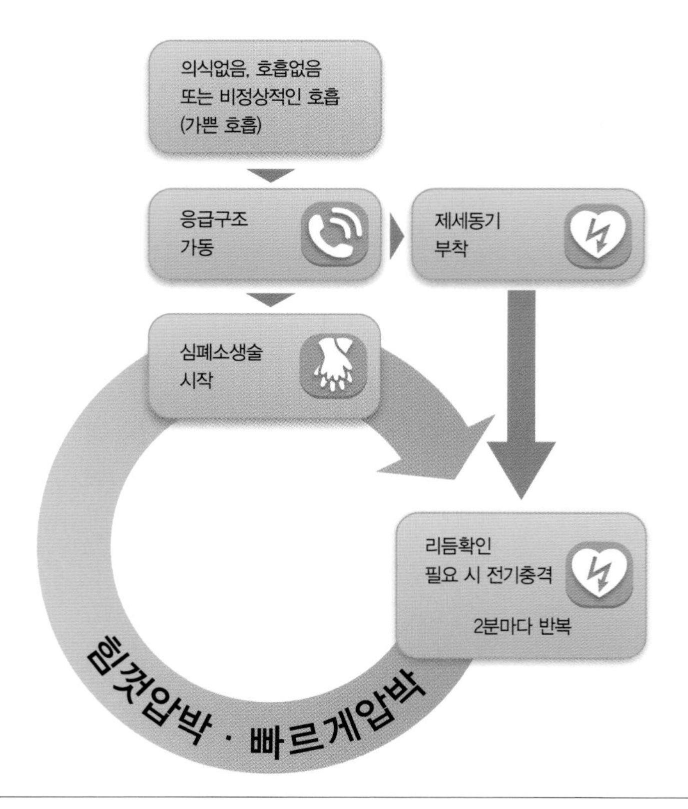

■■ **그림 18-2.** 단순화된 성인 기본소생술 알고리즘

(4) 기본 인명구조술(Basic life support, BLS)

기본 인명구조술이란 의식이 없거나 저하된 환자를 발견한 후 구조를 요청하고 기도유지, 인공호흡 및 흉부압박을 시행하는 심폐소생술의 초기 단계이다. 이는 환자 발생을 응급의료체계에 알려서 전문 인명구조술(advanced life support)이 빠른 시간 내에 시작되도록 하고 환자의 심박동이 회복될 때까지 뇌와 심장에 산소를 공급하기 위해 시행한다.

2 합병증

마취와 관련된 합병증이란 국소마취를 시행하는 도중이나 마취 시행 후 정상적인 현상 이외의 증상이 나타나는 것이다. 이는 일차성(primary) 및 이차성(secondary) 합병증, 경증(mild) 및 중증(severe) 합병증, 일시적(transient) 및 영구적(permanent) 합병증 등으로 분류된다.

일차성 합병증은 마취하는 동안 나타나는 경우이고, 이차성 합병증은 주사침의 자입이나 마취액의 주입에 의해 발생되는 경우이다. 경증 합병증은 정상적으로 기대했던 현상 이외의 약간의 다른 변이를, 중증 합병증은 현저한 변이를 나타내는 것으로 이에 대한 치료가 필요한 경우이다. 일시적 합병증은 심한 상태라도 후에 영향을 미치지 않는 경우이고, 영구적 합병증은 경증이라도 후에 장애가 남는 것을 말한다.

마취와 관련된 합병증은 크게 국소적 합병증과 전신적 합병증으로 구분된다.

1) 국소적 합병증

(1) 통증

국소마취와 관련된 동통은 국소마취용 주사침이 무딘 경우 자입 시 조직을 손상시키는 경우, 겨울에 마취제 온도가 너무 낮을 경우, 마취액을 빠른 속도로 주입하는 경우에 나타나기 쉽다. 이런 동통은 환자에게 불안감을 증가시키고, 마취 중 환자가 동요할 수 있고 그로 인하여 주사침의 파절 및 조직 손상을 일으킬 수 있다. 그러므로 동통 감소를 위해 예리한 주사침을 사용하고 마취제를 적정한 온도로 유지하며, 마취액을 천천히 주입하여 동통을 감소시킬 수 있도록 한다. 또한 동통 경감을 위하여 마취 전 도포마취제를 이용할 수 있다.

(2) 부종 및 혈종

주사침에 의한 외상, 감염, 마취액에 대한 알레르기, 출혈 등에 의해 유발되며 3일 이내에 자연히 소실된다.

국소마취 시 발생하는 혈종 및 이에 수반되는 부종은 신경과 같이 주행하는 혈관(주로 세동맥 등)의 파열에 의해 발생한다. 혈종의 발생은 24~48시간 이내에 발생하는데, 이로 인한 환자의 불안감은 크게 증가되나 염려할 정도는 아니며, 종창 발생 후 2주 이내에 해소되나 경미한 반상출혈의 흔적이 종창 부위에서 관찰된다. 출혈성 질환을 지닌 환자에서는 이에 수반되는 치료를 해주어야 한다. 후상치조신경 전달마취 시 자주 발생되는데, 안면종창, 불편감 및 아관긴급(개구장애) 등이 나타난다. 이의 예방을 위해서는 흡입되는 주사기 및 짧은 주사침 등을 이용하면 된다.

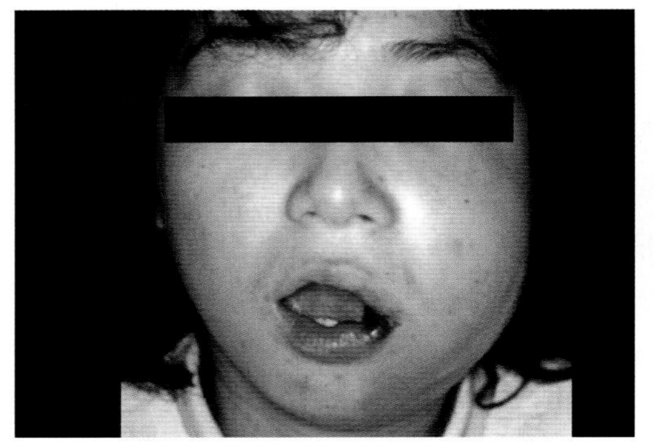

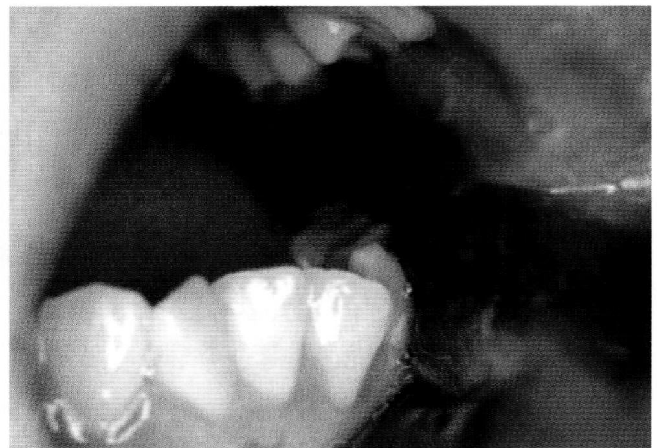

■■ **그림 18-3.** 혈관이 발달된 구강 주위조직 국소마취 시 발생되는 혈종

(3) 개구장애(아관긴급, Trismus)

감염과 근육의 외상으로 발생되며 매일 3~4시간마다 5~10분 동안 개·폐구운동을 시행하고 통증이 심하면 약물치료를 병행한다.

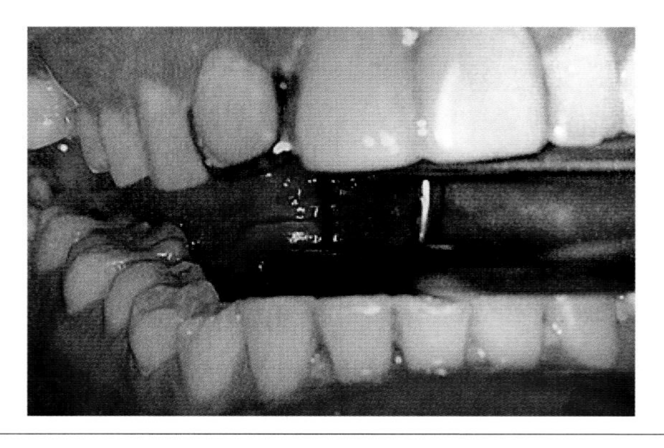

■■ **그림 18-4.** 국소마취 후 20mm 이하의 개구량을 보이는 환자의 사진

개구장애는 삼차신경과 관련한 운동신경의 기능 저하를 말하는 것으로, 저작근으로의 감염, 출혈 및 종양, 근육 손상 등의 여러 원인에 의해 발생한다. 마취와 관련된 개구장애는 대부분 출혈 및 근육 손상과 마취 시 감염에 의해 발생하며, 특히 하치조신경 전달마취 시 흔히 발생하는 것으로 내측익돌근의 손상과 상악에서는 후상치조신경 전달마취 시 혈관 등의 파열에 의한 혈종의 발생이 일어난다. 치료는 온습포와 함께 진통제 및 근이완제 등을 투여하고 개구운동을 적극적으로 시행한다.

(4) 신경병증(Neuropathy)

주신경간(main nerve trunk)에 대한 전달마취 즉, 하치조신경 마취나 대구개신경 마취와 같은 심부에 주사침 자입 시 직접적으로 신경에 손상을 입힘으로써 발생한다. 주사침으로 신경섬유를 절단하는 경우는 거의 없으므로 저절로 회복된다. 대개 무감각증(anesthesia), 지각이상(paresthesia) 및 이상감각증(dysesthesia), 지각과민(hyperestheisa) 등이 나타날 수 있으므로 환자에게 신경병증에 대해 설명한 후 정기적 관찰과 3~6개월 후에도 회복되지 않는 경우 이에 대한 치료를 시행한다.

(5) 구순, 혀 및 협점막 손상(Lip, tongue and cheek biting)

소아나 정신지체아에 호발하며 마취 부위의 지각마비로 인해 마치 껌을 씹듯이 씹어서 구순 및 협점막 등에 손상을 일으킨다. 그러므로 보호자에게 환자의 마취가 완전히 소실될 때까지 씹지 않게 하거나 거즈 등을 물고 있게 하여 손상을 예방하도록 한다.

마취된 입술을 깨물어 부종이나 궤양을 유발하므로 마취시간이 종료될 때까지 입술을 깨물지 않도록 주의한다.

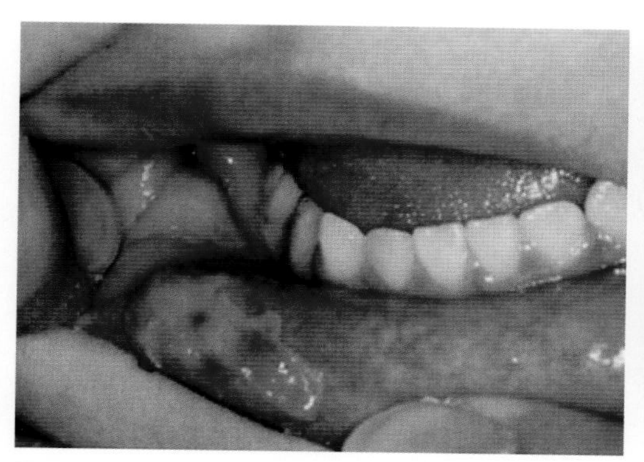
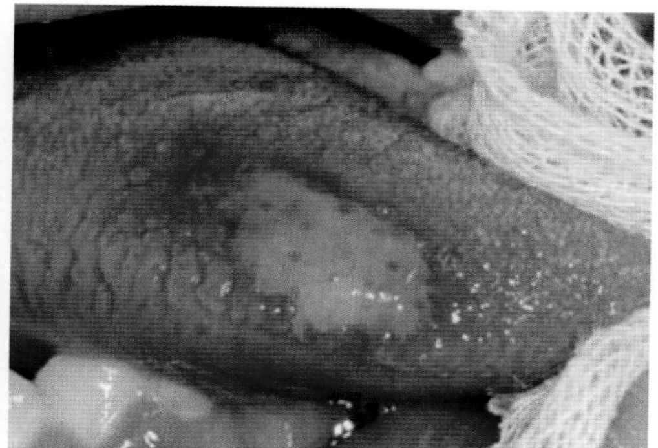

그림 18-5. 국소마취의 사용 후 마취가 풀리지 않은 상태에서 구순과 혀부위에 외상으로 인한 손상

(6) 빈혈대

혈관수축제가 제한된 공간 내에 축적되어 발생되며 보통 수분 후 자연히 소실된다.

(7) 감염

오염된 주사기구의 사용으로 발생할 수 있으므로 주사부위와 마취기구의 소독을 철저히 시행한다.

(8) 지각마비 또는 안면신경마비

주사 시 감각신경 손상에 의해 지각마비가 나타날 수 있다. 이는 대개 1~3주 후 회복된다. 제 7뇌신경인 안면신경이 안면표정근에 분포되어 있는데, 주로 마취제가 안면신경의 분지들이 분포하는 이하선 심엽 속으로 주입되었을 때 발생된다. 이 증상은 장기적인 현상보다는 2~3시간 정도 지속되는 일시적인 현상이다.

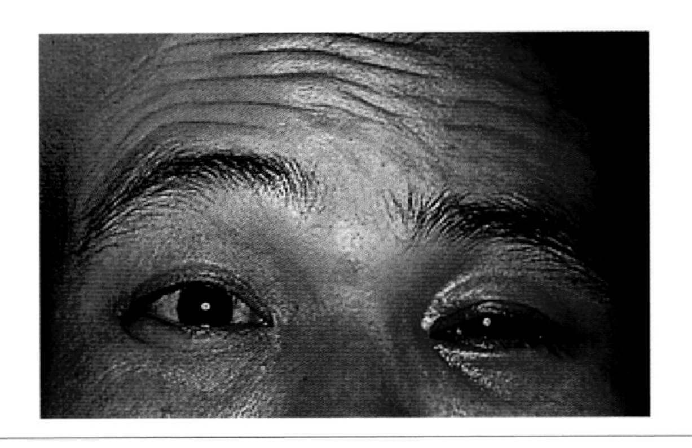

■■ **그림 18-6.** 국소마취 후 발생된 좌측의 안면신경마비

(9) 주사 시 작열감

낮은 pH의 마취약제, 알코올 유입, 고온과 냉온의 마취약제 사용 등으로 나타난다.

(10) 구강내 병소

국소마취 1~2일 후 아프타성 구내염이나 단순포진 등이 발생될 수 있다.

(11) 기타

주사침의 식도흡입, 주사침의 파절 및 조직 내 미입 등이 발생될 수 있다.

Oral & Maxillofacial Surgery

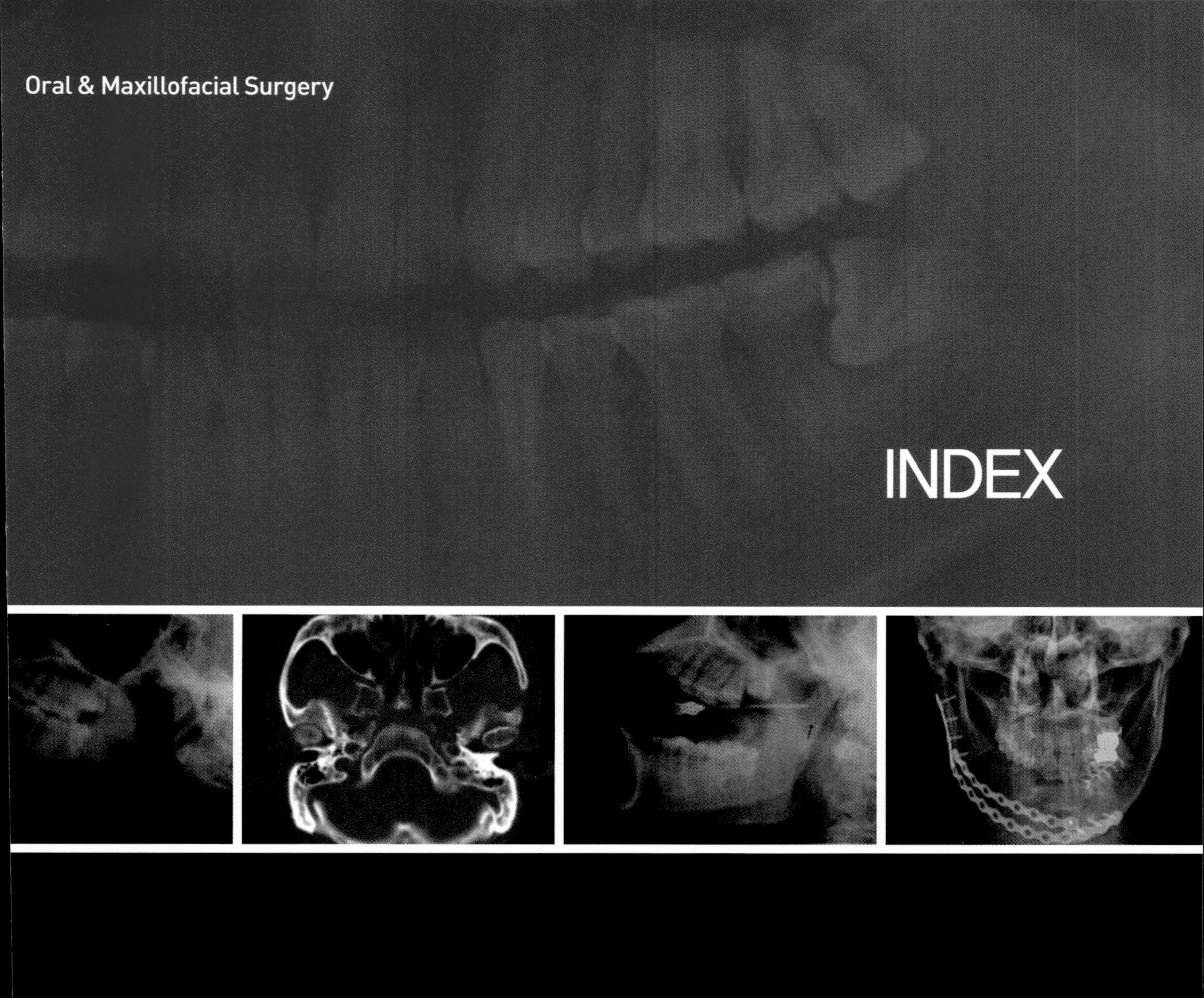

INDEX

ㄱ

ㅈ

ㅊ

ㅋ

ㅌ

ㅍ

ㅎ

A

N

O

P

W

X•Z

기타